国家卫生健康委员会"十三五"规划教材

全国高等中医药教育教材

供中西医临床医学、中医学等专业用

中西医全科医学导论

第 2 版

主　编　郝微微　郭　栋

副主编　梁永华　魏　嵋　林　谦　张　敏　孙　冰

编　委（以姓氏笔画为序）

丁　燕（上海市浦东新区上钢社区卫生服务中心）

丁治国（北京中医药大学东直门医院）

文加斌（大连医科大学附属第二医院）

史佳宁（上海中医药大学附属岳阳中西医结合医院）

孙　冰（济宁医学院）

张　敏（上海中医药大学附属岳阳中西医结合医院）

张守琳（长春中医药大学附属医院）

林　谦（北京中医药大学东直门医院）

罗　斌（北京中医药大学第三附属医院）

郑　峰（福建中医药大学附属人民医院）

赵　庆（西南医科大学）

赵　玲（广州中医药大学第二附属医院）

郝微微（上海中医药大学附属岳阳中西医结合医院）

胡　聘（上海中医药大学附属第七人民医院）

郭　栋（山东中医药大学）

梁永华（广西中医药大学附属瑞康医院）

谢　芳（山东中医药大学）

魏　嵋（西南医科大学）

魏晓娜（河北中医学院附属医院）

秘　书　史佳宁（兼）

人民卫生出版社

·北京·

版权所有，侵权必究！

图书在版编目（CIP）数据

中西医全科医学导论 / 郝微微，郭栋主编. —2 版
. —北京：人民卫生出版社，2020.12（2025.3 重印）
ISBN 978-7-117-31149-6

Ⅰ．①中…　Ⅱ．①郝…②郭…　Ⅲ．①中西医结合—
高等学校—教材　Ⅳ．①R2-031

中国版本图书馆 CIP 数据核字（2020）第 260435 号

人卫智网　www.ipmph.com	医学教育、学术、考试、健康，购书智慧智能综合服务平台	
人卫官网　www.pmph.com	人卫官方资讯发布平台	

中西医全科医学导论
Zhongxiyi Quanke Yixue Daolun
第 2 版

主　　编：郝微微　郭　栋
出版发行：人民卫生出版社（中继线 010-59780011）
地　　址：北京市朝阳区潘家园南里 19 号
邮　　编：100021
E - mail：pmph @ pmph.com
购书热线：010-59787592　010-59787584　010-65264830
印　　刷：三河市潮河印业有限公司
经　　销：新华书店
开　　本：787×1092　1/16　　印张：16
字　　数：369 千字
版　　次：2012 年 7 月第 1 版　　2020 年 12 月第 2 版
印　　次：2025 年 3 月第 3 次印刷
标准书号：ISBN 978-7-117-31149-6
定　　价：59.00 元

打击盗版举报电话：010-59787491　E-mail：WQ @ pmph.com
质量问题联系电话：010-59787234　E-mail：zhiliang @ pmph.com

《中西医全科医学导论》（第2版）
网络增值服务编委会

主　编　郝微微　郭　栋

副主编　梁永华　魏　嵋　林　谦　张　敏　孙　冰

编　委（以姓氏笔画为序）

丁　燕（上海市浦东新区上钢社区卫生服务中心）

丁治国（北京中医药大学东直门医院）

王晓妍（山东中医药大学）

文加斌（大连医科大学附属第二医院）

史佳宁（上海中医药大学附属岳阳中西医结合医院）

边　东（河北中医学院附属医院）

吕　凯（北京中医药大学第三附属医院）

刘艳华（长春中医药大学附属医院）

孙　冰（济宁医学院）

李　岩（北京中医药大学东方医院）

杨　滢（上海市浦东新区上钢社区卫生服务中心）

沈宏春（西南医科大学）

宋　薇（广州中医药大学第二附属医院）

张　丽（济宁医学院）

张　敏（上海中医药大学附属岳阳中西医结合医院）

陈　士（广西中医药大学附属瑞康医院）

陈晓珩（北京中医药大学东直门医院）

林　谦（北京中医药大学东直门医院）

罗　斌（北京中医药大学第三附属医院）

郑　峰（福建中医药大学附属人民医院）

赵　庆（西南医科大学）

郝微微（上海中医药大学附属岳阳中西医结合医院）

胡　聘（上海中医药大学附属第七人民医院）

郭　实（福州市台江区瀛洲社区卫生服务中心）

郭　栋（山东中医药大学）

梁永华（广西中医药大学附属瑞康医院）

谢　芳（山东中医药大学）

魏　嵋（西南医科大学）

魏晓娜（河北中医学院附属医院）

秘　书　史佳宁（兼）

修订说明

为了更好地贯彻落实《国家中长期教育改革和发展规划纲要(2010—2020年)》《医药卫生中长期人才发展规划(2011—2020年)》《中医药发展战略规划纲要(2016—2030年)》和《国务院办公厅关于深化高等学校创新创业教育改革的实施意见》精神,做好新一轮全国高等中医药教育教材建设工作,人民卫生出版社在教育部、国家卫生健康委员会、国家中医药管理局的领导下,在上一轮教材建设的基础上,组织和规划了全国高等中医药教育本科国家卫生健康委员会"十三五"规划教材的编写和修订工作。

为做好新一轮教材的出版工作,人民卫生出版社在教育部高等学校中医学类专业教学指导委员会和第二届全国高等中医药教育教材建设指导委员会的大力支持下,先后成立了第三届全国高等中医药教育教材建设指导委员会、首届全国高等中医药教育数字教材建设指导委员会和相应的教材评审委员会,以指导和组织教材的遴选、评审和修订工作,确保教材编写质量。

根据"十三五"期间高等中医药教育教学改革和高等中医药人才培养目标,在上述工作的基础上,人民卫生出版社规划、确定了中医学、针灸推拿学、中药学、中西医临床医学、护理学、康复治疗学6个专业139种国家卫生健康委员会"十三五"规划教材。教材主编、副主编和编委的遴选按照公开、公平、公正的原则,在全国近50所高等院校4 000余位专家和学者申报的基础上,近3 000位申报者经教材建设指导委员会、教材评审委员会审定批准,聘任为主审、主编、副主编、编委。

本套教材的主要特色如下:

1. 定位准确,面向实际 教材的深度和广度符合各专业教学大纲的要求和特定学制、特定对象、特定层次的培养目标,紧扣教学活动和知识结构,以解决目前各院校教材使用中的突出问题为出发点和落脚点,对人才培养体系、课程体系、教材体系进行充分调研和论证,使之更加符合教改实际、适应中医药人才培养要求和市场需求。

2. 夯实基础,整体优化 以培养高素质、复合型、创新型中医药人才为宗旨,以体现中医药基本理论、基本知识、基本思维、基本技能为指导,对课程体系进行充分调研和认真分析,以科学严谨的治学态度,对教材体系进行科学设计、整体优化,教材编写综合考虑学科的分化、交叉,既要充分体现不同学科自身特点,又注意各学科之间有机衔接;确保理论体系完善,知识点结合完备,内容精练、完整,概念准确,切合教学实际。

3. 注重衔接,详略得当 严格界定本科教材与职业教育教材、研究生教材、毕业后教育教材的知识范畴,认真总结、详细讨论现阶段中医药本科各课程的知识和理论框架,使其在教材中得以凸显,既要相互联系,又要在编写思路、框架设计、内容取舍等方面有一定的区分度。

4. 注重传承,突出特色 本套教材是培养复合型、创新型中医药人才的重要工具,是

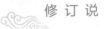

中医药文明传承的重要载体,而传统的中医药文化是国家软实力的重要体现。因此,教材既要反映原汁原味的中医药知识,培养学生的中医思维,又要使学生中西医学融会贯通,既要传承经典,又要创新发挥,体现本版教材"重传承、厚基础、强人文、宽应用"的特点。

5. **纸质数字,融合发展** 教材编写充分体现与时代融合、与现代科技融合、与现代医学融合的特色和理念,适度增加新进展、新技术、新方法,充分培养学生的探索精神、创新精神;同时,将移动互联、网络增值、慕课、翻转课堂等新的教学理念和教学技术、学习方式融入教材建设之中,开发多媒体教材、数字教材等新媒体形式教材。

6. **创新形式,提高效用** 教材仍将传承上版模块化编写的设计思路,同时图文并茂、版式精美;内容方面注重提高效用,将大量应用问题导入、案例教学、探究教学等教材编写理念,以提高学生的学习兴趣和学习效果。

7. **突出实用,注重技能** 增设技能教材、实验实训内容及相关栏目,适当增加实践教学学时数,增强学生综合运用所学知识的能力和动手能力,体现医学生早临床、多临床、反复临床的特点,使教师好教、学生好学、临床好用。

8. **立足精品,树立标准** 始终坚持中国特色的教材建设的机制和模式;编委会精心编写,出版社精心审校,全程全员坚持质量控制体系,把打造精品教材作为崇高的历史使命,严把各个环节质量关,力保教材的精品属性,通过教材建设推动和深化高等中医药教育教学改革,力争打造国内外高等中医药教育标准化教材。

9. **三点兼顾,有机结合** 以基本知识点作为主体内容,适度增加新进展、新技术、新方法,并与劳动部门颁发的职业资格证书或技能鉴定标准和国家医师资格考试有效衔接,使知识点、创新点、执业点三点结合;紧密联系临床和科研实际情况,避免理论与实践脱节、教学与临床脱节。

本轮教材的修订编写,教育部、国家卫生健康委员会、国家中医药管理局有关领导和教育部高等学校中医学类专业教学指导委员会、中药学类专业教学指导委员会等相关专家给予了大力支持和指导,得到了全国各医药卫生院校和部分医院、科研机构领导、专家和教师的积极支持和参与,在此,对有关单位和个人表示衷心的感谢!希望各院校在教学使用中以及在探索课程体系、课程标准和教材建设与改革的进程中,及时提出宝贵意见或建议,以便不断修订和完善,为下一轮教材的修订工作奠定坚实的基础。

人民卫生出版社有限公司

2019 年 1 月

全国高等中医药教育本科
国家卫生健康委员会"十三五"规划教材
教材目录

中医学等专业

序号	教材名称	主编	
1	中国传统文化（第2版）	臧守虎	
2	大学语文（第3版）	李亚军	赵鸿君
3	中国医学史（第2版）	梁永宣	
4	中国古代哲学（第2版）	崔瑞兰	
5	中医文化学	张其成	
6	医古文（第3版）	王兴伊	傅海燕
7	中医学导论（第2版）	石作荣	
8	中医各家学说（第2版）	刘桂荣	
9	*中医基础理论（第3版）	高思华	王 键
10	中医诊断学（第3版）	陈家旭	邹小娟
11	中药学（第3版）	唐德才	吴庆光
12	方剂学（第3版）	谢 鸣	
13	*内经讲义（第3版）	贺 娟	苏 颖
14	*伤寒论讲义（第3版）	李赛美	李宇航
15	金匮要略讲义（第3版）	张 琦	林昌松
16	温病学（第3版）	谷晓红	冯全生
17	*针灸学（第3版）	赵吉平	李 瑛
18	*推拿学（第3版）	刘明军	孙武权
19	中医临床经典概要（第2版）	周春祥	蒋 健
20	*中医内科学（第3版）	薛博瑜	吴 伟
21	*中医外科学（第3版）	何清湖	秦国政
22	*中医妇科学（第3版）	罗颂平	刘燕峰
23	*中医儿科学（第3版）	韩新民	熊 磊
24	*中医眼科学（第2版）	段俊国	
25	中医骨伤科学（第2版）	詹红生	何 伟
26	中医耳鼻咽喉科学（第2版）	阮 岩	
27	中医急重症学（第2版）	刘清泉	
28	中医养生康复学（第2版）	章文春	郭海英
29	中医英语	吴 青	
30	医学统计学（第2版）	史周华	
31	医学生物学（第2版）	高碧珍	
32	生物化学（第3版）	郑晓珂	
33	医用化学（第2版）	杨怀霞	

34	正常人体解剖学（第2版）	申国明	
35	生理学（第3版）	郭　健　杜　联	
36	神经生理学（第2版）	赵铁建　郭　健	
37	病理学（第2版）	马跃荣　苏　宁	
38	组织学与胚胎学（第3版）	刘黎青	
39	免疫学基础与病原生物学（第2版）	罗　晶　郝　钰	
40	药理学（第3版）	廖端芳　周玖瑶	
41	医学伦理学（第2版）	刘东梅	
42	医学心理学（第2版）	孔军辉	
43	诊断学基础（第2版）	成战鹰　王肖龙	
44	影像学（第2版）	王芳军	
45	循证医学（第2版）	刘建平	
46	西医内科学（第2版）	钟　森　倪　伟	
47	西医外科学（第2版）	王　广	
48	医患沟通学（第2版）	余小萍	
49	历代名医医案选读	胡方林　李成文	
50	医学文献检索（第2版）	高巧林　章新友	
51	科技论文写作（第2版）	李成文	
52	中医药科研思路与方法（第2版）	胡鸿毅	

中药学、中药资源与开发、中药制药等专业

序号	教材名称	主编姓名	
53	高等数学（第2版）	杨　洁	
54	解剖生理学（第2版）	邵水金　朱大诚	
55	中医学基础（第2版）	何建成	
56	无机化学（第2版）	刘幸平　吴巧凤	
57	分析化学（第2版）	张　梅	
58	仪器分析（第2版）	尹　华　王新宏	
59	物理化学（第2版）	张小华　张师愚	
60	有机化学（第2版）	赵　骏　康　威	
61	医药数理统计（第2版）	李秀昌	
62	中药文献检索（第2版）	章新友	
63	医药拉丁语（第2版）	李　峰　巢建国	
64	*药用植物学（第2版）	熊耀康　严铸云	
65	中药药理学（第2版）	陆　茵　马越鸣	
66	中药化学（第2版）	石任兵　邱　峰	
67	中药药剂学（第2版）	李范珠　李永吉	
68	中药炮制学（第2版）	吴　皓　李　飞	
69	中药鉴定学（第2版）	王喜军	
70	中药分析学（第2版）	贡济宇　张　丽	
71	制药工程（第2版）	王　沛	
72	医药国际贸易实务	徐爱军	
73	药事管理与法规（第2版）	谢　明　田　侃	
74	中成药学（第2版）	杜守颖　崔　瑛	
75	中药商品学（第3版）	张贵君	
76	临床中药学（第2版）	王　建　张　冰	
77	临床中药学理论与实践	张　冰	

78	药品市场营销学（第2版）	汤少梁
79	中西药物配伍与合理应用	王 伟　朱全刚
80	中药资源学	裴 瑾
81	保健食品研究与开发	张 艺　贡济宇
82	波谱解析（第2版）	冯卫生

针灸推拿学等专业

序号	教材名称	主编姓名
83	*针灸医籍选读（第2版）	高希言
84	经络腧穴学（第2版）	许能贵　胡 玲
85	神经病学（第2版）	孙忠人　杨文明
86	实验针灸学（第2版）	余曙光　徐 斌
87	推拿手法学（第3版）	王之虹
88	*刺法灸法学（第2版）	方剑乔　吴焕淦
89	推拿功法学（第2版）	吕 明　顾一煌
90	针灸治疗学（第2版）	杜元灏　董 勤
91	*推拿治疗学（第3版）	宋柏林　于天源
92	小儿推拿学（第2版）	廖品东
93	针刀刀法手法学	郭长青
94	针刀医学	张天民

中西医临床医学等专业

序号	教材名称	主编姓名
95	预防医学（第2版）	王泓午　魏高文
96	急救医学（第2版）	方邦江
97	中西医结合临床医学导论（第2版）	战丽彬　洪铭范
98	中西医全科医学导论（第2版）	郝微微　郭 栋
99	中西医结合内科学（第2版）	郭 姣
100	中西医结合外科学（第2版）	谭志健
101	中西医结合妇产科学（第2版）	连 方　吴效科
102	中西医结合儿科学（第2版）	肖 臻　常 克
103	中西医结合传染病学（第2版）	黄象安　高月求
104	健康管理（第2版）	张晓天
105	社区康复（第2版）	朱天民

护理学等专业

序号	教材名称	主编姓名
106	正常人体学（第2版）	孙红梅　包怡敏
107	医用化学与生物化学（第2版）	柯尊记
108	疾病学基础（第2版）	王 易
109	护理学导论（第2版）	杨巧菊
110	护理学基础（第2版）	马小琴
111	健康评估（第2版）	张雅丽
112	护理人文修养与沟通技术（第2版）	张翠娣
113	护理心理学（第2版）	李丽萍
114	中医护理学基础	孙秋华　陈莉军

115	中医临床护理学	胡 慧
116	内科护理学（第2版）	沈翠珍　高 静
117	外科护理学（第2版）	彭晓玲
118	妇产科护理学（第2版）	单伟颖
119	儿科护理学（第2版）	段红梅
120	*急救护理学（第2版）	许 虹
121	传染病护理学（第2版）	陈 璇
122	精神科护理学（第2版）	余雨枫
123	护理管理学（第2版）	胡艳宁
124	社区护理学（第2版）	张先庚
125	康复护理学（第2版）	陈锦秀
126	老年护理学	徐桂华
127	护理综合技能	陈 燕

康复治疗学等专业

序号	教材名称	主编姓名
128	局部解剖学（第2版）	张跃明　武煜明
129	运动医学（第2版）	王拥军　潘华山
130	神经定位诊断学（第2版）	张云云
131	中国传统康复技能（第2版）	李 丽　章文春
132	康复医学概论（第2版）	陈立典
133	康复评定学（第2版）	王 艳
134	物理治疗学（第2版）	张 宏　姜贵云
135	作业治疗学（第2版）	胡 军
136	言语治疗学（第2版）	万 萍
137	临床康复学（第2版）	张安仁　冯晓东
138	康复疗法学（第2版）	陈红霞
139	康复工程学（第2版）	刘夕东

中医养生学等专业

序号	教材名称	主编姓名
140	中医养生学导论	陈涤平　周时高
141	养生名著选读	田思胜
142	中医体质养生学	倪 诚
143	中医情志养生学	陈四清　侯江红
144	中医四时养生学	龚婕宁
145	*中医药膳食养学	史丽萍　何富乐
146	中医养生方法学	郑 亮　金荣疆
147	中医养生适宜技术	程 凯　杨佃会

注：①本套教材均配网络增值服务；②教材名称左上角标有 * 号者为"十二五"普通高等教育本科国家级规划教材。

第三届全国高等中医药教育教材
建设指导委员会名单

顾　　　问	王永炎　陈可冀　石学敏　沈自尹　陈凯先　石鹏建　王启明 秦怀金　王志勇　卢国慧　邓铁涛　张灿玾　张学文　张　琪 周仲瑛　路志正　颜德馨　颜正华　严世芸　李今庸　施　杞 晁恩祥　张炳厚　栗德林　高学敏　鲁兆麟　王　琦　孙树椿 王和鸣　韩丽沙
主 任 委 员	张伯礼
副主任委员	徐安龙　徐建光　胡　刚　王省良　梁繁荣　匡海学　武继彪 王　键
常 务 委 员（按姓氏笔画为序）	马存根　方剑乔　孔祥骊　吕文亮　刘旭光　许能贵　孙秋华 李金田　杨　柱　杨关林　谷晓红　宋柏林　陈立典　陈明人 周永学　周桂桐　郑玉玲　胡鸿毅　高树中　郭　娇　唐　农 黄桂成　廖端芳　熊　磊
委　　　员（按姓氏笔画为序）	王彦晖　车念聪　牛　阳　文绍敦　孔令义　田宜春　吕志平 安冬青　李永民　杨世忠　杨光华　杨思进　吴范武　陈利国 陈锦秀　徐桂华　殷　军　曹文富　董秋红
秘 书 长	周桂桐（兼）王　飞
秘　　　书	唐德才　梁沛华　闫永红　何文忠　储全根

全国高等中医药教育本科
中西医临床医学专业教材评审委员会名单

顾　　问　陈可冀　沈自尹　颜德馨

主任委员　杨关林

副主任委员　郭　姣　傅克刚　何清湖

委　　员　方邦江　卢传坚　申国明　杜惠兰　杨光华　战丽彬

秘　　书　关洪全

前　言

为了更好地贯彻落实《国家中长期教育改革和发展规划纲要(2010—2020年)》和《医药卫生中长期人才发展规划(2011—2020年)》,适应新形势下全国高等院校中医药类专业教育教学改革和发展的需要,培养传承中医药文明、创新中医药事业的复合型、创新型高等中医药专业人才,按照全国高等院校中医药类各专业的培养目标,在全国高等中医药教育教材建设指导委员会的组织规划下,确立本课程的教学内容并编写了本教材。

本教材为培养既有中医学素质,又具备全科医学知识的中西医创新型和复合型人才编写;力求使中医药院校学生较为全面地了解全科医学的基本理论、基本内容和基本方法,以及中医学的全科医学思想,为进一步学习其他有关全科医学课程,为将来能够顺利适应并融入国务院"十三五"医改规划提出的"1+1+1"诊疗模式打下基础。

本教材的编写始终遵循求实创新的原则,既坚持传承和发展中医学优势特色,又充分体现包容性和创新性;围绕中医学和全科医学的特点及切入点,运用中医学特色优势去丰富全科医学,同时运用全科医学的理念与模式去发展中医学。因此,本教材编写的指导思想是突出中医特色,突出全科理念。

本教材分为10章:第一章为绪论,主要介绍全科医学产生的背景、哲学基础、中医学与全科医学的相关性;第二章为全科医学简介,主要介绍全科医学、全科医师、全科医疗的基本知识;第三章为中医全科医学,主要介绍中医学中的全科医学思想,包括定义与背景、定位与作用、优势与特征等;第四章为中医全科医疗的服务模式,主要介绍因人制宜的个体化诊疗和以家庭为单位、以社区为范围的服务模式;第五章为中西医全科医学的预防保健,主要介绍预防医学服务的基本理论和养生保健的常用方法;第六章为全科医疗中的医患沟通与伦理问题,主要介绍全科医疗中的医患关系模式、医患沟通方式以及医学伦理学问题;第七章为全科医疗中的法律问题,主要介绍相关的法律制度和常见的法律问题;第八章为社区中医药服务与管理,主要介绍社区中医药卫生服务的特点与内容、健康档案管理建立的相关程序等;第九章为全科医学教育,主要介绍全科医师的能力要求、全科医学教育的模式及发展;第十章为社区常见健康问题的中医药认识与照顾,主要介绍社区中医药服务的全科认识、适宜技术、常见健康问题中医药照顾和分级诊疗。

本教材第一章由罗斌等编写,第二章由梁永华编写,第三章由谢芳编写,第四章由郝微微、胡聘编写,第五章由张守琳、赵玲编写,第六章由魏嵋、赵庆等编写,第七章由文加斌编写,第八章由魏晓娜、郑峰编写,第九章由郭栋、张敏编写,第十章由林谦、孙冰等编写,最后由郝微微、郭栋统一审改定稿。

全科医学不断发展，如何将中医学的基本理论、诊疗特色，与全科医学的基本理念、诊疗模式进行比较、互补，乃至融合，是一个持久的医学课题。本教材属于探索性质，难免存在不妥之处，在此真诚希望广大师生在使用中提出宝贵意见和建议，以期再版时进一步完善。

编者

2019 年 7 月

目　　录

第一章　绪论···1

第一节　全科医学的产生与发展···1

一、全科医学在国外的发展···1

二、全科医学产生和发展的背景··2

三、全科医学在我国的发展···4

第二节　全科医学与中医学的哲学基础···5

一、全科医学的哲学基础···5

二、中医学的哲学基础··6

第三节　中医学与全科医学的相关性···8

一、整体观念与系统整体论···8

二、"治未病"与"预防为导向"···8

三、心理因素与人体健康··9

四、《大医精诚》与《希波克拉底誓言》···9

五、医师的基本素质与知识结构要求··10

第二章　全科医学简介··12

第一节　全科医学··12

一、全科医学的定义··12

二、全科医学的知识范畴··13

三、全科医学的学科特点··14

四、全科医学的基本特征··14

第二节　全科医师··17

一、全科医师的定义··17

二、全科医师的角色··18

三、全科医师的素质··19

四、全科医师的培养··19

第三节　全科医疗··23

一、全科医疗的定义··23

二、全科医疗的基本特征··23

三、全科医疗和专科医疗的区别··26

第三章　中医全科医学···29
　第一节　中医全科医学的定义与背景···29
　　一、中医全科医学产生的背景···29
　　二、中医全科医学的定义··30
　　三、中医全科医学的性质··31
　　四、中医全科医学的目的··32
　第二节　中医全科医师的定位与作用···32
　　一、中医全科医师的定义··32
　　二、中医全科医师的素质要求···33
　　三、中医全科医师的角色··33
　　四、中医全科医师应具备的知识和能力···34
　第三节　中医全科医疗的优势与特征···35
　　一、中医全科医疗的定义··35
　　二、中医全科医疗的基本特征···35
　　三、中医全科医疗的原则··36

第四章　中医全科医疗的服务模式··39
　第一节　中医全科医疗的诊疗思维模式···39
　　一、以患者为中心的整体照顾模式···39
　　二、以问题为导向的系统思维模式···41
　　三、以证据为基础的辩证思维模式···43
　　四、循证医学方法在全科医疗中的应用···45
　第二节　因人制宜的个体化诊疗方法···46
　　一、了解背景资料···46
　　二、分析求医因素···47
　　三、理解患者期望···51
　　四、尊重人的需要···52
　　五、采用适宜技术···54
　　六、开展个体化、整体性服务···56
　　七、临终关怀···57
　第三节　以家庭为单位的中医药服务···59
　　一、了解家庭系统理论···59
　　二、家庭生活周期评价···62
　　三、合理开展家庭评估···64
　　四、提供家庭咨询支持···64
　　五、加强家庭健康教育···65
　　六、规范家庭预防服务···65
　　七、适时家访干预···66
　第四节　以社区为范围的健康照顾···67

一、社区常见的健康问题及影响因素·······················67

二、社区诊断的概念及方法·······························68

三、社区诊断案例···································69

第五章　中西医全科医学的预防保健·························73

第一节　全科医学的预防保健·······························73

一、预防医学的概念及方法·······························73

二、临床预防医学服务·······························75

三、以预防为先导的社区居民自我保健·····················78

第二节　中医治未病学说与疾病预防·························79

一、治未病理论的基本概念·······························79

二、治未病理论的形成和发展·······························79

三、中医治未病理论的特色·······························80

四、治未病理论的意义·······························81

第三节　健康评价与健康管理·······························82

一、健康评价与健康管理的基本概念·····················82

二、健康评价和健康管理的目的和意义·····················82

三、全科医师在健康管理中的作用·····················83

四、健康评价与健康管理的内容·······························83

五、健康评价与健康管理的步骤和形式·····················85

六、健康评价与健康管理的应用与发展趋势·····················87

第四节　预防保健的常用方法·······························88

一、健康教育·······························88

二、养生保健·······························93

第六章　全科医疗中的医患沟通与伦理问题·························99

第一节　全科医疗中的医患关系·······························99

一、全科医疗中医患关系的特征·······························99

二、医患关系的模式及其影响因素·····················102

第二节　全科医疗中的医患沟通·······························106

一、全科医疗中医患沟通的特点·······························106

二、与特殊患者的沟通·······························108

第三节　医学伦理学问题·······························109

一、医学伦理学的基本原则·······························109

二、全科医疗中常见的伦理学问题·····················113

第七章　全科医疗中的法律问题·······························118

第一节　全科医疗的相关法律制度·······························118

一、人口与婚育法律·······························119

二、特殊人群健康权益保护法律 ……………………………………………… 120

三、疾病预防控制法律 ………………………………………………………… 122

四、突发公共卫生事件应急法律法规 ………………………………………… 126

五、卫生技术人员管理法律 …………………………………………………… 126

六、医疗事故处理法律 ………………………………………………………… 128

第二节　全科医疗中常见的法律问题 …………………………………………… 130

第八章　社区中医药服务与管理 …………………………………………………… 133

第一节　社区卫生服务 …………………………………………………………… 133

一、社区的概念及由来 ………………………………………………………… 133

二、社区卫生服务 ……………………………………………………………… 134

三、社区卫生服务的特点 ……………………………………………………… 135

四、社区卫生服务的运行模式 ………………………………………………… 135

第二节　社区中医药服务 ………………………………………………………… 136

一、社区中医药服务的概念和特点 …………………………………………… 136

二、社区中医药服务工作内容 ………………………………………………… 137

三、社区中医药服务的管理 …………………………………………………… 138

第三节　社区健康档案管理 ……………………………………………………… 139

一、健康档案的相关概念 ……………………………………………………… 139

二、健康档案编写要求 ………………………………………………………… 140

三、健康档案的主要内容 ……………………………………………………… 140

四、健康档案的建立方法 ……………………………………………………… 143

五、健康档案的作用 …………………………………………………………… 143

六、电子健康档案 ……………………………………………………………… 144

第四节　国家基本公共卫生服务 ………………………………………………… 145

一、国家基本公共卫生服务规范 ……………………………………………… 146

二、老年人中医药健康管理服务技术规范 …………………………………… 152

三、0~6岁儿童中医药健康管理服务技术规范 ……………………………… 165

第五节　国家基本药物制度 ……………………………………………………… 169

一、国家基本药物制度 ………………………………………………………… 170

二、国家基本药物目录 ………………………………………………………… 170

三、国家基本药物处方集与临床应用指南 …………………………………… 171

四、社区卫生服务药事管理 …………………………………………………… 171

第九章　全科医学教育 ……………………………………………………………… 173

第一节　现代医学教育体系 ……………………………………………………… 173

一、医学教育的模式 …………………………………………………………… 173

二、医学教育的特点 …………………………………………………………… 174

三、医学教育的方法 …………………………………………………………… 174

第二节　国外全科医学教育……………………………………………………………175
　　一、国外全科医学教育发展历史……………………………………………………176
　　二、国外全科医学教育发展现状……………………………………………………177
第三节　我国全科医学教育体系………………………………………………………180
　　一、我国全科医学教育发展…………………………………………………………180
　　二、全科医学教育的相关政策………………………………………………………180
　　三、中医全科医学教育………………………………………………………………181

第十章　社区常见健康问题的中医药认识与照顾………………………………………185
第一节　社区常见健康问题的中医全科认识…………………………………………185
　　一、社区常见健康问题………………………………………………………………186
　　二、中医对常见健康问题的认识……………………………………………………187
第二节　社区中医药服务的常用适宜技术……………………………………………188
　　一、针灸………………………………………………………………………………188
　　二、推拿………………………………………………………………………………189
　　三、其他………………………………………………………………………………193
第三节　社区常见健康问题的中医药照顾……………………………………………194
　　一、亚健康状态………………………………………………………………………194
　　二、高血压……………………………………………………………………………200
　　三、冠心病……………………………………………………………………………207
　　四、糖尿病……………………………………………………………………………214
　　五、脑血管病…………………………………………………………………………220
第四节　分级诊疗………………………………………………………………………226
　　一、目标任务…………………………………………………………………………226
　　二、服务体系…………………………………………………………………………226
　　三、保障机制…………………………………………………………………………228
　　四、考核评价标准……………………………………………………………………229

主要参考书目……………………………………………………………………………231

第一章

绪 论

学习目的

通过了解全科医学发展史、比较全科医学与中医学的哲学基础，探析中医学与全科医学的相关性，进一步理解全科医学产生的必然性，从哲学层面和现实需求角度，领会中医学与全科医学结合的必要性。

学习要点

全科医学产生的背景、中医学与全科医学的相关性。

第一节　全科医学的产生与发展

全科医学亦称家庭医学，是一门面向个人、家庭和社区，整合临床医学、预防医学、康复医学以及人文社会科学相关内容于一体的综合性医学专业学科；其范围涵盖了不同年龄、性别、各个器官系统以及各类健康问题。其主旨是强调以人为中心、以家庭为单位、以整体健康的维护与促进为方向的长期负责式照顾，并将个体与群体健康照顾融为一体。

全科医学起源于18世纪的欧美，而正式建立于20世纪60年代的美国，此后在世界范围内蓬勃发展，20世纪80年代后期引入我国。全科医学因拥有自己独特的学术领域、临床思维、态度及其照顾方式，而不能够被其他医学专科所替代。

我国实施"中西医并重"的方针，在全科医学的实践中充分体现中西医结合的原则，形成了我国独具特色的社区卫生服务体系。

一、全科医学在国外的发展

（一）通科医师时代

全科医学是在通科医疗的基础上发展起来的。18世纪初期，欧洲开始出现少数经过正规训练且以行医为终身职业的医师，这些医师仅为少数贵族阶层服务，被称为"贵族医师"。其余大多数为公众提供疾病治疗的服务者被称为"治疗者"（healer/therapist），他们将行医作为副业，大多凭自己的经验和手艺为公众提供治疗服务。18世纪中期，一些"贵族医师"随着移民潮进入北美，并以个人开业的方式面向公众提供医疗服务。由于开业医师数量有限，无法满足不断增长的医疗服务需求，使得他们不得不向患者提供诸如验尿、配药、缝合等多项服务，这就是全科医师最早的雏形。19 世纪初，英国杂志 *Lancet* 首次将这种具有多种技能的医师命名为通科医师（general practitioner，GP），从此通科医疗快速发展。当时这些通科医师大多在社区独立开业行医，只有少数在为数不多的医院工作。尽管当时医疗水平不高，但他们生活在社区居民之中，能解决患者及其家庭的一般健康问题，受到居民的尊敬，在社区享有很高的威望。一直到 19 世纪末，通科医师仍占据西方医学的主导地位。

（二）专科化的兴起与通科医疗的衰落

19 世纪末，化学、物理学、生物学、解剖学、生理学及细菌学等基础学科的发展，为医学奠定了科学基础。由于医学知识的迅速发展，医疗技术的系统化发展和药品种类的增多，医疗重点从社区转向医院，导致临床医疗专业的分化，专科医疗开始发展。1910 年，美国著名教育学家 Abraham Flexner 通过对约 100 所医学院校进行现状调查，发表了一篇具有历史意义的考察报告——《加强生物医学教育》。该报告极力主张加强生物医学的研究和教学，同时，高度肯定和推荐 Johns Hopkins 医学院按专科进行教学的做法。由于这一报告的影响，从此各医学院校根据专科重新组织教学，并于 1917 年首先成立眼科学会，从此专科医疗成为医学的主导。

专科医疗服务模式的成功，使得以医院疾病为中心、以专科医师为主导、以消灭生物学疾病为目标的生物医学模式取得了统治性地位。由于医院里装备了各种先进的仪器设备，集中了一大批掌握现代医学知识和专科技能的专家，吸引了越来越多的患者，社区中的通科医师受到社会冷落，数量逐渐减少，其与专科医师的比例从 1930 年的 4∶1 降到 1970 年的 1∶4，通科医疗逐渐衰落。

（三）专科与全科协调发展阶段

随着专科化的过度发展，其服务模式的内在缺陷也越来越引起人们的关注。通科医疗的重要性又重新受到重视，并被赋予新的内涵。医学界的反应非常迅速，英国、美国等相继成立了全国性全科医师学会，到 20 世纪 60～70 年代，美国家庭医师学会（American Academy of Family Physicians，AAFP）将通科医师改称为"家庭医师（family physician）"，还将他们的服务称为家庭医疗（family practice），将其赖以实践的知识基础称为"家庭医学"（family medicine），这意味着一个新的临床二级学科的建立。1969 年，家庭医学在美国被批准为第 20 个医学专科。至此，全科医疗迈入了专业化之列。

1972 年，世界全科医师组织（World Organization of National Colleges, Academies and Academic Associations of General Practitioners，WONCA）在澳大利亚墨尔本正式成立。WONCA 以其出色的活动大大促进了全科医学在世界各地的发展。WONCA 提出，全科医师必须具备 6 种核心能力：基层保健管理能力、以患者为中心的照顾能力、解决具体临床问题的技能、综合性服务能力、社区为导向的服务能力，以及全面提供整体服务的能力。全科医学是以人为中心、以家庭为单位、以社区为范围、以预防为导向的新型健康照顾模式。后来，美国、英国和加拿大等国又建立了相应的全科医学住院医师规范化培训，从而全科医学在世界范围内蓬勃发展起来。

二、全科医学产生和发展的背景

全科医学产生和发展的背景，主要有以下四个方面。

（一）人口迅速增长与老龄化

第二次世界大战以后，世界各国经济条件普遍改善，卫生事业的迅速发展使人口死亡率显著下降，促进了世界人口迅速发展。另外，由于增长的人口相对集中于现代化大都市，使生活空间过度拥挤，教育、卫生等公共设施明显不足，导致了许多新的公共卫生与社会问题。在世界人口迅速增长的同时，老龄化问题日趋严重，许多国家已经进入老龄化社会，我国在 2000 年已正式宣布进入老龄化社会。

人口老龄化是当今世界的重大社会问题。一方面，进入老年后生理功能衰退，慢性疾病增多；社会地位和家庭结构的变化，心理情感上的问题日渐增多，这些变化使老年人的生活质量全面下降。另一方面，老龄化也带来一些社会经济问题，如劳动年龄人口比重下降，赡养系数增大。而现在高度专科化的生物医学因其医疗服务的狭窄性、片面性和费用昂贵，已不能解决这些问题。如何在社区发展各种综合性、经常性的医疗保健照顾，帮助老年人全面提高生活质量，已成为各国公众和医学界共同关注的热门话题。

（二）疾病谱和死因谱的变化

到 20 世纪 80 年代，由于社会的进步、生物医学防治手段的发展与公共卫生的普及，以及营养状态的普遍改善，传染病和营养不良在疾病谱和死因谱上的顺位逐渐下降，而慢性退行性疾病、与生活方式及行为有关的疾病成为影响人类健康的主要疾病，心脑血管疾病、恶性肿瘤以及意外死亡已经成为世界各国居民共同的前几位死因。

由于疾病谱和死因谱的变化，对医疗服务模式提出了更高的要求。各种慢性疾病发病机制复杂，常涉及身体的多个系统、器官，而且与生活习惯、行为方式、心理、社会因素等有关，这就要求医师能够提供长期的、连续的，而且是综合性的医疗保健服务。目前，专科医疗无法承担这一重任，而能够提供这种服务的只有全科医学。

（三）医学模式的转变

医学模式是指医学整体上的思维方式或方法，即以何种方式解释和处理医学问题，又称为"医学观"。医学模式受到不同历史时期的科学、技术、哲学和生产方式等方面的影响。历史上曾经有过多种不同内容的医学模式，如古代的神灵主义医学模式、自然哲学医学模式，近代的机械论医学模式，现代的生物医学模式（biomedical model）及生物 - 心理 - 社会医学模式（biopsychosocial medical model）。

1. 生物医学模式 生物医学模式是对现代医学发展影响最大的医学模式。生物医学模式用生物学的方法研究和解释医学，把人作为生物机体进行解剖分析，致力于寻找每一种疾病特定的生理病理变化，并发展相应的生物学治疗方法。在特定的历史阶段对防治疾病、维护人类健康作出了巨大贡献。迄今为止，生物医学模式一直是医学科学界占统治地位的思维方式，也是大多数专科医师观察处理自己领域问题的基本方法。但该模式无法解释某些疾病的心理社会病因以及疾病造成的种种身心不适，无法解释生物学与行为科学的相关性，更无法解决慢性疾病患者的心身疾患和生活质量降低等问题。随着疾病谱的转变和病因病程的多样化，生物医学模式的片面性和局限性日益显现。越来越多的人认识到企图用直线式的简单还原方法去解决全方位的复杂人类健康问题，变得越来越难以奏效。

2. 生物 - 心理 - 社会医学模式 生物 - 心理 - 社会医学模式首先由美国医师 G.L.Engle 于 20 世纪 70 年代提出。该模式认为人的生命是一个开放系统，通过与周围环境的相互作用以及系统内部的调控能力决定健康状况。生物医学仍是该模式的基本内容之一，但其还原方法却被整合到系统论的框架中，与整体方法协调使用。这种医学模式，与中医学的整体观念颇为吻合。全科医学就是这一模式在卫生服务中发展和运用的重大成果。

（四）卫生经济学的压力

首先是医药费用上升过快。医药费用的迅速增长使政府、单位和个人难以承受。医疗手段的高科技化、过度专科化医疗的服务模式、不规范的药物营销和使用，是医疗费用猛涨的主要原因。其次是世界各国普遍存在卫生资源分布的不均衡，城市远远多于农村。在我国，70%左右的人口在农村，但农村拥有的卫生资源仅占总数的20%。在城市，卫生资源过分向大医院集中，基层医院和社区卫生服务机构人、财、物等卫生资源相当缺乏。医疗资源中85%以上被用于危重病患者，仅有少部分用于成本效果好的基层卫生和公共卫生服务。第三是医疗卫生服务享用不合理，我国有相当一部分的贫困人口不能得到很好的医疗服务，而另一方面亦存在着过度使用医疗服务和严重浪费的问题。这些卫生经济学方面的压力，都迫切需要深化改革，从卫生服务体系、服务模式等根本问题上寻找出路。

由于以上种种原因，以致在20世纪50年代后期，世界医学界掀起了一场医疗服务模式改革的浪潮，全科医学被推到了改革的前沿。

三、全科医学在我国的发展

全科医学模式自1988年9月由世界全科医师组织（WONCA）引入我国以来，深受政府的重视，将其视为实现"2000年人人享有卫生保健"的重要途径。WONCA的著名学者Dixon说过："任何国家的医疗保健系统若不是以受过良好的训练、采用现代方法的全科医师为基础，便注定要付出高昂的失败的代价。"我国的卫生事业正面临着人口老龄化进程中的老年病、慢性疾病、慢性非传染性疾病日益增多和卫生资源分布利用不合理等问题，同时也伴随着人们对卫生服务的要求越来越高、医疗费用上涨与人类总体健康状况改善之间的成本效益矛盾日渐突出，这些都表明全科医学是医学模式发展的必然结果，同时预示着我国全科医学事业有广阔的市场和发展前景。

我国全科医学发展大致经历了以下3个时期。

1. 宣传、开发、引进阶段（20世纪80年代末—90年代初） 全科医学的概念在20世纪80年代引入中国。1989年，首都医科大学成立全科医师培训中心；1993年11月，成立中华医学会全科医学分会；1995年8月，中华医学会全科医学分会正式成为世界全科医师组织成员。

2. 理论体系的成熟阶段（1996—2005） 1996年我国首次提出，积极发展城市社区卫生服务。1997年1月15日，《中共中央、国务院关于卫生改革与发展的决定》指出"改革城市卫生服务体系，积极发展社区卫生服务，逐步形成功能合理、方便群众的卫生服务网络"，同时还指出，要"加快发展全科医学，培养全科医生"。这是我国政府第一次在中央文件中明确把发展社区卫生服务作为今后若干年内卫生改革的重要内容，而以全科医学为核心培养专业化的全科医师，则成为社区卫生服务人力建设的关键环节。1999年，卫生部等十部委印发《关于发展城市社区卫生服务的若干意见》，明确了社区卫生服务的基本内涵，对社区卫生服务的发展提出了总体目标和基本原则。经过十几年的探索和研究，至 2000 年 12 月全国全科医学教育工作会议的召开，标志着我国全科医学教育工作的全面启动和开展。2003 年 11 月，中国医师协会全科医师分会成立。2004 年，复旦大学医学院（现复旦大学上海医学院）在我国大陆第一个启动了全科医学硕士学位教育。2005 年，首都医科大学开始了全科医学博士、硕士研究生的科学学位和专业学位教育。

3．理论到实践发展阶段（2006 年至今）　2006 年 2 月，《国务院关于发展城市社区卫生服务的指导意见》的出台，标志着我国社区卫生服务的发展提高到一个新的台阶。2007 年 5 月，国家中医药管理局会同卫生部组织制定了《中医类别全科医师岗位培训管理办法（试行）》《中医类别全科医师岗位培训大纲（试行）》。2009 年，国家中医药管理局在北京中医药大学第三附属医院及山东中医药大学设立了中医全科重点学科。2010 年，上海开展中医类别全科住院医师规范化培训。2011 年 7 月，国务院印发《国务院关于建立全科医生制度的指导意见》（国发〔2011〕23 号）。2012 年，北京中医药大学开展中医全科研究生教育。2016 年 12 月，国务院印发的《"十三五"卫生与健康规划》《"十三五"深化医药卫生体制改革规划》。《"十三五"深化医药卫生体制改革规划》明确指出我国建立全科医学制度的总体目标是："到 2020 年，力争将签约服务扩大到全人群，基本实现家庭医生签约服务制度全覆盖。""到 2020 年，初步建立起充满生机和活力的全科医生制度，基本形成统一规范的全科医生培养模式，城乡每万名居民有 2～3 名合格的全科医生，全科医生总数达到 30 万人以上。"

我国医疗卫生制度改革的政府指导原则是"保基层、强基层、建机制"。"强基层"就是强化城乡基层医疗卫生服务机构的服务能力。全科医师作为我国基层医疗卫生服务体系的主要承担者，具有极其重要的地位。全科医师是社区常见疾病诊治的执行者，医疗卫生资源利用的行使者，社区居民疾病预防的提供者，群众个体安全的维护者，家庭与人群保健的影响者，发展照顾医学的承担者，也是建立健康保险制度的基础。

随着我国医疗卫生改革的深入，全科医师的作用越来越凸显，社区居民对全科医疗服务的需求越来越迫切。而目前我国几乎所有基层卫生服务机构都面临缺少全科医师的问题，不仅在数量上缺口极大，在质量上同样亟须提高。因此，加强以全科医师为重点的基层医疗卫生队伍建设，是健全基层医疗卫生服务体系、提高基层医疗卫生服务水平的基础工程，是缓解人民群众"看病难，看病贵"的基础环节，是实现人人享有基本医疗卫生服务的基本途径，关系到医改全局和群众切身利益。

目前，适宜全科医学发展的政策环境已经形成，全科医学教育体系不断完善，全科医学的发展与社区卫生服务的开展紧密结合。全科医学正面临着前所未有的历史机遇，也承担着重要的历史使命，具有广阔的发展前景。

第二节　全科医学与中医学的哲学基础

一、全科医学的哲学基础

（一）传统生物医学的哲学基础

二元论由法国哲学家笛卡尔提出，其主张世界有精神和物质两个独立本原，精神和物质是两种绝对不同的实体。二元论在哲学上割裂了物质和精神的关系，不能科学地解决世界的本质问题；在医学上又否认生理与心理的统一，是一种企图调和唯物主义和唯心主义的哲学观点，与中医学中的形神统一观念是相悖的。机械论认为，宇宙是一个巨大的机械系统，生命活动是机械运动。牛顿的经典力学思想为机械论提供了以分门别类、静态纵向研究方式为特征的认识方法。它反对宗教神学，坚持唯物主义，具有历史进步性，但它用力学定律解释一切自然现象，孤立、静止、片面地认识世界，与中医学整体观和辨证论治的唯物医学观背道而驰。还原论认为科学的本质是以经验为基础建立科学理论，科学理论的正确与否是看它能否得到证实。英国哲学家培根所提出的经验论和归纳法是近代生物医学的认识工具，他认为一切认识来源于感觉和经验，通过理性认识才能把握事物本质，而实验科学的兴起，为理性认识世界提供了条件。医学研究人员采用自然科学技术方法研究人体和医学问题，大大拓展了医学认识领域，促进了医学的快速发展。但是，实验科学不能完全解释人体各种生理、病理和心理的问题，因此不同的医学学派产生，为现代全科医学的产生提供了可能。

(二)现代全科医学的哲学基础

全科医学强调要在人的整体水平上来研究疾病和健康，强调要解决疾病和健康问题，首先要理解人体的整体。全科医学的医学观是建立在生物-心理-社会医学模式上的，充分体现了整体医学思想，而整体医学观的哲学基础即是系统整体论。系统整体论是建立在一般系统论基础之上的整体观和整体性的方法论，它吸收了传统整体论从整体上看问题的长处和还原论深入分析的优点，注意克服这两者各自的片面之处，并试图将两者有机地结合起来，从而实现了部分与整体、分析与综合的辩证统一。

还原论的方法是"还其本来面目(cutting them down to size)"，把事物从周围环境中分离出来，尽可能地将它们归纳为简单的、线性的因果关系。系统整体论却相反，常常把事物放回到原来的环境中去研究，并沿着系统的等级层次不断放大问题，直到与问题有关的所有重要关系都包括在内。系统整体论认为：疾病不是单一因果关系链的结果，而是许多因素共同作用的复合物，是人与环境相互作用的产物，涉及环境(物理、化学、生物、家庭、社会等)、精神(潜意识和意识)和躯体(系统、器官、组织、细胞、分子)等多个方面；疾病不能与患病的人相脱离，患病的人不能与所在的环境相脱离，否则就无法理解疾病和患者；每一种疾患都是不同的，就像每一个患者都不同一样；要在共性中把握规律，在个性中把握特征；躯体和精神是有机联系着的、整体的两个方面，它们相互影响、相互制约，不可分割；医疗服务是医患互动的一种过程，医患关系影响着这一过程的结果和质量，医师和患者都是这一过程的主动参与者。

二、中医学的哲学基础

中医学是在我国古代朴素的唯物观和自发的辩证法思想影响下形成的。中医全科医学秉承了中医学的哲学思想，认为人是有机的整体，人与自然界也是密切联系的整体；强调社会因素和心理因素等对人体健康和疾病的影响；重视人体脏腑发病的相关性和临床各科疾病的兼通性。这些中医全科医学的特点，都是由其哲学基础所决定的。

(一)元气论

气是中国古代哲学的本体论范畴。《黄帝内经》中明确提出了气是世界的本原，是构成万物的基础。东汉王充提出"万物之生，皆禀元气"，肯定了天地万物都由元气自然生成。这种元气论思想，为医家探索世界和人体生命本原指明了正确的方向，并

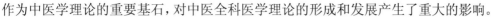

作为中医学理论的重要基石,对中医全科医学理论的形成和发展产生了重大的影响。

中医学认为,气在不停地运动和变化,人是一个高度统一的有机体,每一部分的活动都以气为物质基础。在元气论的影响下,中医学将人与自然看成一个不可分割的有机整体。气是人体的物质基础,是人体生成的条件,"人以天地之气生,四时之法成","气聚则形存,气散则形亡"。以气的运动变化来解释人体的生理活动和病理变化,若气的升降出入运动平衡协调,则能维持人体正常的生理功能;若气的升降出入运动平衡失调,则会产生各种病理状态。元气论始终把气看成一个连续的、不可分割的整体,因此在元气论的引导下,中医全科临床察色按脉、听声、观形、视舌、问症、遣方用药等,着重从整体上调节人体功能。

(二)天人合一整体观

天人合一的整体观念在中国古代哲学中占据主导地位,而中医学受到其影响,形成了医学整体观。《黄帝内经》比较系统地揭示了人与自然之间统一的关系,为防治疾病提供了朴素唯物论和辩证法的世界观、方法论。中医全科医学除了认为人体各组成部分之间相互联系和相互作用之外,还特别强调人与天、地、自然之间的密切关系,将人与自然视为具有内在联系的、不可分割的有机整体。"天人合一"作为对人和自然界总的看法,主张把人体的生理、病理现象置于世界万物的总联系网中加以考察和认识。在"天人合一"观念指导下,中医全科医学认为防治疾病必须"法天则地",无论是望、闻、问、切的观察方法,还是针灸、推拿、中药等治疗方法,均是这一观念的具体体现。

(三)阴阳学说

《黄帝内经》把天地万物及人看作阴阳二气的生成物,认为"阴阳者,天地之道也,万物之纲纪,变化之父母,生杀之本始,神明之府也"。无论天地万物及人体,均是一个充满阴阳对立的有机整体。阴阳学说在中医学中的重要应用就是提出了人体健康的重要标准以及维系健康的重要原则,为治病养生提供了一套行之有效的法则。《黄帝内经》指出了人体健康的标准就是"阴平阳秘",即阴阳双方在运动中保持和谐、协调、融洽的关系和状态。疾病乃是人体阴阳失衡的状态,"阴胜则阳病,阳胜则阴病。阳胜则热,阴胜则寒"。如果阴阳偏盛偏衰不及时纠正,进一步发展到有阳无阴或有阴无阳的地步,就会影响生命,出现"阴阳离决,精气乃绝"的危象。中医全科医师无论望、闻、问、切,都应以分清阴阳为首要任务,只有掌握阴阳在辨证中的规律,才能正确分析和判断疾病的阴阳属性,从而调整阴阳,补其不足,泻其有余,恢复阴阳的协调平衡。

(四)五行学说

"五行"是中国古代动态哲学中的范畴之一。五行学说是以木、火、土、金、水五种物质的特点及其"相生""相克"的规律来认识世界、解释世界和探求宇宙规律的一种世界观和方法论。五行学说源于五方观念和五材说,认为世界上的事物,都是按照阴阳五行的法则运动变化的,它们之间具有生克和制化的关系,通过这些相互作用的关系,五行整体获得动态平衡,从而维持事物的生存和发展。

中医全科医学运用五行学说认识人体局部、局部与整体、体表与脏腑的有机联系,以及人体与外在环境的统一。以五脏配五行,五脏又联系着自己所属的五体、五官、五志,把机体各部分有机联系在一起。根据五行生克制化规律阐释机体肝、心、脾、肺、肾五个系统之间相互联系、相互制约的关系,进一步确立了人是一个完整的有机整体的基本观念。五行之间的生、克、乘、侮关系应用于五脏,全面揭示了五脏之间以至整个人体复杂系统的控制、反馈调节机制。

中医学的哲学依据中的"元气论""天人合一"与全科医学的"整体观"极其相似,"阴阳学说"和"五行学说"与"系统论"有异曲同工之处。将有相近哲学基础的中医学与全科医学共同应用于我国的社区卫生服务,使中国的全科医学实践具备了中西医完美互补和协同发展的特征。

第三节 中医学与全科医学的相关性

全科医学的基本特征是将生物医学、心理科学和社会科学有机地整合为一体,突出临床实用性、诊疗简便性和服务个体化,立足于社区和家庭,强调预防为主等,这些都与传统中医学非常相似。说明了现代的全科医学与古老的中医学这两大生命学科之间,尽管在起源发展、理论概念、诊治方法,包括医学语言等方面有较大的差异,但是在对待生命、健康、疾病、医疗等方面,还是具有共同性的。

一、整体观念与系统整体论

整体观念是中医学理论体系的基本特点之一,这一思想是在古代的唯物论和辩证法思想指导下经过长期的临床实践逐步形成的。整体观念认为人是一个有机整体,各组成部分从结构上相互联系,不可分割,在功能上相互协调,在病理上相互影响。人的精神情志活动与机体相互统一,相互联系。人与自然是相互协调的统一整体。自然界包括自然气候、自然社会,与人体健康和疾病息息相关。人体与外界环境息息相通。故有"人与天地相应"(《灵枢·邪客》)之说。

全科医学的系统整体论认为疾病不是单一因果关系的结果,而是许多因素共同作用的复合物,是人与环境相互作用的产物,它涉及环境、精神和躯体等多个方面;疾病不能与患病的人相脱离,患病的人不能与所在的环境相脱离,否则就无法理解疾病和患者;每一种疾患都是不同的,就像每一个人都是不同的一样;要在共性中把握规律,在个性中把握特征;躯体和精神是有机联系着的整体的两个方面,它们相互影响、相互制约、不可分割;医疗服务是医患互动的一种过程,医患关系影响着这一过程的结果和质量,医师和患者都是这一过程的主动参与者。

全科医学的系统整体论与中医学的整体观念虽不能完全等同,但它们都能以矛盾的观点、联系的观点、运动的观点,辩证唯物地看待人体和疾病的关系,都能认识到疾病与躯体、环境(自然)、精神等的密切关系及相互影响,从这方面讲它们是十分相近的。

二、"治未病"与"预防为导向"

中医学历来就重视预防,早在《黄帝内经》中就提出了"治未病"的思想,强调"防患于未然"的重要性。孙思邈在《备急千金要方》中曰:"上医医未病之病,中医医欲病之病,下医医已病之病。"朱震亨在《丹溪心法》中曰:"与其救疗于有疾之后,不若摄养于无疾之先;盖疾成而后药者,徒劳而已。是故已病而不治,所以为医家之法;未病而先治，所以明摄生之理。夫如是，则思患而预防之者，何患之有哉？此'圣人不治已病治未病'之意也。"并认为"防患于未然"要以内因为主导，可通过锻炼身体达到预防疾病的目的。除"未病先防"以外，还提出"既病防变"的一些措施，如"见肝之病，知肝传脾，当先实脾"等。

国务院新闻办公室2016年12月6日发布的《中国的中医药》白皮书指出中医"治未病"的核心体现在"预防为主"，重在"未病先防、既病防变、瘥后防复"。中医强调生活方式和健康有着密切关系，主张以养生为要务，认为可通过情志调摄、劳逸适度、膳食合理、起居有常等，也可根据不同体质或状态给予适当干预，以养神健体，培育正气，提高抗邪能力，从而达到保健和防病作用。

"治未病"的未病先防、既病防变和瘥后防复与全科医学中以预防为导向的医疗服务相似，尤其是其三级预防思维，其中的一级预防与中医的"未病先防"几近一致，二级、三级预防与"既病防变、瘥后防复"思想基本相同，所以说中医"治未病"的思想与全科医学的以预防为导向的医疗特点基本一致。全科医师的预防医学观念是：①把与个人及其家庭的每一次接触都看成是提供预防服务的良好时机；②把预防服务看成是日常医学实践的重要组成部分；③采用以预防医学为导向的病史记录和健康档案；④个人预防与群体预防相结合；⑤全科医师提供连续性、综合性、协调性、个体化的预防服务；⑥把医学实践的目标直接指向提高社区全体居民的健康水平。

三、心理因素与人体健康

中医经典著作《黄帝内经》中对心理精神因素与生理、病理、诊断、治疗和预防的关系，做了比较全面、系统的论述，并详细论述了心理致病的特点和传变规律，以及开导、暗示和以情胜情的治疗法则，奠定了古代医学心理学的理论基础。《素问·上古天真论》提出："恬惔虚无，真气从之，精神内守，病安从来。"中医重视精神活动的理论均从维持人的正常状态出发，把减少消耗、加强再生、保持顺畅、维持稳定作为重要的着眼环节。同时，中医学的内伤七情学说认为，七情太过，可使人体气机紊乱，脏腑阴阳气血失调，是产生疾病的重要因素之一，故有"怒伤肝""喜伤心""思伤脾""忧伤肺""恐伤肾"之说。

而全科医学推崇的"生物-心理-社会医学模式"强调人的躯体和精神是有机联系着的一个整体的两个方面，它们相互影响、相互制约、不可分割，特别强调精神心理因素对健康的重要作用，所以两者在心理因素对人体健康和疾病的影响方面是一致的。全科医学的基本特征之一是以人为中心的健康照顾，这就要求将患者置于其家庭背景和社区环境之中，运用家庭力量、人际关系、心理咨询等方法处理其医疗问题，不但要治疗躯体疾病，更要抚慰患者被伤害的心灵。因此，注重医患沟通技巧，建立良好医患关系，对全科医师而言尤为重要。

四、《大医精诚》与《希波克拉底誓言》

中国自古就有"医乃仁术"之说，中国传统医学史可以说是一部人文精神史。晋代杨泉在《论医》中写道："夫医者，非仁爱之士不可托也。"医圣张仲景"感往昔之沦丧，伤横夭之莫救"，乃"勤求古训，博采众方"，"上以疗君亲之疾，下以救贫贱之厄"。唐代名医孙思邈在《大医精诚》中提出："凡大医治病，必当安神定志，无欲无求，先发大慈恻隐之心,誓愿普救含灵之苦",并要求对待患者不分"贵贱贫富,长幼妍蚩,怨亲善友,华夷愚智",均"普同一等,皆如至亲"。中医学理论更是充满了人文智慧,"天人合一""形神与俱""三因制宜""治未病"等学术思想,都体现了以人为本的原则。

西方医学之父希波克拉底的《希波克拉底誓言》提出:"无论到了什么地方,也无论需诊治的患者是男是女、是自由民是奴婢,对他们我一视同仁,为他们谋幸福是我唯一的目的。"无论是孙思邈的《大医精诚》,还是希波克拉底的《医学誓言》,都体现了医务工作者的人文精神和道德准则。人文关怀是医学的本质特征,现代医学精神是科学精神与人文精神的统一,生物 - 心理 - 社会医学模式要求医学必须回归人文精神。而"救死扶伤""人道主义原则""全心全意为人民服务"等思想也是全科医学实践的道德准则。

五、医师的基本素质与知识结构要求

全科医师承担着临床医师、教育者、沟通者、守门人、管理者和组织协调者等多种角色,因而必须掌握多学科知识,并需要经过严格的专业训练,具备特定的专业素质。全科医师能够以生物 - 心理 - 社会医学模式和新型的健康观作为理论基础,能够使用社会医学的理论和方法,满足社区民众的卫生服务需求,通过社区卫生服务,改善人群的健康水平。

我国唐代医家孙思邈认为医乃"至精至微之事",所以学医之人必须做到"博极医源,精勤不倦"。所谓"博极医源",就是要学医者必须掌握中医学经典著作,还须旁通各门相关知识,能够寻思妙理,留意钻研,尤其强调医者的临床疗效,以解决病痛,缓解患者症状,并通过改变行为方式和健康理念,促进人群的健康水平。这些都与全科医学对医师的基本素质和知识结构要求方面是一致的。

学习小结

1. 学习内容

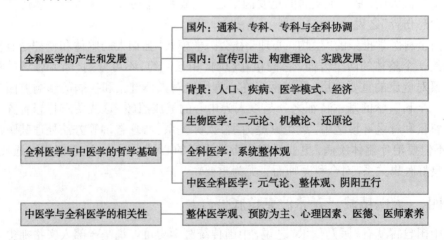

2. **学习方法** 通过对中医学与全科医学哲学基础的反复比较学习,理解两者哲学基础的相容性。

(罗 斌 吕 凯)

复习思考题

1. 如何从全科医学发展史来推测我国全科医学的前景？
2. 如何从中医学和全科医学的哲学基础的相关性来理解中西医全科医学？

笔记

第二章

全科医学简介

学习目的

通过对全科医学、全科医师和全科医疗的学习，全面掌握全科医学基本概念和基本原则以及六位一体化的服务内涵，达到充分理解和领会全科医学基本服务模式的目的。

学习要点

全科医学、全科医师和全科医疗的定义、原则及特征。

第一节　全　科　医　学

一、全科医学的定义

全科医学是20世纪60年代以后在一些发达国家逐步发展起来的一种新的医学理念与医疗服务模式。全科医学因拥有自己独特的学术领域、临床思维、态度及其照顾方式，而不能够被其他医学专科所替代。

全科医学（general practice）又称家庭医学（family medicine），是西方通科医师长期实践逐渐演化而来的、具有独特价值观和方法论的知识和技能体系。1969年，美国家庭医疗委员会（America Board of Family Practice，ABFP；成立于1968年）正式成为美国第20个医学专业委员会（主要负责组织专科考试），标志着全科医学学科的诞生，也是该学科建立的一个里程碑。

不同学者对全科医学有着不同的界定。美国家庭医疗委员会在1984年对家庭医学的定义为：家庭医学是将生物医学、临床医学、行为医学及社会科学的知识与技能整合为一体的、为患者个体及家庭提供连续性、综合性健康照顾的临床医学专业学科。其服务范围涵盖了各种年龄、性别、各个器官系统以及各类健康问题/疾病。

我国在引入全科医学时，充分考量了西方各国对全科/家庭医学的定义，并结合我国特有的背景，将全科医学的概念定义为：全科医学是一个面向个人、社区与家庭，整合临床医学、预防医学、康复医学以及人文社会学科相关内容于一体的综合性临床二级专业学科；其范围涵盖了各种年龄、性别、各个器官系统以及各类健康问题/疾病。其宗旨是强调以人为中心、以家庭为单位、以社区为范围的整体健康维护与促进

笔记

12

的长期负责式照顾，并将个体与群体健康照顾、防与治有机地融为一体。

全科医学在国际上已逐渐形成了与传统生物医学有明显区别的、具有独特医学观和方法论的、有较系统学科理论的临床学科。全科医学的兴起弥补了当今高度专科化的生物医学的不足，真正实现了现代医学模式的根本性转变。

二、全科医学的知识范畴

全科医学学科知识体系的建立基于三方面：一是通过长期的通科医疗实践而积累起来的经验，二是从其他医学学科中整合而来的知识与技能，三是通过全科医学的专业研究发展起来的属于自己独特的观念、态度、知识和技术。从总体上看，全科医学的知识范畴涉及以下五方面。

（一）以疾病为中心的学科知识

包括基础医学学科和临床医学学科两部分的知识。

1. 基础医学学科　包括如人体发生学、人体结构与功能、医学病原学、人体病理学、诊断学与治疗学等。

2. 临床医学学科　包括如内、外、妇、儿、眼、耳鼻喉、皮肤等所有临床学科的基本理论和基本方法，常见病的诊疗、急症的识别与院前处理，中医学与护理学的知识和技能。

（二）以患者为中心的学科知识

包括如心理学、社会学、伦理学、人际交往、医学心理学、社会医学、医学伦理学等。这部分内容不是按学科体系来学习完整的学科理论，而是打破学科界限，使全科医师有能力将所学的知识进行横向整合，并用这些知识和技能服务于患病的人，形成疾病-患者-社会的统一体。

（三）以人群为对象的学科知识

包括全科医学所涉及的服务对象不仅是患者个体，还涉及全科医师管辖的所有社区的人群。所以，全科医学的知识范畴包括社区人群健康评估、干预与管理的相关知识和技术，以帮助全科医师研究和解决社区人群的健康问题。这些知识包括社会医学、社区医学、卫生统计学、流行病学、卫生管理学、卫生经济学、公共卫生学或预防医学、卫生法学等。

（四）以家庭为单位的学科知识

全科医学在长期的实践中不断总结和利用其他学科的知识来服务于家庭，所学的与家庭照顾需要的知识和技术相关的知识包括家庭心理学、家庭社会学、家庭伦理学、家庭治疗学等。

（五）全科医学专业知识

包括全科医学的基本理论与方法和社区常见健康问题的发现及处理，同时将全科医学基本理论贯穿于服务实践中所形成的服务方式、服务技能和技巧等。

全科医学课程包括总论与各论两部分。总论介绍全科医学独特的临床医学思维、方法论、基本原则、提供整体性服务的方法，以个人为中心、以家庭为单位、以社区为基础、以预防为导向的健康照顾，医患关系与人际交流等内容。各论部分介绍社区中常见的健康问题，以及综合性解决这些问题的方法、整体性服务的内容。

三、全科医学的学科特点

（一）全科医学是一门以人的健康为中心的临床医学学科

全科医学是一门独立的临床二级学科，其范围涵盖了各种年龄、性别、每个器官系统以及各类健康问题/疾病。根据服务对象的需求，基于整体的医学观和系统性理论，是在整合生物医学、行为科学和社会科学等学科的最新成果，并在通科医疗成功经验的基础上产生的一门以人的健康为中心的综合性临床医学学科。

（二）全科医学是一门服务领域宽广、定位于基层卫生领域的医学专科

全科医学强调以人为中心、以家庭为单位、以社区为范围的整体健康维护与促进的长期负责式照顾，并将个体与群体健康照顾、防与治有机地融为一体。

全科医学整合了各临床专科的知识技能，并与社会医学、社区医学、行为科学、预防医学、流行病学、卫生统计学、医学伦理学、心理学、哲学及法学等学科知识有机结合，以人的健康为中心，发展创造新的知识与技能，长期连续地向患者提供综合性的全面服务，是定位于基层卫生领域的医学专科。

（三）全科医学是一门秉承整体观和系统论的临床医学思维的学科

全科医学系统论经过几十年的发展与完善，形成了独特的医学观、方法论以及系统论的学科，发现与解决人群和患者的健康问题，提供全人照顾，填补了高度专科化的生物医学的不足。全科医学把人作为一个整体，从生理、心理、社会等多方面将照顾对象作为一个不可分割的整体，对其健康问题实施综合性全面服务。

整体观是全科医学认识问题和解决问题的全科临床思维，整体性方法是将患者放在赖以生存的大环境中（如家庭、社会、工作场所），同时考虑身体系统的变化与身体亚系统之间、与生存环境之间、与社会环境之间的相互影响。该方法使医师在诊疗患者时一般尝试回答："问题是什么？""问题出在哪里？""问题与其他系统的关系是怎样的？"

（四）全科医学是一门注重艺术和人性化的学科

全科医学的宗旨是在社区为居民解除病痛，提供持续性的健康保护与促进，包括疾病的早期预防和康复，直至生命终结。全科医学关注的是一个整体的人而不是疾病。在提供照顾的过程中，全科医学既重视技术水平的科学性，更顾及服务对象的满意度，并且十分注重将其与服务艺术有机地结合为一个整体。因此，全科医学是一门注重艺术和极具人性化的医学学科。

（五）具有地域性和民族特色

由于不同国家的文化背景、社会经济发展水平、疾病谱、医疗保健体系以及医疗保障制度各不相同，各国所实施的全科医学和全科医疗服务也各不相同，存在着明显的地域和民族特点。例如，我国提出"中医推进全科医学发展"的模式，强调社区卫生服务机构要增设中医药治疗手段，将中医特色的治疗方法融入慢性疾病、多发病、常见病等全科医学诊疗范围内，以此来扩大全科医学的内涵。

四、全科医学的基本特征

（一）人性化照顾（personalized care）

人性化照顾是在医疗服务中将患者看作有思想、有感情、有社会存在的人，全面

考虑患者的生理、心理、社会需求并努力予以解决的医疗服务。以人的健康为中心是全科医学的重要特征之一。全科医学从传统生物医学单纯研究"人的病"转为研究"病的人和健康人"。全科医疗重视人胜于重视疾病，将患者看作是有生命、有感情、有个性的人，而不仅仅是疾病的载体，其照顾目标不仅是寻找有病的器官，更重要的是维护服务对象的整体健康。因此，全科医师应充分考虑和尊重每个人的生理、心理和社会需求，以人性化的服务调动人的主观能动性，使之积极参与健康维护和疾病控制过程，从而达到良好的服务效果。

（二）综合性照顾（comprehensive care）

综合性照顾是全科医学为人的健康提供"全方位"或"立体性"照顾的具体体现（图2-1），表现为：在服务层面上，涉及生理、心理和社会文化各个方面，应用生物 - 心理 - 社会医学模式进行临床思维，从多角度认识和解决人的健康问题；在服务范围上，涵盖个人、家庭及社区；在服务的内容上，根据社区居民的健康需求，为其提供预防、医疗、保健、康复、健康教育的一体化服务；在服务对象上，不分年龄、性别和疾病类型，不分器官和科别。

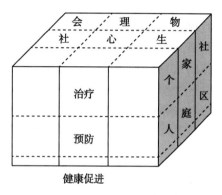

图 2-1　综合性照顾示意图

全科医疗的服务项目，在诊疗方面包括一般的内科、门诊外科、妇产科、儿科、眼科、皮肤科、耳鼻喉科、精神科的常见问题，以及老年病、慢性疾病、环境及职业病的防治；在预防保健方面，包括计划生育指导、妇幼保健、计划免疫、健康体检、心理咨询、健康教育以及家庭医疗护理等；根据患者需要，可提供现代和传统医学的各种有效手段，如中医药等。

（三）连续性照顾（continuing care）

连续性照顾主要指医师在为患者服务过程中，责任和关系的连续。保持责任和关系的连续性是为患者提供综合性服务的基础。连续性照顾也是全科医疗区别于专科医疗的一个十分重要的特征。这种照顾不因某种疾病的治愈和好转而终止，不受时间、空间的限制，也不与是否患病有关。其连续性可包括以下几个方面：①从出生前到死亡后，沿着人的生命周期各个阶段提供照顾；从婚育咨询开始，经过孕期、产期、新生儿期、婴幼儿期、少儿期、青春期、中年期、老年期直至濒死期。当患者去世后，还要照顾家属居丧期的保健，乃至某些遗传性的持续性监测问题。这种长期持续性的关系使医师与患者之间结下了深厚的友情，医师对患者的背景了如指掌，便于随时提供最适当的诊疗。②沿疾病发生周期（健康—疾病—康复）的各个阶段提供健康维护、疾病预防、疾病诊治及病后康复的全程照顾；包括健康教育、早期发现、专科阶段治疗的配合、康复和慢性疾病的管理。③沿服务对象的生活轨迹，提供任何时间、任何地点的连续性照顾，不管服务对象是在服务区域内还是离开服务区域，如出差旅游期间或者转诊到专科医院住院期间，全科医师对其都有连续性责任，要根据患者需要事先或随时提供服务。

由于连续性服务是全科医疗区别于专科医疗的一个十分重要的特征，而我国的医师对此较为陌生，因此需要通过一些特定的途径来实现这种服务，包括：建立家庭

笔记

保健合同,以此固定医患双方的相对长期关系;建立预约就诊制度,保证患者就诊时能见到自己的全科医师;建立慢性疾病的随访制度,使任何一个慢性疾病患者都获得规范化的管理;建立急诊或 24 小时电话值班制度,使全科医疗对患者的首诊得到保证;建立完整的健康档案(全科医疗病历),使每个服务对象的健康 - 疾病资料获得完整准确的记录和利用。

（四）协调性照顾（coordinated care）

协调性照顾是全科医师针对每一位就诊者的需求以及融预防与保健服务为一体的照顾。全科医师是社区居民健康的"维护人"和医疗费用的"守门人",处于整个医疗保健服务网络系统中的"枢纽"位置,可以动员各级各类资源(包括社区和家庭的各种资源、宗教资源或慈善资源)服务于就诊者及其家庭。他掌握着各类医疗机构和专家的信息,需要时可为患者提供"无缝式"的转、会诊服务;他了解社区健康资源,如社区管理人员、健康促进会、自愿者队伍、托幼托老机构、护工队伍等,必要时可以为患者联系有效的社区支持;他熟悉患者及其家庭,必要时调动家庭资源为患者服务。全科医师对各种资源的协调和利用,使全科医师胜任其服务对象的"健康维护人"的角色,完成协调性照顾的任务。

（五）可及性照顾（accessible care）

可及性照顾是全科医疗的又一显著特点。全科医师作为社区中的一员,了解社区的优势和缺陷,如哪些学校有较高的教学质量和教学特色,哪些工厂效益不好或已经倒闭,哪些地方常住有外来人口,哪些家庭有老年人或幼儿需要照顾,当地的青少年热衷于什么体育活动等等。居民对自己的全科医师也同样熟悉和亲切,并乐意为之提供新的信息。这种相互了解对服务于社区形成了极大的便利。全科医师永远向患者敞开大门,对患者的任何医疗需求都能作出恰当的应答,这意味着居民在任何需要医疗照顾时都能及时得到全科医师的服务,包括地理位置上的接近、对病情的熟悉、心理上的亲密度,以及经济上的可接受性等。设立在居民社区中的全科医疗服务机构,是公众为其健康问题寻求卫生服务时最先接触、最常利用的医疗保健部分,是整个卫生保健体系的门户和基础,公众 80%～90% 的健康问题可以在此得到很好的解决。

（六）以家庭为单位的健康照顾（family as a vital unit of health care）

以家庭为单位的健康照顾是全科医疗区别于专科医疗的一种重要特征。家庭是全科医师的服务对象,又是其诊疗工作的重要场所和可利用的有效资源。全科医学吸收了社会学关于家庭的理论和方法,发展了一整套家庭医疗的知识和技能。本学科非常重视家庭与健康的相互影响,一方面,家庭的结构和功能会直接或间接影响家庭成员的健康,家庭每个成员的健康问题或疾病状况都会影响到每个家庭;另一方面,家庭生活周期的不同阶段存在不同的健康问题、重要事件和压力,如果处理不当、产生危机,则影响家庭成员的健康。因此,全科医师要善于了解和客观评价家庭结构、功能与周期,发现其中对家庭成员健康的潜在威胁,及时采取相应的干预措施,改善家庭功能;还要善于动员家庭资源,以协助对疾病的诊断与长期管理。

（七）以社区为基础的健康照顾（community-based healthcare）

社区是影响个人与家庭健康的重要背景,服务于社区是全科医疗的基本宗旨之一。全科医师熟悉社区环境对居民的健康影响,容易协调社区中的各种资源,因此全科医师在处理个人、家庭健康问题时需要运用社区卫生基础照顾的原则和方法，研究健康与疾病的社区背景，明确疾病发生发展的社区影响因素，了解社区群体常见的健康问题及其特点，了解社区居民对卫生服务的需求和利用情况，动用社区各种资源，通过有计划的社区干预，有效地控制疾病在社区的流行，提高社区居民的整体健康水平。

（八）以预防为导向的健康照顾（prevention-oriented healthcare）

全科医疗着眼于服务对象整体健康的维护和促进，即在人健康、亚健康以及疾病早期阶段（或无症状时）就提供服务，这也是全科医学有别于一般临床医疗的突出特征之一。从服务的时程看，全科医疗注重并实施"生命周期预防与保健"，根据服务对象生命周期不同阶段中可能存在的危险因素和健康问题，提供不同的保健服务；从服务的质量看，全科医师接受过以临床医疗为中心的一体化服务训练，掌握有预防医学的相关知识，胜任对服务对象进行长期跟踪式的预防服务；同时从服务的条件看，全科医师是第一线的医师，与社区居民接触最频繁，能了解到疾病发生、发展的各个时期以及个人、家庭发展的各个阶段，因此能更方便、快捷地提供预防、保健及医疗等各种综合性服务。

（九）以团队合作的服务方式（team work）

全科医学发展的历程证明，全科医疗的综合性、持续性和协调性等健康照顾的目标仅靠全科医师是不可能实现的，必须大力倡导团队合作的工作方式。即以全科医师为核心，各类医护人员、社会工作者及社区义工等协助参与，组成各种健康照顾团队，通过发掘、组织与利用社区内外一切可以利用的医疗与非医疗资源，为服务对象提供立体网络式健康照顾，全面改善个体与群体健康状况和生命质量。因此，全科医师应树立团队合作观念，掌握娴熟的人际关系技巧，使全科医疗的目标得以实现。

第二节　全科医师

我国是一个有超过 14 亿人口的发展中国家，随着经济发展和人民生活水平的提高，城乡居民对提高健康水平的要求越来越高；同时，工业化、城镇化和生态环境变化带来的影响健康的因素越来越多，人口老龄化和疾病谱变化也对医疗卫生服务提出新要求。社会发展迫切需要综合程度较高的全科医学人才，主要工作在基层，承担预防保健、常见病和多发病的诊疗和转诊、患者康复和慢性疾病管理、健康管理等一体化服务。

一、全科医师的定义

全科医师（general practitioner，GP）又称家庭医师（family physician）、家庭医生（family doctor），是执行全科医疗的卫生服务提供者。对全科医师的定义并不统一，美国家庭医师学会（AAFP）的定义是："全科医师是经过家庭医疗这种范围宽广的医学专业教育训练的医师。全科医师具有独特的态度、技能和知识，使其具有资格向家庭的每个成员提供持续性和综合性的健康维持、预防服务和医疗照顾，无论其性别、年龄或健康问题类型是生物医学的、行为的或社会的。这些专科医师由于其背景与家庭的相互作用，最具有资格服务于每一个患者，并作为所有健康相关事务的组织者，包括适当地利用顾问医师、卫生服务以及社区资源。"英国皇家全科医学院（RCGP）

对全科医师的定义是："在家庭、诊所或医院里向个人和家庭提供人性化、初级、连续性医疗服务的医师。全科医师由于长期在基层工作，积累了丰富的实践经验，了解人们的心态、人际交往、疾病的来龙去脉，是基本医疗保健的专家。全科医师面对的不仅仅是有疾患的人，还包括健康人群，他们可利用社区的一切资源，如政府、民政、慈善以及企业团体、居委会等，解决社区居民具体医疗卫生等相关方面的困难；同时还根据疾病的需要，将患病者妥善转入专科或大医院诊治，全面协调医患之间的关系，为患者负起全程责任。"

从以上两个定义可以看出，全科医师是经过全科医学专门训练的、工作在基层的临床医师，能够为个人、家庭和社区提供优质、方便、经济有效、全方位负责式的健康管理。其服务对象涵盖不同的性别、年龄的人；其服务内容涉及生理、心理、社会各层面的健康问题；能在所有与健康相关的问题上，为每个服务对象做好健康维护。

二、全科医师的角色

（一）对患者与家庭

1. 作为全科医师 负责常见健康问题的诊治和全方位全过程管理，包括疾病的早期发现、干预、康复与终末期服务。除此之外，完成首诊医师的角色，全科医师能够获取有效的医疗信息，并及时地对患者的健康问题严重程度作出判断，必要时帮助患者联系会诊和转诊等。

2. 作为健康维护人 负责健康的全面维护，促进健康生活方式的形成；定期进行适宜的健康检查，早期发现并干预危险因素；作为患者与家庭的健康维护人，维护其当事人的利益。

3. 作为咨询者 提供健康与疾病的咨询服务，聆听与体会患者的感受，通过有技巧的沟通与患者建立信任关系，对各种有关问题提供详细的解释和资料，指导服务对象进行有成效的自我健康管理。

4. 作为教育者 利用各种机会和形式，对服务对象（包括健康人、高危人群和患者）随时进行深入细致的健康教育，保证教育的全面性、科学性和针对性，并进行教育效果评估。

5. 作为卫生服务协调者 当患者需要时，负责为其提供协调性服务，包括动用家庭、社区、社会资源和各级各类医疗保健资源；与专科医师形成有效的双向转诊关系。

（二）对医疗保健与保险体系

1. 医疗费用守门人 作为首诊医师和医疗保健体系的"门户"，为患者提供所需的基本医疗保健，将大多数患者的健康问题解决在社区，对少数需要专科医疗者有选择地联系会诊与转诊；作为医疗保险体系的"门户"，向保险系统登记注册，取得"守门人"的资格，严格依据有关规章制度和公正原则、成本-效果原则从事医疗保健活动，协助保险系统办好各种类型的医疗与健康保险。

2. 团队管理与教育者 作为社区卫生团队的核心人物，在日常医疗保健工作中管理人、财、物，协调好医护、医患关系，以及与社会各方面的关系；组织团队成员的业务发展、审计和继续教育活动，保证服务质量和学术水平。

（三）对社会

1. 作为社区/家庭成员 作为社区和家庭中的重要一员，参与其中的各项活动，与

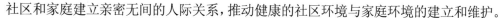

社区和家庭建立亲密无间的人际关系，推动健康的社区环境与家庭环境的建立和维护。

2. 作为社区健康组织与监测者　动员组织社区各方面积极因素，协助建立与管理社区健康网络，利用各种场合做好健康促进、疾病预防和全面健康管理工作；并运用各类形式的健康档案资料协助做好疾病监测和卫生统计工作。

三、全科医师的素质

承担上述全方位、全过程负责式健康管理的全科医师，需要有其特定的专业素质。包括：

1. 强烈的人文情感　当今医学模式由生物医学向生物 - 心理 - 社会医学模式转变，全科医学正是迎合这一发展趋势产生并发展起来的一门新型的临床学科。全科医师要考虑导致健康问题的生物、心理、社会等各方面的因素，就必须以关心和了解人为前提，重视与人交流中的医德情感。

全科医疗是以人为中心的照顾，全科医师必须具有对人类和社会的热爱与持久兴趣，具有服务于社区人群并与人相互交流、理解的强烈愿望。具备对患者的高度同情心和责任感是无条件、全方位的，这种人格是当好全科医师的基本前提。

2. 娴熟的业务技能　全科医师应具有把服务对象作为一个整体人看待和服务的知识，既善于处理暂时性健康问题，又能对慢性疾病患者、高危人群与健康人提供持续性照顾。因此，全科 / 家庭医学涉及社区常见疾病的各临床学科（包括中医学），乃至遗传学、心理学、行为科学、流行病学、统计学、预防医学、伦理学、社会学、经济学等学科中的相关知识技能，这些对于胜任全科医疗工作都是不可缺少的。

3. 出色的管理能力　全科医师工作处处涉及人、家庭与社区健康管理，以及社区卫生服务团队管理等。因此，他具有一个强者的自信心、自控力和决断力，并善于独立承担责任、控制局面。在集体环境中，他应具有协调意识、合作精神和足够的灵活性、包容性，从而成为团队的核心，与各方面保持和谐的人际关系；又能随时平衡个人生活与工作的关系，以保障自己的身心健康与服务质量。

4. 执着的科学精神　为了保持与改善基层医疗质量，科学态度和自我发展能力是全科医师的关键素质之一。全科医师必须严谨、敏锐、孜孜不倦地对待业务工作，抓紧任何继续医学教育的机会；能运用循证医学方法，批判性地评价新知识和信息，并将其结合于日常服务实践中；善于通过自学、质量保证活动，学习评价自身技能与行为等，不断获得自我发展。

正是以上特定的专业素质，使人们能放心地把自己的健康托付给全科医师，使全科医师队伍得以发展壮大，成为高素质的专业学科的载体和"人人享有卫生保健"的主要承担者。

四、全科医师的培养

（一）专业训练及准入

世界各国的全科 / 家庭医师都有本专业的训练和考试要求。各国普遍的专业要求大体上包括以下几个方面：①全科 / 家庭医师的专业训练和其他各种专科医师一样，都是在本科毕业后的住院医师培训阶段进行，而本科阶段的全科医学教育属于全体医学本科生必修的素质教育课程；②全科 / 家庭医师的专业培训时间为 3～4 年，内容包括医院各相关科室轮转、家庭医学理论课程与社区实习、导师带教、案例讨论、教学研讨会、科研方法与实践、农村或偏远地区独立实践等；③受训者学习结束后需要参加国家级全科/家庭医学学会的正式考试，通过者获得全科/家庭医师资格（专科医师称号），可在医院家庭医学科、社区卫生服务中心、全科/家庭医疗群体开业诊所等不同场所工作，亦可自己在社区独立开业；④各国学会都要求全科/家庭医师参加各种形式的终生继续医学教育。

2011年7月7日公布的《国务院关于建立全科医生制度的指导意见》（国发〔2011〕23号）指出"逐步建立统一规范的全科医生培养制度"。包括：

1. 规范全科医生培养模式　将全科医生培养逐步规范为"5+3"模式，即先接受5年的临床医学（含中医学）本科教育，再接受3年的全科医生规范化培养。在过渡期内，3年的全科医生规范化培养可以实行"毕业后规范化培训"和"临床医学研究生教育"两种方式，具体方式由各省（区、市）确定。

参加毕业后规范化培训的人员主要从具有本科及以上学历的临床医学专业毕业生中招收，培训期间由全科医生规范化培养基地在卫生部门（含中医药管理部门）和教育部门共同指导下进行管理。全科方向的临床医学专业学位研究生按照统一的全科医生规范化培养要求进行培养，培养结束考核合格者可获得全科医生规范化培养合格证书；临床医学专业学位研究生教育以教育部门为主要管理。

2. 统一全科医生规范化培养方法和内容　全科医生规范化培养以提高临床和公共卫生实践能力为主，在国家认定的全科医生规范化培养基地进行，实行导师制和学分制管理。参加培养人员在培养基地临床各科及公共卫生、社区实践平台逐科（平台）轮转。在临床培养基地规定的科室轮转培训时间原则上不少于2年，并另外安排一定时间在基层实践基地和专业公共卫生机构进行服务锻炼。经培养基地按照国家标准组织考核，达到病种、病例数和临床基本能力、基本公共卫生实践能力及职业素质要求并取得规定学分者，可取得全科医生规范化培养合格证书。规范化培养的具体内容和标准由卫生部、教育部、国家中医药管理局制定。

3. 规范参加全科医生规范化培养人员管理　参加全科医生规范化培养人员是培养基地住院医师的一部分，培养期间享受培养基地住院医师待遇，财政根据不同情况给予补助。其中，具有研究生身份的，执行国家现行研究生教育有关规定；由工作单位选派的，人事工资关系不变。规范化培养期间不收取培训（学）费，多于标准学分和超过规定时间的培养费用由个人承担。具体管理办法由人力资源和社会保障部、卫生部、教育部、财政部制定。

4. 统一全科医生的执业准入条件　在全科医生规范化培养阶段，参加培养人员在导师指导下可从事医学诊查、疾病调查、医学处置等临床工作和参加医院值班，并可按规定参加国家医师资格考试。注册全科医师必须经过3年全科医生规范化培养取得合格证书，并通过国家医师资格考试取得医师资格。

5. 统一全科医学专业学位授予标准　具有5年制临床医学本科及以上学历者参加全科医生规范化培养合格后，符合国家学位要求的授予临床医学（全科方向）相应专业学位。具体办法由国务院学位委员会、卫生部制定。

6. 完善临床医学基础教育　临床医学本科教育要以医学基础理论和临床医学、预防医学基本知识及基本能力培养为主，同时加强全科医学理论和实践教学，着重强化医患沟通、基本药物使用、医药费用管理等方面能力的培养。

7. 改革临床医学（全科方向）专业学位研究生教育　从 2012 年起，新招收的临床医学专业学位研究生（全科方向）要按照全科医生规范化培养的要求进行培养。要适应全科医生岗位需求，进一步加强临床医学研究生培养能力建设，逐步扩大全科方向的临床医学专业学位研究生招生规模。

8. 加强全科医生的继续教育　以现代医学技术发展中的新知识和新技能为主要内容，加强全科医生经常性和针对性、实用性强的继续医学教育。加强对全科医生继续医学教育的考核，将参加继续医学教育情况作为全科医生岗位聘用、技术职务晋升和执业资格再注册的重要因素。

（二）培养合格全科医师的渠道

2011 年 7 月 7 日公布的《国务院关于建立全科医生制度的指导意见》（国发〔2011〕23 号）指出"近期多渠道培养合格的全科医生"，包括"为解决当前基层急需全科医生与全科医生规范化培养周期较长之间的矛盾，近期要采取多种措施加强全科医生培养，力争到 2012 年每个城市社区卫生服务机构和农村乡镇卫生院都有合格的全科医生"。

1. 大力开展基层在岗医生转岗培训　对符合条件的基层在岗执业医师或执业助理医师，按需进行 1～2 年的转岗培训。转岗培训以提升基本医疗和公共卫生服务能力为主，在国家认定的全科医生规范化培养基地进行，培训结束通过省级卫生行政部门组织的统一考试，获得全科医生转岗培训合格证书，可注册为全科医师或助理全科医师。

2. 强化定向培养全科医生的技能培训　适当增加为基层定向培养的 5 年制临床医学专业学生的临床技能和公共卫生实习时间。对到经济欠发达的农村地区工作的 3 年制医学专科毕业生，可在国家认定的培养基地经 2 年临床技能和公共卫生培训合格并取得执业助理医师资格后，注册为助理全科医师，但各省（区、市）卫生行政部门要严格控制比例。

3. 提升基层在岗医生的学历层次　鼓励基层在岗医生通过参加成人高等教育提升学历层次，符合条件后参加相应执业医师考试，考试合格可按程序注册为全科医师或助理全科医师。

4. 鼓励医院医生到基层服务　严格执行城市医院医生在晋升主治医师或副主任医师职称前到基层累计服务 1 年的规定，卫生部门要做好组织、管理和考核工作。建立健全城市医院与基层医疗卫生机构的对口支援制度和双向交流机制，县级以上医院要通过远程医疗、远程教学等方式加强对基层的技术指导和培训。要制定管理办法，支持医院医生（包括退休医生）采取多种方式到基层医疗卫生机构（含私人诊所等社会力量举办的医疗机构）提供服务，并可获得合理报酬。

（三）我国全科医师执业方式的改革

2011 年 7 月 7 日公布的《国务院关于建立全科医生制度的指导意见》（国发〔2011〕23 号）指出"改革全科医生执业方式"。包括：

1. 引导全科医生以多种方式执业　取得执业资格的全科医生一般注册 1 个执业地点，也可以根据需要多点注册执业。全科医生可以在基层医疗卫生机构（或医院）全职或兼职工作，也可以独立开办个体诊所或与他人联合开办合伙制诊所。鼓励组建由全科医生和社区护士、公共卫生医生或乡村医生等人员组成的全科医生团队，划片为居民提供服务。要健全基层医疗卫生机构对全科医生的人力资源管理办法,规范私人诊所雇佣人员的劳动关系管理。

2. 政府为全科医生提供服务平台 对到基层工作的全科医生(包括大医院专科医生),政府举办的基层医疗卫生机构要通过签订协议的方式为其提供服务平台。要充分依托现有资源组建区域性医学检查、检验中心,鼓励和规范社会零售药店发展,为全科医生执业提供条件。

3. 推行全科医生与居民建立契约服务关系 基层医疗卫生机构或全科医生要与居民签订一定期限的服务协议,建立相对稳定的契约服务关系,服务责任落实到全科医生个人。参保人员可在本县(市、区)医保定点服务机构或全科医生范围内自主选择签约医生,期满后可续约或另选签约医生。卫生行政部门和医保经办机构要根据参保人员的自主选择与定点服务机构或医生签订协议,确保全科医生与居民服务协议的落实。随着全科医生制度的完善,逐步将每名全科医生的签约服务人数控制在2 000人左右,其中老年人、慢性病人、残疾人等特殊人群要有一定比例。

4. 积极探索建立分级医疗和双向转诊机制 逐步建立基层首诊和分级医疗管理制度,明确各级医院出入院标准和双向转诊机制。在有条件的地区先行开展全科医生首诊试点并逐步推行。人力资源和社会保障部、卫生部要制定鼓励双向转诊的政策措施,将医保定点医疗机构执行双向转诊和分级医疗情况列为考核指标,并将考核结果与医保支付挂钩。

5. 加强全科医生服务质量监管 卫生行政部门要加强对全科医生执业注册管理和服务质量监管。卫生部门和医保经办机构要建立以服务数量、服务质量、居民满意度等为主要指标的考核体系,对全科医生进行严格考核,考核结果定期公布并与医保支付、基本公共卫生服务经费拨付挂钩。

(四)建立全科医师的激励机制

2011年7月7日公布的《国务院关于建立全科医生制度的指导意见》(国发〔2011〕23号)指出"建立全科医生的激励机制"。包括:

1. 按签约服务人数收取服务费 全科医生为签约居民提供约定的基本医疗卫生服务,按年收取服务费。服务费由医保基金、基本公共卫生服务经费和签约居民个人分担,具体标准和保障范围由各地根据当地医疗卫生服务水平、签约人群结构以及基本医保基金和公共卫生经费承受能力等因素确定。在充分考虑居民接受程度的基础上,可对不同人群实行不同的服务费标准。各地确定全科医生签约服务内容和服务费标准要与医保门诊统筹和付费方式改革相结合。

2. 规范全科医生其他诊疗收费 全科医生向签约居民提供约定的基本医疗卫生服务,除按规定收取签约服务费外,不得另行收取其他费用。全科医生可根据签约居民申请提供非约定的医疗卫生服务,并按规定收取费用;也可向非签约居民提供门诊服务,按规定收取一般诊疗费等服务费用。参保人员政策范围内的门诊费用可按医保规定支付。逐步调整诊疗服务收费标准,合理体现全科医生技术劳务价值。

3. 合理确定全科医生的劳动报酬 全科医生及其团队成员属于政府举办的基层医疗卫生机构正式工作人员的,执行国家规定的工资待遇;其他在基层工作的全科医生按照与基层医疗卫生机构签订的服务合同和与居民签订的服务协议获得报酬,也可通过向非签约居民提供门诊服务获得报酬。基层医疗卫生机构内部绩效工资分配可采取设立全科医生津贴等方式,向全科医生等承担临床一线任务的人员倾斜。绩效考核要充分考虑全科医生的签约居民数量和构成、门诊工作量、服务质量、居民满意度以及居民医药费用控制情况等因素。

4. 完善鼓励全科医生到艰苦边远地区工作的津补贴政策　对到艰苦边远地区政府办基层医疗卫生机构工作的全科医生,按国家规定发放艰苦边远地区津贴。对在人口稀少、艰苦边远地区独立执业的全科医生,地方政府要制定优惠政策或给予必要补助,中央财政和省级财政在安排转移支付时要予以适当倾斜。

5. 拓宽全科医生的职业发展路径　鼓励地方按照有关规定设置特设岗位,招聘优秀的专业技术人才到基层医疗卫生机构工作。经过规范化培养的全科医生到基层医疗卫生机构工作,可提前一年申请职称晋升,并可在同等条件下优先聘用到全科主治医师岗位。要将签约居民数量、接诊量、服务质量、群众满意度等作为全科医生职称晋升的重要因素,基层单位全科医生职称晋升按照国家有关规定可放宽外语要求,不对论文作硬性规定。建立基层医疗卫生人才流动机制,鼓励全科医生在县级医院与基层医疗卫生机构双向流动。专科医生培养基地招收学员时同等条件下优先录取具有基层执业经验的全科医生。

第三节　全 科 医 疗

一、全科医疗的定义

全科医疗是指由全科医师所从事的医学实践活动。全科医疗在北美的一些国家和地区被称为家庭医疗(family practice);美国家庭医师学会(AAFP)1999年对家庭医疗(全科医疗)的定义是:"家庭医疗是一个对个人和家庭提供持续性与综合性卫生保健的医学专业。它是一个整合了生物医学、临床医学与行为科学的宽广专业。家庭医疗的范围涵盖了所有年龄、性别,每一种器官系统以及各类疾病实体。"

它具备两个整合:一是整合生物医学、行为科学和社会科学的最新研究成果而发展起来的一种新型的基层医疗模式;二是整合了内、外、妇、儿等各临床专科的医疗服务,具有"通科"的特点。全科医疗又是一种以个人为中心、家庭为单位、社区为范围的连续性、综合性、整体性、个体化、人性化和防治保康教计(预防、治疗、保健、康复、健康教育、计划生育)一体化的医疗保健服务,能满足患者及其家庭的完整需要,是医疗保健系统的基础和"门户"。

二、全科医疗的基本特征

要比较完整地理解全科医疗中的"全"字,至少要包括5个方面:①主动服务于社区的全体居民;②整合内、外、妇、儿等各种临床专科的服务;③开展生物 - 心理 - 社会服务模式的照顾;④兼顾个人、家庭和社区;⑤防治保康教计(预防、治疗、保健、康复、健康教育、计划生育)一体化服务。

全科医疗的基本特征主要包括以下几个方面。

（一）是一种基层医疗服务

目前,世界比较公认的理想的医疗保健体系应该由3个不同级别的医疗机构组成，而且在医疗服务上分工明确，各负其责，互补互利，相互合作（图2-2）。理想的医疗保健体系的底部为以社区为基础的基层医疗服务机构，中间为二级专科医院，顶部为三级综合医院。全科医疗处在三级医疗保健体系中的最底层，是一种以门诊为主体的第一线医疗照顾，即公众为解决其健康问题寻求医疗卫生服务时最先接触、最经常利用的医疗保健部门提供的专业服务，也称为"首诊服务"（first contact service）。我们必须认识到，首诊诊治的复杂程度和难度要比后续诊治大。因为，任何疾病的发生、发展都要有一个时限，逐渐地显示出来。所以，在初期接触患者时，不论是有关疾病的资料，还是应该表现出的症状与体征都很不完整，此时要准确地作出判断绝非容易。其后，伴随时间的推移，资料不断完善，症状与体征逐渐出现，再进行疾病诊断当然要容易得多。这正是在第一线服务的全科医师面临的现实。从某种意义上来说，全科医师要比专科医师难。全科医师由于长期服务于相对固定的人群，熟悉服务对象的基本情况，因此，能迅速就其健康问题作出初步判断，解决社区80%的医疗保健问题。另外，有部分患者需要更专业的医疗服务，全科医师还能够合理安排转诊服务。

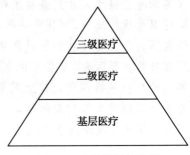

图2-2　理想的保健体系

　　基层医疗服务解决一般性健康问题，在提高健康水平的同时，也降低了医疗成本。正因为如此，全科医疗得以成为世界上大多数国家医疗保健的基础和医疗保险费用的"守门人"，使人们在追求改善全民健康状况的同时，能够提高医疗保健资源利用的成本效益。

　　（二）以生物 - 心理 - 社会医学模式为基础

　　全科医疗是依据生物 - 心理 - 社会医学模式，在卫生实践中实现生物医学、行为医学、社会医学等方面的整合，进而更全面地了解、认识、探索医学，观察解决人类的健康问题。全科医疗认为在实际医疗服务中，应从遗传、成熟及老化、致病因子暴露程度等生理因素，从人格特征、精神状态、行为和压力事件等心理因素，从家庭、社区经济文化背景、环境因素和医疗保健等社区因素综合去看待人的健康问题和疾病，并用相应手段去解决。在日常的全科医疗工作中，只有对心理、社会因素予以高度重视，才能更加全面地获取疾病相关资料，周密思考问题，制定出科学的医疗策略。

　　随着社会经济的变化，基层医疗服务中面临的精神问题和身心疾患日益增多，全科医师应经常使用各种心理测量量表、生活压力量表检查和评价患者的心理和社会问题，并全面了解协调其家庭和社会方面可能的支持力量，从整体上给予健康照顾。所以，全科医疗服务体现了生物 - 心理 - 社会医学模式的要求。

　　（三）以预防为导向的照顾

　　全科医疗着眼于服务对象整体健康的维护与促进，即由健康向疾病转化过程中予以早期预防；在疾病发生早期（无症状时）予以早期发现和诊断，实施对健康维护的"三早"。因此，其服务对象除了患者之外，还包括高危人群与健康人群，这也是全科医疗有别于临床专科医疗的最突出特点之一。全科医疗注重并实施从生到死的"生命周期健康维护"，即根据其服务对象不同的生命周期中可能存在的危险因素和健康问题，提供一级、二级、三级预防。

三级预防涉及医疗、康复、心理、行为、社会等多个领域，需要多学科协同分担完成。在三级预防的多项任务中，全科医师主要承担患者教育和咨询（日常临床诊疗活动中对患者及其家庭提供及时的个体化预防服务）、个案发现、筛查和周期性健康检查，与专科医疗配合，积极防治并发症，进行康复训练，提高患者的生活质量等。全科医师将预防性照顾作为常规工作，在全科诊疗过程中评估服务对象的各种危险因素，并提出有针对性的预防干预措施。

（四）以人为中心的照顾

全科医疗以人为主要研究对象，而不是以疾病为主要研究对象，重视人的个性、心理、背景在医疗中的作用。患者的尊严和权利必须得到尊重。患者具有主观能动性，会因为配合或不配合治疗而影响治疗的效果。对全科医师来说，每一个患者的问题都不同，因为每一个患者及其所处的环境不同，同一种疾病在不同患者身上也不同，同一种治疗方法对不同的患者可能产生不同的效果。

全科医师提供个性化的照顾，和患者建立良好的医患关系，从患者的角度来看问题；从整体生活质量的角度兼顾其生理、心理、社会和环境中各种影响健康的因素来考虑和解决问题。无论有无生理上的疾病，全科医师只有在接受患者的症状与体验时有机地开展个性化的干预措施和健康教育，才能提供个性化的服务和建议。同时在全科医疗服务中，全科医师视服务对象为重要合作伙伴，以个性化、人格化的服务调动患者的主动性，让服务对象积极参与健康维护和疾病控制的过程，从而达到良好的服务效果。

（五）以家庭为单位的照顾

这一原则是全科医疗区别于临床专科医疗的重要基础。医学与社会学研究表明，家庭与个人健康之间存在密切关系，健康的个人应该生活在一个健康的家庭之中，然而现代的紧张生活节奏使家庭遭受冲击，为了维护家庭及其成员的健康，全科医师走进家庭已成必然趋势。

家庭是一个完整的系统，家庭内部成员之间存在相互影响。一个家庭成员的健康问题不可避免地影响到家庭其他成员。如未就诊的妻子因"甲亢"症状表现易怒和暴躁等，使其丈夫本已控制的高血压变得难以控制。因此，出来看病的不一定是真正的患者，而只是受患病的家庭成员影响最深的人，真正的患者可能是家庭的其他成员或整个家庭成员。

个人与家庭之间存在相互作用。家庭可以通过遗传、社会化、环境和情感反应等途径影响个人的健康，个人的健康问题也可以影响家庭其他成员乃至整个家庭的结构与功能，当家庭因资源缺乏或沟通不良而导致功能失调，甚至陷入危机状态时，这种病态会危及家庭其他成员。

家庭是一个完整系统，有产生、发展和消亡的过程，也会"生病"发生问题。家庭问题往往不是个别成员的问题而是所有成员的共同问题，每个成员对家庭问题都有责任。家庭生活周期的不同阶段存在不同的重要事件和压力，家庭成员行使着不同的角色和责任，需要家庭成员妥善处理，若处理不当而产生危机，则可能对家庭成员的健康造成伤害。

家庭是解决个人健康问题的重要场所和可利用的有效资源。家庭为个人的健康和疾病恢复提供了有效的支持、适应、促进等多方面的资源。对全科医师来说，家庭

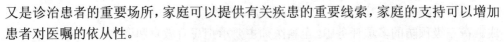

又是诊治患者的重要场所，家庭可以提供有关疾患的重要线索，家庭的支持可以增加患者对医嘱的依从性。

以家庭为单位是全科医师提高服务质量、扩大服务范围的有效保证。通过家庭调查，既有助于发现患者真实病史和真正病因，还能发现就诊者以外的真正患者、未及时就诊的早期患者、病态家庭等。这类问题的发现和相应的干预（如家庭咨询）效果显著，能增加群众对全科医师的信任度。

（六）以社区为范围的照顾

社区是以家庭为基础的历史共同体，是血缘共同体和地缘共同体的结合。我国社会学家费孝通给社区下的定义为：社区是若干社会群体聚集在某一地域里所形成的一个生活上相互关联的大集体。社区是一个"微观社会"，但它又具有自己的目的和规律。

全科医疗是立足于社区的卫生服务，其主要实施地点不是在医院病房，而是在社区卫生服务的场所，包括社区卫生服务中心、社区卫生服务站（诊所）、护理院、托老所、养老院、善终病院、患者家庭或单位等。服务于社区是全科医疗的基本宗旨。全科医疗以社区为基础的特征可概括为：将流行病学的理论和方法与临床技术相结合，研究确定社区健康问题的主要特征、社区参与、保证医疗与保健的可及性。主要体现在以下几个方面：

1. 把握社区居民健康问题及其背景　全科医师的服务对象是一个相对固定的人群。掌握这个人群的疾病谱和主要健康问题，熟悉其发生的特定经济文化社会背景，是全科医师加强服务的针对性和适宜性的前提。

2. 将个体与群体健康照顾融为一体　全科医师在服务于就诊患者时，应将其健康问题置于家庭和社区人群的大背景中，发现具有共性的社会因素，从而对个体问题提供更为有效的干预；并由此发现需要干预的群体问题，动用相应的资源协助其解决。

3. 合理充分地利用社区资源　全科医师应积极参与"健康社区"的建设和社区健康促进网络的发展，调动社区一切积极因素参与实现社区卫生服务的目标，从而为提供综合性、连续性、协调性照顾找到可利用的社区资源。

三、全科医疗和专科医疗的区别

1. 服务宗旨与责任上的区别　专科医疗和全科医疗负责健康与疾病发展的不同阶段。专科医疗负责疾病形成以后一段时期的诊治，其宗旨是根据科学对人体生命与疾病本质的深入研究来认识与对抗疾病。当遇到现代医学无法解释或解决的问题时，专科医疗就不得不宣布放弃其对患者的责任（即在某患者"无诊断可能性"或"无治疗价值"时让其出院或中止治疗）。在这种意义上，专科医师类似于"医学科学家"，其工作遵循"科学"的模式，其责任局限于医学科学认识与实践的范围，其最高价值是科学性，即充分体现了医学的科学性方面。由于专科医疗强调根除或治愈疾病，可将其称之为治愈医学（cure medicine）。

2. 服务内容与方式上的区别　专科医疗处于卫生服务系统的上层，所处理的多为少数患者生物医学上的重病或疑难问题，往往需要动用昂贵的医疗资源，其方式为各个不同专科的高新技术，专科医师是运用越来越复杂精密的仪器装置救治患者的技术权威，而患者是"听凭医师处置"的高技术手段的被动受体。

　　全科医疗处于卫生服务系统的基础部分，处理的多为常见健康问题，其利用最多的是社区和家庭的卫生资源，以低廉的成本维护大多数民众的健康，并干预各种无法被专科医疗治愈的慢性疾患及其导致的功能性问题。这些问题往往涉及服务对象的生活方式、社会角色与健康信念。全科医师的服务方式是通过团队合作进行"一体化"的全方位管理（这种管理的依据既包括现代医学各学科的新成果，又有多年积累的实践经验，还包括各种行之有效的传统医学手段；近年来通过流行病学研究，有逐渐将这些经验或手段规范化的趋势）。在全科医疗服务团队中，患者（个体或群体）应是医护人员得力的合作伙伴，是社区/家庭健康管理目标制订与实施的积极主体之一。

　　全科医疗和专科医疗的区别见表2-1。

表2-1　全科医疗与专科医疗的区别

特征	全科医疗	专科医疗
服务对象	相对稳定（1∶2 500～1∶2 000）	流动性强
服务内容	提供六位一体的综合服务	以专科特色医疗为主
服务重点	社区健康问题	专科疾病
服务层面	涉及生理、心理和社会各方面	限于部分系统、器官的临床疾患
服务单位	以家庭为单位，涵盖个人、社区	个人为主
服务手段	使用经济、适宜技术提供综合性服务	追求高新技术
服务责任	持续性，从生前到死后	非连续性

学习小结

1. 学习内容

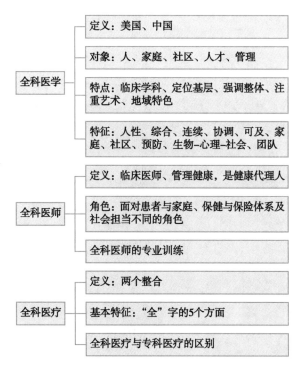

2. 学习方法　通过对全科医学和全科医疗的基本特征的理解和辨析、全科医师素质要求的了解、全科医疗的综合性和专科性双重性的辩证理解，达到对全科医学、全科医师和全科医疗的基本原则的全面掌握。

（梁永华）

复习思考题

1. 什么是全科医学？
2. 全科医学的基本特征是什么？
3. 要成为一名合格的全科医师需要具备哪些基本素质？
4. 全科医疗与专科医疗的区别有哪些？

第三章

中医全科医学

学习目的

　　通过对中医全科医学、中医全科医疗、中医全科医师等内容的学习,全面掌握中医全科医学的基本理论和原则及其产生的背景和意义。

学习要点

　　中医全科医学产生的背景和性质;中医全科医学的基本概念,中医全科医师应该具备的基本能力,中医全科医疗的基本特征与原则。

第一节　中医全科医学的定义与背景

一、中医全科医学产生的背景

　　新学科的产生可以是学科交叉融合分化而来,也可以是一个古老学科的再生和升华。在医学模式和卫生需求发生重大变革的背景下,中医全科医学作为一门新兴学科,既是中医学吸收其他学科最新成果的结晶,也是中医学适合基层卫生服务优势的回归和升华,是特定历史条件下的必然产物。中医全科医学的产生与发展主要与下列因素有关。

(一)疾病谱的改变

　　随着医学科技水平的提高,影响人类健康的各种传染病得到了有效控制,慢性疾病和意外伤害占据了疾病谱和死因谱的主要位置。各种慢性疾病有明显不同于急性传染病的特征,往往是终身性的,没有特异性根治方法,单纯的生物学方法常难取得理想效果。引起这些疾病的主要原因已不单是生物因素,而是生物、心理、社会等多种因素共同作用的结果。这些疾病的发生、发展乃至变化,与人们的生活方式、行为习惯等密切相关。因此,个人预防和家庭保健成为防治疾病的关键。中医学在治疗慢性疾病理论与实践方面具有明显的优势,疗效可靠,毒副作用小,费用相对低廉,特别是注重人体功能的整体调节,激发人体的抗病能力和康复能力,有利于对病因复杂的慢性疾病的综合治疗与康复。

（二）医学模式的转变

历史上曾经有过多种不同的医学模式，如古代的神灵主义医学模式、自然哲学医学模式、机械论医学模式、生物医学模式及生物 - 心理 - 社会医学模式。中医学的医学观与全科医学生物 - 心理 - 社会医学模式异曲同工。中医学认为疾病的发生与所处的环境和心理等因素密切相关，提出"天人合一""形神与俱"的理论。从医学模式层面比较中医学与全科医学之间的异同，可奠定中医全科医学的理论基础。

（三）医院模式的局限性

从某种意义上讲，医院是专科化医疗的产物，分工合作的诊疗方式和严格分科的特征成就了医院这种规模化的集中诊疗形态。医院的专科化服务已明显暴露出其内在的局限性和片面性。在服务范围上，覆盖面小；在服务内容上，以治疗疾病为主，忽视预防、保健和康复；服务时间局限，很少能提供连续性、可及性服务。中医院是效仿西医院建设而成的，这种规模化的集中诊疗形态事实上是由现代医学自身的诊疗特征决定的，并不完全适合中医发挥自身特色和优势，直接导致各类各级中医院的"西化"。中医自古都是以扎根基层的形式存在着，中医大夫往往就在家里为周围乡邻看病，发扬传统中医的基层服务优势，正是中医全科医学产生的历史机遇。

（四）医疗费用的高涨

近几十年来，高额的医疗费用，不仅使政府不堪重负，也直接导致公众不满的"看病难""看病贵"等问题的产生。重构医疗服务模式，强调卫生技术的适宜性，成为解决这些问题的关键。中医药有着"简、便、验、廉"的特点，充分发挥中医药特色，在降低医疗费用、减轻患者经济负担方面有着不可替代的作用。

（五）中医进社区的必然性

构建中医全科医学，推进中医进社区，一是探索中国特色卫生服务模式的要求，各国解决医疗卫生服务问题的实践表明，成功的基层卫生服务一定要结合本国国情；二是更好地发挥中医药特色和优势的要求，中医药在社区有着深厚的群众基础，中医药特色和优势能得到很好的凸显；三是建设基层中医发展机制的要求，传统的中医诊所可以在基层开业，中医医师可在基层执业，但这并不是基层中医存在的最佳模式，只有在坚持公益性原则的基础上，加强研究，创新机制，才能推动社区中医药服务走上制度化、规范化、长效化的轨道。

二、中医全科医学的定义

中医全科医学是以中医学为核心，结合全科医学的特点，融合其他学科的最新研究成果，而形成的一门具有独特的价值观和方法论的综合性的临床医学学科。其内容包括三方面：①深化中医学的特色和优势，如治未病、整体观念、辨证论治等；②移植全科医学的理论、方法和技术，如家庭、社区健康照顾观念的引入等；③构建具有中医特色的社区医疗卫生服务体系和中医学临床二级学科。

全科医学对于现代医学最大的贡献在于真正实现了医学模式的转变，建立起一种整体性的临床思维方式和原则。中医全科医学必须立足于保持中医学特色与优势的基础上，融合全科医学的思想及模式，创立集预防、治疗、保健、康复、健康教育、计划生育于一体的、具有中国特色的新型医学学科。

笔记

三、中医全科医学的性质

（一）是一门体现中医学全科特点的学科

现代中医学的发展片面强调医院模式，直接导致了中医学诊疗模式的"西化"倾向，抹杀了中医学的"全科"特点。由于过度强调学科的分化，中医药人才的培养也抛弃传统中医的教育特点而完全趋同于西医学，导致目前中医药人才整体水平下降，同时缺少针药结合的复合型社区适宜人才。中医全科医学有别于传统中医学，侧重于为中医学更好地在社区基层应用提供理论支撑、诊疗思维和服务方法。

作为一门新学科，中医全科医学主要具备以下 5 个要素：①基本观念。整体医学观，除"天人相应""形与神俱"等中医学极具特点的理念外，还要强调中医学在卫生服务过程中的整体观及中医学在医事管理中的整体观。②方法论。采用系统整体性方法，整合生物 - 心理 - 社会医学模式，把握"三因制宜"，注重患者及其健康问题的时空"背景"和"关系"。③中医全科医疗的原则和特征（详见本章第三节中医全科医疗的优势与特征）。④具体的服务方法。如以人为中心的中医健康照顾方法、以家庭为单位和社区为范围的服务方法、中医治未病的服务策略、中医服务团队建设、中医全科医师自我发展技巧、社区常见健康问题的中医药评估及照顾方法等。⑤服务内容。发挥中医"简、便、验、廉"的特点，为社区全体居民提供连续性、综合性、协调性、整体性、个性化和人性化的医疗保健服务。

（二）是一门综合性的医学学科

中医全科医学的综合性体现在很多方面，具体表现为中医学各临床学科的综合、中医学各种治疗手段的综合、中医学与西医学及其相关学科的综合，甚至是中医学与社会学、家庭学、经济学、管理学等非医学学科的综合。由于涉及众多学科，很容易使人产生误解，即中医全科医学是否属于中医学范畴。"以学统术"是中医学学术发展的基本思路，判定某一学科是否属于中医学的关键是看其是否受中医基础理论的指导，如穴位注射，虽然方法是西医学的、药物也是西医学的，但经络理论是中医的，那么穴位注射就是对中医治疗方法的丰富。同样，中医全科医学始终是在中医理论指导下的。中医学的整体观念、辨证论治、三因制宜、治未病等医学思想，同样是中医全科医学的精髓所在。因此，中医全科医学一定是以中医学为核心的医学。中医全科医学就是在整体医学观和系统整体性方法下对中医学的学术体系和服务模式的再构建，是对中医学学术的丰富和发展。

（三）是一门服务于基层的医学学科

推进初级卫生保健是实现人人享受卫生保健的核心策略。传统中医的诊疗活动，大多有着自己的诊疗区域，在基层扎根，服务特定的人群，采取登堂入室的行医方式。而现代中医学的发展受到了西医学"大医院"模式的深刻影响，片面强调学科分化，直接导致了传统中医乏人乏术。中医全科医学立足于基层医疗，长于把握人体、精神、社会、自然因素之间的相互作用和影响，以满足和实现社区卫生服务的个性化、人性化的需要。中医诊疗疾病简便易行实用，无需昂贵的设备、精密的仪器，且疗效明显，十分适宜在社区开展工作。

（四）是一门注重人文社会科学的医学学科

中医学从中国传统文化中汲取了丰富的营养，十分注重卫生服务中的医德修养和人文关怀。中医学认为"医乃仁术"。《素问·著至教论》曰："上知天文，下知地理，中知人事，可以长久，以教众庶，亦不疑殆。医道论篇，可传后世，可以为宝。"指出医者既要博学多才，更要重视医德。《大医精诚》中的思想更被视为行医必备之操守。中医全科医学发扬了中医学的这一特点，融入现代人文社会科学的新理念，在强调技术水平重要性的同时，更注重卫生服务艺术水平的重要性和必要性。

四、中医全科医学的目的

中医全科医学是一门综合性非常强的新兴医学学科，内容与其他学科有许多交叉重叠，因此在短时间内划清中医全科医学的学科界限是相当困难的，还需要进行更多的研究，逐步完善其学科体系。医学的最终目的是要理解患者、服务患者、满足患者的需要，提高人群的健康水平和生活质量，绝不是单纯的治疗疾病。

发展中医全科医学的目的包括以下三方面：①实现医学模式的转变。在医学模式上，中医学与全科医学在理念上有了更多共同的语言，为在更高层面上的中西医结合带来可能，也为中医走向世界提供了新途径。②丰富中医学理论和临床体系，将全科医学、行为科学和社会科学的理念及方法融入中医学，促进中医学学术水平的提高。③建立中医学服务基层的理想模式，使中医成为基层卫生保健的主流手段，发挥其解决各类常见健康问题的优势。从中医全科医学的目的来看，中医全科医学是在医学模式转变的大前提下，立足保持和发挥中医药特色优势，满足基层卫生保健服务中发展起来的。它的理论和方法不仅将对中医学的发展产生重大作用，也会对世界全科医学的发展产生积极影响。

第二节　中医全科医师的定位与作用

一、中医全科医师的定义

中医全科医师是接受过专门训练的新型医师，是中医全科医疗的主要协调者和执行者。他们所受的训练和经验使他们能从事内、外、妇、儿等科相对广泛领域的服务，对于社区居民，不论其性别、年龄或所发生的躯体、心理及社会问题的类型，均能以独特的中医药知识和技能为个人、家庭提供连续性和综合性的医疗保健服务。他们必要时应适度地利用其他全科、专科会诊或转诊，并通过中医文化的传播影响社区居民的健康观。他们应充分发挥中医在社区卫生服务中的优势，合理地使用中医药资源，最大限度地满足社区居民对中医的需求，将中医纳入医疗保健系统和健康保险体系中，承担"守门人"的角色。

对中医全科医师的认识应该注意几个问题：一是不要等同于类似坐堂医的传统中医医师，因坐堂医虽然也是中医医师存在的一种形式，但其不能完全适应中医在社区应用的新形势；二是不要等同于中西医结合医师，认为既懂中医又懂西医就是中医全科医师；三是不要将社区中医边缘化、技术化，认为只是在西医医师的基础上，掌握一点中医适宜技术即是中医全科医师，甚至把中医全科医学的优势与社区中医适宜技术的应用等同起来。

二、中医全科医师的素质要求

中医全科医师是掌握中医全科医学理论和思维,熟练运用中医全科医学知识和技能,为社区群众提供连续的、综合的、可及的中医药服务的新型医师;应该是有着自己的理念、知识、技能和态度的高素质医师。

（一）良好的人文素养

全科医学以人为中心的照顾原则,要求全科医师必须具有对人类和社会生活的长久兴趣,具有服务于社区人群,与人相互交流、相互理解的强烈愿望。因此,全科医学和社区医疗对全科医师的医德和医患沟通能力提出了更高的要求。

（二）出色的管理能力

对管理能力的要求是中医全科医师与传统中医医师的区别之一。中医全科医师的工作不单纯是医疗,还涉及患者管理、家庭管理、社区健康管理及社区卫生服务团队管理。出色的管理能力是中医在社区发挥效用的保障。因而,中医全科医师必须有自信心、自控力和决断力,敢于并善于独立承担责任、控制局面,具有协调意识、合作精神和足够的灵活性、包容性,与各方面保持良好的关系,从而成为团队的核心之一。

（三）执着的科学精神和自我发展能力

由于中医全科医师工作相对独立,服务人群相对固定,中医学术流派众多,容易导致知识陈旧或技术的不恰当运用。为保持与改善基层医疗质量,科学精神和自我发展能力是中医全科医师必须具备的素质之一。

三、中医全科医师的角色

中医全科医师的工作是将中医药综合运用到医疗、预防、康复、保健、健康教育等多方面,需动用和协调社区内外医疗和非医疗资源。因而,在实际工作中,中医全科医师担当了多重角色。除了与普通全科医师相同的角色,如医师、教育者、协调者、守门人等外,还必须具备中医药的特色。

（一）综合运用中医理论和技能为社区居民解决健康问题的服务者

中医全科医师的知识和技能结构是综合性的,需运用所特有的中医理论和多样中医适宜技术,为社区居民解决健康问题。中医全科医师生活在社区中,和居民个人及家庭建立亲密无间的关系,真正实现中医药在预防、治疗、保健、康复、健康教育等方面的服务效用。

（二）指导中医进社区,发挥社区中医应用的综合效益的管理者

中医全科医师作为中医进社区的核心人物,与传统中医医师的区别在于他不仅是一个服务者,而且也是一个管理者。其管理职能至少体现在:①服务不再局限于个人,而是延伸至家庭和社区,做好人、财、物管理,发挥中医药应用的最大效益;②协调好社区卫生服务团队、医患之间及社区各方关系,包括中医药和其他医学的关系;③协助建立和管理具有中医药特色的社区健康网络,运用各类健康档案资料做好健康监测和统计工作。

（三）传统中医知识、技能的继承者

传统中医药面临乏人乏术的困境,其根本原因是中医丧失了人才培养和学术发展的客观环境。社区卫生服务机构,与社区居民有着相对固定的卫生服务契约关系,

且各类中药品种齐全，符合传统中医"前医后厂"的服务模式；中医全科医师既通医道，又明药理、辨脉诊病、针灸推拿、加工炮制，做到了"医知药情，药知医用"。同时也有利于传统中医师带徒人才培养方式的复兴。因此，中医全科医师将成为传统中医药知识和技能的最佳继承者。

（四）中医文化的传播者

中医文化的传播是中医复兴的重要途径。中医知识的传播速度决定了中医对社区居民健康的影响力，也决定了中医事业发展的速度。中医全科医师与社区和家庭之间有着亲密无间的关系，能够广泛地参与社区和家庭的活动，利用各种宣传手段随时随地传播中医文化。

四、中医全科医师应具备的知识和能力

（一）中医全科医师的知识结构

中医全科医师肩负着传承中医药的使命，其特殊的工作环境、利用资源、地位、角色和作用，决定了其知识和能力结构应具备实用性、针对性、适应性和整体性的特征。中医全科医师的知识结构包括以下几个方面。

1. 中医学知识　包括中医基础理论、中医临床各科的知识；中医社区适宜技术的知识；传统中医文化知识，包括中医哲学思想、价值理念、文化功能、人文精神，等等。

2. 全科医学知识　包括全科医学理论与方法、社区常见健康问题照顾技巧。

3. 西医学知识　基础医学和临床医学知识，结合社区卫生服务实践，以够用为度。

4. 与以人为中心有关的各学科知识　掌握并能整合心理学、社会学、家庭学、伦理学、人际交往等学科理论中能用于理解患者、服务患者的知识。

5. 与服务体系相关的知识　如医疗服务体系利用、医疗管理、团队合作等。

6. 与职业价值观形成相关的知识　如服务诊疗的态度、价值观、职业责任感等。

（二）中医全科医师应具备的能力

中医全科医师履行工作职责，应具备以下几方面的能力。

1. 社区中医药的应用能力　熟练运用中医全科医疗的基本原则与方法，解决社区常见健康问题，将中医药应用到社区卫生服务的预防、治疗、保健、康复、健康教育等各方面。

2. 西医学的诊治能力　熟练运用西医学的基本治疗技术开展社区常见疾病、疾患相关咨询和治疗服务；能对急症及时开展院前急救，准确把握会诊和转诊时机。

3. 人际交往的能力　中医全科医师是社区居民的朋友，可以协调多种关系、充分利用家庭、社区、社会和专科医院的资源，为患者及其家庭提供协调性、综合性、连续性的中医药保健服务。

4. 经营和管理的能力　具有分析市场需要、推销自己的服务、参与市场竞争的能力；具有规范建立、合理使用和管理健康档案的能力；有能力进行目标管理、质量管理及人事、设备、药品财务管理；能妥善处理遇到的社会和伦理学问题，如保守患者秘密、尊重患者隐私；熟悉相关的法律、法规，能正确做好医疗纠纷的防范和处理。

5. 学习与自我发展的能力　能树立终生学习的观念，掌握有效的学习方法；能积极地参与中医药科研和教学；能始终保持对中医事业的兴趣和热情，保持对患者的爱心和同情心。

第三节　中医全科医疗的优势与特征

中医全科医疗是在城市社区和农村基层发挥中医应有作用的重要模式,是扩大中医服务层面、发扬中医服务优势的重要途径。

一、中医全科医疗的定义

中医全科医疗是在中医学和全科医学的基本理论指导下,整合多学科领域的知识和技能,发挥中医学在基层卫生服务中的特色和优势,解决社区常见健康问题的一种医疗服务。

二、中医全科医疗的基本特征

(一)是一种基层医疗服务

世界上公认的理想的医疗保健体系,应该由 3 个不同级别的医疗机构组成,而且在医疗服务上分工明确,各负其责,互补互利,相互合作。同样,中医的医疗机构也必须合理分级定位 . 理想的中医医疗保健体系应该由以社区为基础的基层医疗服务机构、中间的二级专科医院、顶部的三级综合医院共同组成。其中,三级综合医院应该是中西医并用,科研医疗并重,致力于用现代科学研究中医,突出用中医方法解决疑难危重症。二级专科医院则突出中医特色专科,发挥中医在某些疾病上的治疗优势。基层医疗覆盖面大,能够解决社区居民 80%~90% 的健康问题,中医理应融入其中,成为社区居民解决健康问题时最先接触、最常利用的卫生服务手段之一。

(二)是以门诊为主体的服务

中医全科医疗的主要工作场所是在社区卫生服务机构的门诊。中医自古就有"坐堂"行医的传统方式,所以主动服务于社区和家庭是传统中医诊疗活动的特色。从某种意义上讲,古代名医大都是社区医师,而社区医疗所具备的患者情况熟知、便于疗效观察的特点,也使社区成为培养中医名家的场所。中医全科医疗将成为中医进入我国基层卫生服务和医疗保险两种体系的基础,发挥其"守门人"的作用。

(三)是一种新型的医疗服务模式

中医全科医疗不同于以医院为主体的现代中医卫生服务模式,也不是传统中医门诊或坐堂服务模式的翻版,而是对中医诊疗服务模式的丰富和发展。现代中医发展过程中,片面强调大医院模式,中医在基层卫生保健中的作用得不到应有的重视,中医学的"全科"特色消失殆尽。中医全科医疗整合现代全科医疗的先进理念,如面向家庭、立足社区、团队服务等,在整体观念和辨证论治的指导下,进一步丰富中医学的价值观和方法论,在全科医疗保健体系中所扮演的角色是其他任何医疗服务所不能替代的。

(四)是综合性的中医医疗服务

中医全科医疗除了预防、治疗、保健、康复、健康教育等内容外,综合性服务还体现在集医、针、药等各种方法为一体。中医学除有药物的内服、外用外,还有针刺、艾灸、按摩、推拿、正骨、食疗等多种预防治疗手段。唐代医家孙思邈认为:"若针而不灸,灸而不针,皆非良医也;针灸不药,药不针灸,尤非良医也。"显然把是否同时精通

笔记

针和药作为评判医师优劣的一个标准。

（五）是中国特色的全科医疗

本土化是全科医学发展的必然途径和重要特点，这就要求我们必须建设有我国特色的全科医学体系。中医学是我国卫生服务体系中最具优势和潜力的资源之一，把两千多年来长盛不衰且被人民群众广泛认可的中医学融入社区卫生服务体系中，无疑是具有中国特色的全科医疗最为重要的内容。

三、中医全科医疗的原则

（一）以人为根本

以人为根本既是中医学，也是中医全科医学的原则之一。因此，中医全科医疗要求时时处处以人为本，常怀悲悯仁爱之心，无论长幼贫富、远近亲疏，以关爱健康、解除疾苦为宗旨。不仅关注人所患的病，更要关注患病的"人"，在整体观念指导下，因人、因时、因地制宜地开展保健养生、防病治病工作，努力做到"手中有术，眼中有人"。

（二）以预防为导向

《素问·四气调神大论》说："是故圣人不治已病治未病，不治已乱治未乱，此之谓也。""治未病"思想不但体现了以预防为导向的原则，也是医学的最高境界。中医全科医师工作在基层一线，担负长期健康照顾的责任，把工作的重心向未病防病推移，可以更好地保障健康，预防疾病。

（三）强调三因制宜

由于天时气候、地域环境和人的性别、年龄、体质、生活习惯等因素的不同，疾病的发生、发展、变化、转归也有所不同。中医全科医疗秉持中医学的三因制宜治则和全科医学以人为中心、以家庭为单位、以社区为范围的服务模式，强调应当针对不同的因素，因时、因地、因人制宜地防治疾病。

（四）注重医患关系

中医学属于人文主导型医学，敬畏生命，强调医疗活动以患者而不是以疾病为中心，始终贯穿尊重患者、关怀患者的思想，从而形成了"医乃仁术"的准则。因此，中医的诊治过程极其重视患者的主观感受，注重与患者及家属的信息交流。这种沟通和交流主观上是中医诊治疾病的需要，客观上更使患者和家属有如沐春风的感觉。《素问·汤液醪醴论》就指出："病为本，工为标，标本不得，邪气不服。"在中医全科医疗中，我们理当更好地弘扬这一传统，加强医患间的交流与沟通，达到最佳的服务效果。

（五）连续、综合、协调

中医全科医疗的健康维护是一个长期的过程。在人体生、长、壮、老、已的不同阶段，人们有各种各样的健康问题需要得到全面持续的照顾。社区中医药卫生服务包含医疗、预防、保健、康复、健康教育与健康促进、计划生育等诸多综合服务形式。中医全科医师善于调动各种资源，协调与健康相关的各种服务，是全科医师开展健康照顾必须坚持的原则。

（六）兼通并蓄多技

中医学历来重视临床各科的兼通。春秋战国时期的名医扁鹊，过邯郸，听说越人贵妇人，即为带下医；到洛阳，听说周人爱老人，即为耳目痹医；到咸阳，听说秦人爱小儿，即为小儿医。清代医家徐大椿更明确指出，凡学医者要以"通科"为目标。所以立足于基层社区的中医全科医师应兼通并蓄，无论妇孺长幼，服务百姓大众。在此基础上，中医全科医师还应当重视医疗技术的全面掌握，药石并举，针灸并用。

（七）立足社区服务

中医全科医疗以社区为平台，开展社区卫生服务。这包含两个方面的意义：第一，以一定区域的人群为基础，以该人群的卫生需求为导向，全科医疗服务内容与形式都应适合当地人群的需求；第二，把社区作为全科医学服务的一个特定对象，将社区居民的个体健康和群体健康照顾紧密结合、互相促进。

（八）健全健康档案

健康档案是卫生保健服务的重要工具。完整而系统的健康档案，还可以帮助全科医师回顾、积累、总结临床经验，评价服务工作的质量、水平及效果，不断发展自我，并可作为医师团队继续教育的重要资源，以及政府及医疗管理机构卫生信息的主要来源。

（九）加强健康教育

健康教育是全科医疗的重要内容之一，通过各种有组织、有计划的教育活动，帮助个体和群体掌握卫生保健知识，树立健康观念，自觉地采纳有利于健康的行为和生活方式，消除或控制健康危险因素，从而达到预防疾病、维护健康、提高生活质量的目的。中医全科医师应努力发挥养生保健的优势与特色，将中医顺应自然、调摄情志、谨和五味、保养形体、房事有节、慎避外邪等养生观，以及精神调摄、药膳食疗、运动功法、四季养生等摄生保健方法传授于居民，改变各种对健康不利的观念、行为及生活方式，从而达到保障与促进健康的目的。

学习小结

1. 学习内容

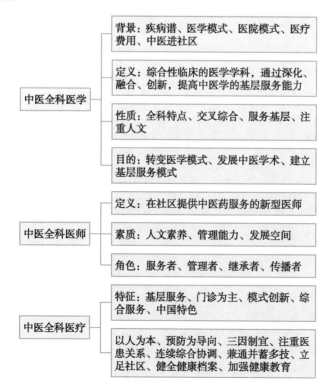

2. **学习方法**　通过与现代全科医学概念的学习比较,结合中医学的全科特色及优势,深刻领会中医全科医学产生的必要性,把握其现实意义和发展前景。

(谢　芳)

复习思考题

1.中医学是全科医学吗?

2.为什么说中医全科医师是一种新型医师?

3.中医全科医疗的优势与特征有哪些?

第四章

中医全科医疗的服务模式

学习目的

    通过对中医全科医疗的诊疗思维模式、因人制宜的个体化诊疗方法、以家庭为单位的中医药服务、以社区为范围的健康照顾的学习与掌握，运用系统思维、逻辑思维和辩证思维的思维方式，因人制宜、围绕家庭的服务模式，以社区为中心制订"社区计划"，达到维护和促进健康、防控和消除疾病的目的。

学习要点

    中医全科医疗的诊疗思维模式的基本特征及方法；以患者为中心的因人制宜的中医全科医疗服务的评价和照顾方法；以家庭为单位的中医全科医疗服务的评价和照顾方法；社区常见的健康问题、社区诊断的过程及"社区计划"的制订方法。

    中医全科医疗根植于基层，立足社区，面向大众，服务于社区居民及家庭，以整体观念为主导思想，辨证论治为诊治特点，将生物 - 心理 - 社会医学模式运用于临床实践，采取因人制宜、围绕家庭、服务社区的服务模式，建立以人为中心、以家庭为单位、以社区为基础，维护和促进整体健康为目标，提供长期负责式照顾，亲和、持续、便捷的综合性医疗卫生服务体系。

第一节　中医全科医疗的诊疗思维模式

    临床思维，是指对疾病现象进行调查研究、分析综合、推理判断和决策过程中的一系列思维活动，是将疾病的一般规律应用到判断特定个体所患疾病的思维方法，由此而认识疾病、判断鉴别、作出决策的一种逻辑推理过程。中医全科医疗的诊疗思维模式是在全科医疗中，对临床具体问题进行分析与综合、归纳与演绎、对比、概括、推理、判断等，在此基础上建立起评价与照顾的思维方法，具体包括以患者为中心的整体照顾模式、以问题为向导的系统思维模式、以证据为基础的辩证思维模式。

一、以患者为中心的整体照顾模式

    人体是一个由系统、器官、组织、细胞和生物大分子等多层次结构组成的有机整体，构成人体的各个部分之间，结构上不可分割，功能上相互协调、相互为用，病理上

笔记

相互影响。环境包括了自然环境和社会环境。人生活在自然和社会环境中，人体的生理功能和病理变化，必然受到家庭、社区、社会、国家等社会条件和自然生态环境的影响。人体通过与周围环境的相互作用和系统内部的调控能力来维持健康状态。因而，要求全科医师在观察、分析和处理健康和疾病问题时，必须以人为中心，注重人体自身的完整性及人与自然、社会环境之间的统一性和联系性。在生物-心理-社会医学模式的指导下，从维护患者利益的立场出发，运用综合性、系统性思维方法进行分析，对疾病与健康问题作出生物、心理、社会的综合评价与临床决策，以期为个人、家庭与社区提供全面、连续性和多学科的整体性照顾，这也是以患者为中心的临床诊疗的基本模式。

整体思维是在中医整体观的基础上形成的。中医全科医疗在研究人体正常生命活动和疾病变化时，既注重观察微观的人体局部解剖组织结构，又重视人体内在脏腑器官的功能及脏腑组织器官之间的整体联系，关注宏观的外界环境与人体之间的和谐统一，构建了整体和局部结合、实体和关系结合、理性与直觉结合的以患者为中心的整体照顾的诊疗思维模式。

（一）整体和局部结合的诊疗思维

在生物医学模式中，专科医学强化了对人体局部组织结构、细胞学和分子生物学研究，发现了细菌、病毒、支原体等致病因子。这些科学事实使人们对健康与疾病有了更为客观的理解，但在临床上并不能完全解释人体复杂的生理病理变化。人们认识到人具有社会属性，人体的健康或疾病与社会文化、周围环境和自身心理状态等因素息息相关，而这些因素可诱使许多疾病的发生与发展。因此，在全科诊疗过程中，要全面考虑在症状的背后揭示出潜在的心理、社会、文化问题，要联系家庭、社区诊断，用多维的整体和局部结合的诊疗思维方式去观察和解决健康和疾病问题。

中医全科医疗临床思维注重整体方法的研究，认为构成人体的各个局部出现的变化都与整体功能有关，研究人体的生理活动和病理变化，乃至疾病的诊断、预防和治疗等方面，都把人体放在环境中去考察，进而形成了天人一体的整体诊疗思维方式。如面部、耳、舌、寸口、足掌面等，是人体生命信息的表达部位，都可反映整体生命活动的情况。在诊断中，诊察这些局部部位的变化，如色泽、压痛、舌质舌苔和脉象的变化，可测知内在脏腑的不同性质和不同层次的病变。在治疗策略上，除了针对局部健康问题进行调整外，还要注重整体层次的调整。如中医针灸学中的足部疗法，提出"从阴引阳，从阳引阴"和"病在上者下取之，病在下者上取之"等治法，既注重整体调整，又是整体和局部结合的诊疗思维的具体体现。

（二）实体和关系结合的诊疗思维

人体脏腑形体官窍的某些功能，虽然通过分析脏腑形体官窍的形态结构可以认识，但复杂的生命活动，脏腑之间的功能联系，仅靠分析其形态结构是难以认识的。因为人体并非系统、组织、器官构成的简单相加，只有深入地研究各系统、组织、器官间的相互联系和相互作用，分析机体、心理、社会三方面之间的内在联系和相互作用的机制，才能深入、完整地理解人体及其功能。

基于整体观，全科医师在整体治疗方案的选择和制订时，既要考虑治疗疾病的需要，又要考虑患者及其家属的需求，耐心听取患者及其家属的参与意见；既要考虑对健康问题的干预效果，又要总体评价患者心身状态和生活质量。处理好症状缓解与疾病治愈的关系、躯体症状与心理负担的关系、短时效应与长远效应的关系、治疗结果与经济承受力的关系、治疗方法与社区条件的关系、患者需求与社会现状的关系，运用实体和关系结合的诊疗思维，为患者提供连续、全方位的整体照顾。

（三）理性与直觉结合的诊疗思维

中医全科医疗中，对于健康问题的评价，常用的思维方法有模型辨认法、穷尽推理或归纳法、假设与演绎法和流程图临床推理法。

从病史的收集与分析入手，进行模型辨认，或穷尽推理，或归纳演绎，形成假设，将这些假设按照疾病的发生率、严重程度和可治疗性来排列优先顺序，向患者提问来检验假设，根据病史与问诊所获得的信息有针对性地进行查体或实验室检查或辅助检查项目，进而对依据症状、体征和病史所提出的假说逐一进行确认或排除，并请患者按时接受随访，以验证或修正诊断。按诊断目的与性质分为：①病因学诊断；②病理解剖学诊断；③病理生理学诊断；④疾病的分型与分期诊断；⑤并发症诊断；⑥伴发疾病诊断；⑦临时诊断，如腹痛待查；⑧家庭诊断；⑨社会、心理问题诊断；⑩联合使用前面数种诊断的综合诊断。这是理性与直觉结合诊疗思维的具体体现。

二、以问题为导向的系统思维模式

系统思维方法把系统的观点用于分析和综合事物，把思维对象当作多方面联系、多要素构成的动态整体来研究，进而对思维对象之间及其与内外环境之间的作用与联系进行全面把握和综合分析，从整体上正确认识问题，合理地处理问题。中医全科医疗的诊疗模式更强调关注患者的主诉、常见症状、体征、诊断性试验检查结果，以及与患者的疾病和健康有关的心理、行为、社会、经济、文化等方面的问题，采取以问题为导向的系统思维模式，利用以问题为导向的健康档案记录，有效地评价与照顾健康问题。

（一）以评价为手段的溯因思维

评价就是将个人的健康问题根据一定的条件或标准划分到相应的范畴之中。对于全科医师来说，评价的内涵已不再停留在疾病范畴的划分上，而是扩展到健康问题性质或类型的鉴别上。因此，诊断策略不仅注重临床资料的预测价值，标识危险问题，而且还应关注患者的完整背景和生活问题，对健康问题鉴别分类。

1. 标识危险问题　危险问题标识是在疾病鉴别诊断时，根据一定的症状、主诉、病史和其他临床线索判断患者有无重要危险问题的一种很有效的方法，由此决定追加何种必要的检查进行鉴别诊断。对全科医师来说，判断是否为急症的能力要比处理急症的能力更为重要。因为不论疾病如何复杂，只要不是急症，就可以从容地进行处理。如果是急症，则要求全科医师及时作出准确判断，进行适当的处理之后，立即转诊。从全科医师的工作性质出发，绝大多数的急症，特别是外科急症，必须转诊，因为即使全科医师有进行外科手术的能力，在家庭治疗条件下，也难以开展手术治疗。（图4-1）

在鉴别诊断时如何避免丢掉重要的、有可能威胁患者生命的问题呢？可以用一种简便易行的"VINDICATE"鉴别诊断法来排除威胁患者生命的疾病，即按照病理学的分类方法将全部疾病分为9组，进行鉴别时以成组疾病纳入或排除来思考问题。"VINDICATE"就是按血管疾病（vascular disease）、炎症（inflammatory disease）、赘生物/肿瘤（neoplasm）、退行性变（degenerative, deficiency）、中毒（intoxication）、先天性疾病（congenital disease）、自身免疫病（autoimmune disease）、创伤（trauma）、内分泌/

代谢性疾病（endocrine disease）这9组疾病名的英文字头拼写而成的。

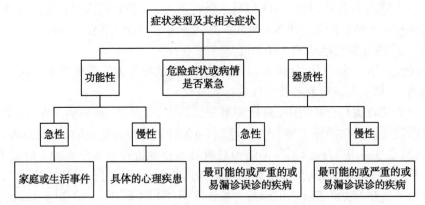

图 4-1 临床症状的诊断鉴别分类图

2. 问题鉴别分类 在社区医疗实践过程中，全科医师往往先采用集中思维，再采用发散思维，反复交替，最终达到完整地理解和解决患者的健康问题的目的。集中思维是指医师针对某一可能的诊断假设，搜集资料，来证实诊断假设思维方式。如采用封闭式问诊、针对性的实验室检查等，以疾病为中心，在分子、细胞、组织、器官、系统的水平上来对疾病的问题进行微观研究。发散思维是指医师从患者的角度出发，思考可能与患者有关的所有因素和关系，从而完整地理解患者及其问题。如采用开放式问诊、会谈、观察，以患者为中心，在个人、两个人、家庭、社区、社会和生态环境等水平上来考虑健康问题，以健康问题为中心，面对所有的人、贯穿各个生命周期、覆盖防治疾病，保护人民健康，从生物、心理、社会方面全方位提供服务。

全科医疗中临床常见的健康问题有：从症状入手的健康问题，从疾病入手的健康问题，从器官系统入手的健康问题，从行为科学和社会科学方面入手的健康问题，如吸烟、酗酒、毒品、家庭暴力、文化低与健康知识贫乏、营养不良、记忆力减退、避孕、早孕、儿童早期智力开发、计划免疫、难对付的患者、各种预防保健、各种健康教育等问题。对于这些健康问题，当人们尚未能掌握能进行明确诊断的证据或资料时，可对其进行分类。其基本思路是：①对问题进行初步定性；②进一步了解问题的成因和来龙去脉；③明确对问题采取进一步行动的基本思路和方向；④推测未经治疗的疾病预后；⑤进行鉴别诊断；⑥为对症治疗、试验性治疗方案的制订提供依据。

（二）以平和为目的的决策思维

平和的内涵包括平衡与和谐两层意思。平衡，指不偏不倚，无太过、无不及的状态；和谐，是对一切有内在联系的事物进行协调，使之达到和谐状态的过程。中国古代称"中庸""中行""中道"，是哲学中重要的思维方式。这种平衡与和谐的思想也贯穿在中医临床诊疗思维中。《素问·生气通天论》谓："阴平阳秘，精神乃治。"人体的相对平衡协调意味着健康，若体内的平衡失调，则人体由生理状态转为病理状态。针对健康问题发展过程中出现的平衡失调，中医学对于疾病的治疗，在于纠正失"平和"的无序状态，"损其有余，补其不足"，使其达到"平和"有序。

全科医师解决社区常见健康问题时，服务目标已不仅仅是缓解症状或治愈疾病，还包括预防疾病、满足患者的需要。中医全科医疗以"平和"为目的的治疗目标包括治愈疾病，预防疾病复发，限制结构或功能创伤的继续发展，预防并发症的发生，缓解现有的症状,维护患者的尊严,改善患者的生命质量,让患者舒适而有尊严地死亡等方面。因此,全科医师解决患者的健康问题时需采取综合性的干预措施,而整体干预方案的选择和制订,要从生物、心理、社会不同层面,个人、家庭、社区不同角度处理好以下几种关系:症状缓解与疾病治愈的关系、躯体症状与心理负担的关系、短时效应与长远效应的关系、治疗结果与经济承受力的关系、治疗方法与社区条件的关系、患者需求与社会现状的关系。并根据健康问题的性质,正确地作出治疗决定,如治愈性治疗、诊断性治疗、姑息性治疗、预防性治疗、对症治疗、支持性疗法、康复性治疗、转诊、临终关怀照顾等临床治疗策略。

三、以证据为基础的辩证思维模式

为了使中医全科临床诊断与治疗决策更接近于事物的本质,体现全面、连续、综合、协调的整体服务,需采用以证据为基础的辩证思维模式认识临床规律,以期有效处理健康问题的现象与本质、器质性与功能性、一元与多元、常见与少见、全身与局部、典型与非典型、良性与恶性、动与静、诊断与治疗、患者与疾病的辩证关系,从而达到人体整体功能动态平衡。

（一）中医全科诊疗思维的辩证原则

辩证思维是指以变化发展视角认识事物的思维方式,是客观辩证法在思维中的运用。中医全科医疗辩证思维模式要求观察问题和分析问题时,运用对立统一思维法、质量互变思维法和否定之否定思维法,以联系、发展、动态的观点观察问题。在临床诊断过程中,应遵循以下6个原则:

1．坚持实事求是的原则,力求减少误诊。

2．诊断时采用"一元论"原则,尽量用一个疾病去解释多种临床表现。

3．先考虑常见病、多发病,以及当地流行的传染病、地方病,用发病率和疾病谱观点选择诊断法则。

4．先考虑器质性疾病、后考虑功能性疾病的原则,以免延误疾病的治疗时机。

5．首先考虑可治性疾病的原则,在没有完全确诊为不可治疾病以前,先考虑可治性疾病,尽可能减少贻误治疗的可能。

6．简化思维程序的原则,抓住关键的问题和特征,在最小范围内选择最大可能的诊断,给患者提供最及时的处理。

在辩证处理临床诊断时,为避免误诊、漏诊,按照唯物辩证法的要求,一定要力求避免先入为主、自圆其说的主观性思维;避免抓住一点、不及其余的片面性思维;避免只见树木、不见森林的表现性思维;避免固守初见、一成不变的静止性思维;避免套用模式、僵化处理的习惯性思维;避免过分夸大和依赖仪器的唯仪器论性思维方法。

（二）中医全科诊疗流程的逻辑方法

在中医全科医疗的诊疗思维原则指导下,基于形式逻辑思维方法,在分析采集的病史与生物 - 心理 - 社会资料时,要求思维前后连贯,不能既肯定它,又否定它,作出自相矛盾的判断。在模型辨认、归纳演绎、建立与检验诊断假说时,对同一对象所作的判断,不能在推理的过程中偷换或混淆概念和判断。在明确处理目标与方案时,要判断证据的真假或临床可供选择的诊疗方案优劣,决策和执行方案不能模棱两可或模糊不清。中医全科医疗的基本诊疗流程图如图4-2、图4-3所示。

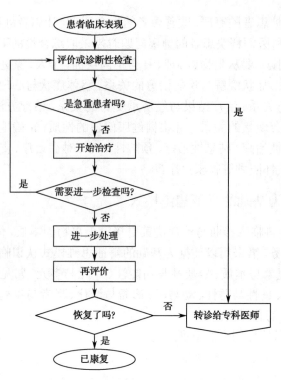

图 4-2　全科医疗临床诊疗流程图

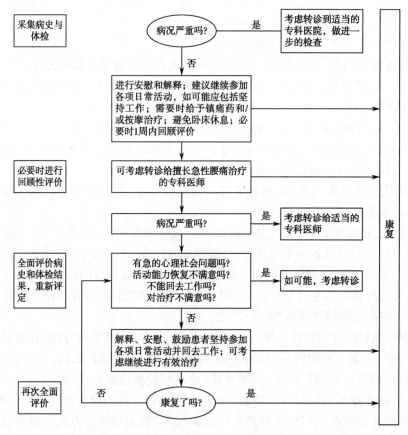

图 4-3　急性腰痛的管理流程图

四、循证医学方法在全科医疗中的应用

循证医学,是以证据为基础的医学,慎重、准确和明智地应用当前所获得的最佳研究依据,结合医师个人的临床经验与专业技能,考虑患者的愿望与具体临床情况,进而为患者作出诊治决策。最有意义的临床依据取决于患者的疾病状态,为治疗患者的各种疾病,应对患者的治疗结果进行广泛的临床评估。循证医学将提供给医师可靠的临床依据,这些规范性的检查程序可以使医师明确何时需要进一步检查及治疗,何时该否定过去的治疗方案,并对患者每天治疗过程中出现的问题给予解答。

（一）实施循证医学的步骤（图 4-4）

1. 根据患者的实际情况提出需要解决的问题　临床医师必须准确地采集病史、查体及收集有关实验结果,占有可靠的一手资料,经过仔细分析论证后,方可准确地找出临床存在而需解决的疑难问题。

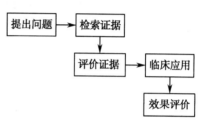

图 4-4　实施循证医学五步

2. 针对这些问题检索当前最好的证据　根据第一步提出的临床问题确定"关键词",应用电子检索系统和期刊检索系统,检索相关文献,从这些文献中找出与要解决的临床问题关系密切的资料作为证据。

3. 严格评价所收集的证据　应用临床流行病学及循证医学质量评价的标准,对收集的有关文献,从证据的真实性、可靠性、临床价值及其适用性方面作出具体评价,得出确切结论以指导临床决策。

4. 将收集的证据运用于临床实践　将经过严格评价的文献、从中获得真实可靠并有临床应用价值的最佳证据用于指导临床决策,服务于临床。

5. 评价这些临床实践的效果和效益　通过实践,提高临床学术水平和医疗质量,对成功或不成功的经验和教学,临床医师应进行具体分析和评价,以提高认识,促进学术水平和医疗质量的提高。

（二）证据的来源与分级

在实施循证医学过程中,根据相关资料提出问题,再通过各种途径收集证据进行评价。收集证据的途径有期刊,电子光盘检索;参考文献目录;与同事、专家、药厂联系获得的未发表的文献,如学术报告、会议论文、毕业论文等;电子数据库等。通过这些途径,可以将收集到的证据分为以下几种类型:研究原著;系统评价报告;实践指南;其他针对治疗指南的综合研究证据;专家意见。根据这些证据的真实性、可靠性及适用性,牛津循证医学中心将其分为 A、B、C、D 四个等级,可用于预防、诊断、预后、治疗和危害研究等领域的研究评价:A 级为具有一致性的、在不同群体中得到验证的随机对照临床研究、列队研究、全或无结论式研究;B 级为具有一致性的回顾性队列研究、前瞻性队列研究、生态性研究、结果研究、病例对照研究,或是 A 级证据的外推得出的结论;C 级为病例 - 对照试验级横断面试验、非随机对照试验;D 级为没有关键性评价的专家意见,或是基于基础医学研究得出的证据。

总的来说,指导临床决策的证据质量是由临床数据的质量以及这些数据的临床"导向性"综合确定的。通常各种临床治疗指南都是经过评价、得以肯定的最佳证据,

临床医师可以直接用来指导日常的实践。在使用证据之前，要考虑所获得的证据是否可以应用于自己的患者，以及他们的观念和期望。

（三）循证医学对全科医疗的影响

循证医学的目的，是弄清疾病的病因和发病危险因素的证据，为疾病诊断和预防提供最为可靠的依据，提高疾病的早期诊断率和治愈率，提高医学资源的利用率，精选临床检查和治疗方案，降低医患双方的医疗费用，使患者得到最合理的临床医疗服务。医师通过循证医学的方法，找到最佳证据，延长患者生命，并找到医治患者的最佳途径。全科医师在基层医疗保健工作中应用循证医学的方法，可以在医疗活动中充分利用所掌握的依据，提高医疗质量，为促进全科医学的快速综合发展和现有医疗模式的转变提供可靠的方法和理念。特别是在节省医疗资源的途径问题、促进医患关系的和谐问题、合理均衡医疗资源的问题、提供人性化服务的问题、提供整体与全方位综合性服务的问题等方面，循证医学为解决上述问题提供了新的方法和手段。

第二节　因人制宜的个体化诊疗方法

中医全科医疗保健服务，面向社区全体居民，包括健康人和患者。健康人是指在身体、精神、社区适应能力方面处于完好状态，而不仅是没有疾病或虚弱的人，它涉及人的躯体、心理和社会道德方面的整体健康。患者是指处于疾病、疾患、患病状态的人。疾病是在一定致病因素作用下，人体稳定有序的生命活动遭到破坏，出现功能代谢和形态结构的异常变化，存有生物学上的异常，从而表现为一系列临床症状和体征的生命过程。疾患是疾病前期机体的不适感，可表现出一定的症状和体征，也有可能仅仅是心理和社会方面的失调，主要依靠个体的自我感觉和判断，即机体的亚健康状态。患病是一种社会地位和状态，即被他人认可处于不健康的状态，如真正处于疾病、疾患状态的人，或因为某种原因"诈病"需要免除社会责任、需要休息或需要医护人员照顾的人。

中医全科医疗保健服务以整体性和个体化相结合为特征，采用以人为本、因人制宜的个体化诊疗方法，充分注重人的个体差异性，进行个体医疗设计，采取优化的、针对性的治疗干预措施，更具有效性和安全性。在个体化诊疗方案中，运用基本接诊技巧，全面分析症状、体征，系统地了解个人背景资料，分析患者的就医原因，理解患者的期望，尊重患者的需求，采用适宜技术，开展个体化、整体性服务，以期更有利于个人健康维护。

一、了解背景资料

中医全科医疗提出了"以人为中心，因人制宜"的服务理念，其核心内容就是理解患者、服务于患者、满足患者的合理需求，从而预防疾病，治疗疾病，保障健康。理解患者的基础是了解患者，而了解患者必须基于较完整的背景资料之上。而要全面地了解相关背景资料，就需要全科医师与患者建立起朋友式的医患关系，提供连续性服务，深入收集与积累，记录在健康档案中。由于全科医疗中遇到的大多是疾患或早期未分化的疾病，而且多受心理、社会等多因素的影响。所以，完整的背景包括个人背景、个人所在家庭的背景、家庭所处的社区背景以及社区的社会背景。

个人背景包括性别、年龄、民族、职业、婚姻状况、籍贯、爱好、文化修养、政治地位、经济状况、价值观念、宗教信仰、人际关系、社会支持网络、性格、气质、能力、抱负、潜意识矛盾、生活挫折、心理防御机制和社会适应状况等。

家庭背景主要包括家庭结构、家庭功能、家庭生活周期、家庭资源、家庭角色、家庭关系、家庭交往方式、地理位置、居家条件、主要生活方式等。

社区影响健康的因素包括社区的社会制度、政治和经济状况、种族、文化、习俗、宗教信仰，以及社区自然环境、社区资源、社区功能、社区服务网络、社区意识、社区关系、社区的影响力等。

中医全科医师要从宏观整体角度来观察个人健康问题的背景及个体所表现的特异性。例如，《黄帝内经》中详细描述了人的气质、行为、能力、体质和体型的分类特征及相互间关系，以及这些因素与疾病的发生、诊治的关系。在《灵枢·阴阳二十五人》中依据五行将人分为"五形人"（表 4-1）。就个性特征而言，"木形之人"的能力是"有才"，"火形之人"的性格是"多虑"，"土形之人"的价值观是"不喜权势"，"金形之人"的气质是"静悍"，"水形之人"的态度是"不敬畏"，侧重点各不相同，适应四季状况不同，因此"五形人"的求医行为也各不相同。

表 4-1 《灵枢·阴阳二十五人》五形人个性类型

分型	个性特征	适应四季状况
木形之人	有才,好劳心,少力,多忧劳于事	能春夏不能秋冬,感而病生
火形之人	疾心,轻财,少信,多虑,见事明	能春夏不能秋冬,秋冬感而病生
土形之人	安心,好利人,不喜权势,善附人	能秋冬不能春夏,春夏感而病生
金形之人	身清廉,急心,静悍,善为吏	能秋冬不能春夏,春夏感而病生
水形之人	不敬畏,善欺,戮死	能秋冬不能春夏,春夏感而病生

正如西医学之父希波克拉底所说："了解你的患者是什么样的人，比了解他们患了什么病更重要。"完整的背景，不仅有助于全科医师理解患者，更好地服务于患者，维护健康，而且还有助于分析患者的求医原因。

二、分析求医因素

《医学源流论》说："凡人之所苦，谓之病；所以致此病者，谓之因。"《三因极一病证方论》说："凡治病，先须识因；不知其因，病源无目。"患者就诊的原因不仅仅是疾病的严重性，更涉及患者对症状的理解以及功能障碍对患者的影响和意义。研究发现，出现症状后，30%～40% 的人不理会这些症状，30%～40% 的人会采取自我保健措施，10%～20% 的人会征询亲戚朋友的意见或寻求民俗治疗，仅 5%～20% 的人寻求专业性的医疗服务。从不同层次的医疗保健部门求医人群分析，人们产生就医行为的类型分为主动求医型和被动求医型。McWhinney 在《超越诊断》中描述了促使患者就诊的七大原因：①躯体方面的不适超过了忍受的限度；②心理上的焦虑达到了极限；③出现信号行为，如患者认为发现了一些可能与疾病有关的症状或体征等信息，希望与医师一起讨论或作出诊断；④出于管理上的原因，如就业前体检、病假条、医疗证明、民事纠纷等；⑤机会性就医，如患者仅仅因其他原因有机会接触医师，而顺便提及自己的某些症状，机会性就医常可以发现一些早期的疾病；⑥周期性健康检查或预防、保健的目的；⑦随访，如患者应医师的预约而就诊，主要为一些慢性疾病患者。由此可见，促使患者就诊的原因，除常见的生物学原因外，心理原因、社会原因也是其就诊原因。如果医师只注重生物学原因，忽略其他原因，施行的服务则缺乏针对性，也难以满足就诊者的需要。影响求医行为的因素主要源自患者的疾病因果观和健康信念模式，患者的多层次的需要，患病体验、痛苦感受等以及相关的家庭因素和社区因素对患者的影响。

（一）健康信念模式

健康信念模式是患者在其自定义健康概念的基础上反映出来的对自身健康的关心程度，主要涉及求医行为的价值和可能性。它存在两个主要影响因素，一是对疾病威胁的感受，包括疾病严重性及个人的易感性；二是对保健行为带来利益的认识。一般认为，某个特定疾病的威胁较大而采取求医行为所产生的效益很高，则个人就可能求医，以获取适当的预防或治疗等措施；反之，则可能不会求医。这两方面个体化的影响因素又会受到来自社会与自然等修正因素的影响，如年龄、性别、种族等人口学特性影响；人格、社会地位、同辈及相关团体压力等社会心理因素影响；医师、家人或同事的告诫及宣传媒介的诱导等他人行为的提示，以及以前与疾病的接触经验和获得的知识等建构因素影响。由此可见，健康信念模式与求医行为直接相关。珍惜健康的人常因轻微的症状而就诊，而忽视健康价值的人却往往延迟就诊，延误治疗时机。因此，全科医师应该了解患者对自身健康的关心程度，及其对有关疾病严重性和易感性等问题的认识程度。此外，健康信念模式还会影响患者对医嘱的顺从性，影响患者与医师的合作程度，同时也影响患者对疾病的焦虑程度和应对方式。

家庭成员中个人的健康信念模式可相互影响，如患者的求医行为常常受其配偶或父母的健康信念模式的影响。帮助患者建立正确的健康信念模式是维护个体健康的重要基础。应该让患者认识到，拥有健康是人生的最大财富，个人应该对自己的健康负责，珍惜和努力维护拥有的健康，并积极采取促进健康的措施。

中国传统文化蕴含着十分丰富的健康学思想。中华民族之所以能够在几千年的繁衍中生生不息，与儒家、道家、释家，抑或是中医独特的健康文化氛围是分不开的。儒家比较重视人类社会的健康、和谐、稳定的发展；道家孜孜以求的恬静淡泊、随心所欲的境界，是心理健康的重要标志，也正是道家对现代健康学的重要贡献；释家在阐述身体健康与心理健康的关系时指出，内心的宁静与寿命的长短有密切的关系，心灵越宁静，寿命也就越长；中医学则认为人体健康的标志为"阴平阳秘"，即阴气平顺，阳气固密，各脏腑组织之间，以及人的生命活动与外界环境之间维持相对的动态平衡，就可以进行正常的生理活动，而《黄帝内经》将此种健康状态的人称作"平人"。

从古至今，可以发现中国传统文化以及中医发病观对个人健康信念模式的构建产生了一定的影响，从而也影响了个人的求医行为。临床调查发现，有不少人在医院检查后尽管未发现疾病，但仍然认为个人存有健康问题，常常求助于中医，期望给予治疗。由此可见，在生物医学模式中，健康目标是由疾病或生理缺陷来确定的，诊断和健康目标十分相似，其治疗目标诸如治愈或缓解，而以患者为中心的医学模式和中医学却意识到健康的相对性，设定目标时必须衡量每一个患者的客观需要和主观愿望,以便清楚地制订切实可行的、特定的、医患双方都同意的健康目标,鼓励患者尝试达到其最佳健康状态的机会。

（二）疾病因果观

疾病因果观是指患者对自身疾病的因果看法,是患者解释自身健康问题的理论依据,受个人文化、家庭、宗教和社会背景等因素的影响。患者通过医师、朋友、家庭成员、书籍、网络等渠道收集信息,使自己具备了一定的医学保健知识,并能认识机体亚健康或患某些疾病的信号,根据个体性的疾病因果观,产生相应的求医动机与求医行为。如果个人认为自己的健康问题是由生物因素引起的,就会要求医师开具药物;如果个人认为自己的健康问题是由精神紧张引起的,就会要求医师提供解除精神紧张的方法;而如果个人认为自己的健康问题是由鬼神附体引起的,就会求助于巫医。不正确的疾病因果观,可能会导致患者过度求医、或拒绝求医等不良就医行为。

医师若不了解个人的疾病因果观,就无法正确认识个人求医的主要原因,无法正确理解个人陈述问题的方式以及症状的真实意义,也容易遗漏一些重要的资料。由于疾病因果观与个人的文化背景、信仰、家庭因素等多因素相关,个体性的疾病因果观的改变与重建都需要时间来磨合,甚至还存在难以转变的情形。因此,全科医师有必要在了解个人疾病因果观的基础上,对个人作详细的解释,争取在疾病因果观上与个人取得一致,减少不健康的就医行为。如全科医师可以通过与个人讨论主要问题,如病因、时间、严重性、预后、影响、担忧和治疗,从而了解患者的疾病因果观:你认为自己得的是什么病?你认为得病的主要原因是什么?这个问题困扰你多久了?你觉得问题有多严重?你认为问题如果不处理会有什么后果?患病给你带来了什么样的不便?你害怕什么?你想接受怎样的治疗?需要关注的是,个体化的疾病因果观在各类传媒的宣传、社区广泛而持久的公共卫生教育及医师、家人正确的疾病因果观影响下可能会由量变到质变。因此,中医全科医疗服务要从个人、家庭及社区入手,真正体现全科医疗中预防、治疗、保健、康复、健康教育一体化的服务。

（三）患病体验

患病体验指患者经历某种疾病时的主观感受。从社会学角度分析患者的患病过程,一般分为 10 个时期:①觉察到一些不连续的身体功能障碍;②感觉到一些不连续的疾病症状;③尝试某种形式的自我保健;④利用家庭内可得到的内部资源;⑤利用某些非专业的外部资源;⑥求助于职业性非医疗资源;⑦求助于医师;⑧诊断与评估;⑨制订和实施处理计划;⑩治愈或成为慢性疾病或死亡。

一般患病体验主要表现为 7 个方面。①精神与躯体的分离感。②孤独感与无助感。这种与世界失去联系的感觉,是患者产生失去独立和失去控制自身或他人能力的感觉,最后产生一种深刻的悲痛感。患者体验到孤独、依赖、悲哀、愤怒、内疚和自责。愤怒可以投射到医师或其家人身上,表现为无端的指责。③恐惧感和焦虑感。合理的恐惧主要来自严重的疾病,而不合理的恐惧和焦虑常来自微小的疾患,与患者对疾患的错误理解有关,是患者常有的体验,与疾病的严重性无关。④对健康充满羡慕。失去健康的人大多对健康充满了羡慕,对医师来说这是一个实施健康教育的最好时机。⑤疾患可以损害理性的本能并容易被激怒。患者在患病后感到烦躁不安,无法集中注意力,无法保持内心的平静,难以接受混乱不堪的现实,很容易被激怒,最讲理的人也可以变成不讲理的人。全科医师要理解和容忍患者的易激惹的情绪,促使

49

患者利用自己的力量去控制和维持内心的平衡。⑥失去时间变化的感觉。由于人体的自然节律，如饮食、睡眠、工作、休息的节律都被打乱了，患者往往感觉时间是缓慢流动的或凝固的，延长了患者体验痛苦的时间。⑦拒绝接受症状并由此产生紧张心理。如慢性疾病患者所出现的症状和体征并非一过性的，患者必须带病生活一段时间甚至终身。拒绝接受症状会增加患者对症状的敏感性，把过多的注意力集中在症状上，不利于适应带病生存的状态，而患者一旦接受症状后往往紧张也就解除了。

　　疾病带来的痛苦体验是非常个体化的体验，一种总体的感觉，它只是疾患的一个方面，而不是疾患本身。疾病或疼痛、不适等引起的痛苦程度往往与许多个人方面的因素有关。痛苦包括肉体的、精神的和道德的三个方面。在临床治疗时，人们常常较多关注于缓解患者肉体上的痛苦，而忽视了肉体、精神和道德痛苦的相互交错。如果疼痛是慢性的，或疼痛的原因不清楚，或患者感觉到疼痛无法被控制，则疼痛引起的痛苦较严重。如果患者的疼痛还没有被一种疾病诊断所证实，如果亲属或医师对疼痛的真实性表示怀疑，患者将遭受更多的痛苦。而最严重的痛苦是替代性的痛苦，即看到自己所爱的人因自己的过失而遭受痛苦时，将产生极度的痛苦。需要与痛苦区分的是疼痛，疼痛可以被有效的药物或医疗措施所控制或缓解，但医师却无法保证患者不受痛苦，而医师所能承诺的是对患者的痛苦保持敏感并表示关心、同情和支持。

　　（四）患病行为

　　病患角色是与疾病被确诊相关联的。一个人一旦被确诊为疾病时，就在社会上扮演了患者角色，出现相应的疾患行为。如一位中年男性肺癌患者，手术后半年复检时发现新转移灶后，服用大量安眠药，自杀身亡，经检查认定手术成功，术后给药合理。实际上，如果我们完整地了解患者，就能理解疾患对患者所包含的意义以及随后出现的疾患行为。该患者死亡原因是肺癌术后丧失工作机会，家庭经济困难，妻子携子与之离异，唯一感情依靠母亲因操劳过度死于意外事故，于是患者丧失了生活的希望，对健康采取了漠不关心的消极态度。由此可见，疾患对患者生活的影响往往是多方面的，包括：①危及躯体功能甚至生命，威胁机体的完整性；②搅乱生活规律或正常活动受到限制；③造成了经济拮据或社会地位的改变；④导致某些关系受到威胁或破裂，如恋爱、婚姻关系或工作关系等；⑤威胁个人的生命；⑥导致生活意义的丢失；⑦打断重大人生计划。

　　总之，患病体验、痛苦感受和疾患行为都是影响求医的主要因素，同种疾病在不同的个体上患病体验、痛苦感受和疾患行为各不相同，不同的疾病可能在个体上表现出相同的患病体验和痛苦感受。因此，在临床上要注意患者的患病体验，审证求因，辨病与辨证相结合，辨析该病目前处于病变的哪一阶段或是哪一类型，依据个人的临床表现及感受，综合施治。

　　（五）患者角色

　　患者角色是指从常态的社会人群中分离出来的，处于病患状态中，有求医行为和治疗行为的社会角色。当人患病之后，其社会身份与角色就开始发生改变，并被要求表现出与患者角色相符合的行为，从而具有一定的特殊义务和权利。

　　患者角色赋予其患者的权利和义务：①解除或部分解除患者在健康状态时的社会责任的权利。患者受到社会的照顾，得到治疗和休息的机会，减轻患者的生理心理负担，体现出患者作为社会人的基本权利。②受到社会的尊重与理解的权利。理解患者在病态下的身体与心灵上的痛苦，对于那些病态下的心理变化给予理解、帮助，减轻他们的痛苦体验，这正是患者的社会人格所需要的。③及时就医、争取早日康复的义务。患者要为社会公共利益着想，及时寻求医疗帮助、解决病态，特别是传染病患者，控制传染、及时治疗的问题，已经涉及社会公共利益，患者必须求医，并应寻求社会承认的正规医疗方式，这是患者的社会责任和应尽义务。④遵守医疗保健部门有关规章制度的义务。如遵守医院的就诊、住院、探视等规章制度，以维护医疗保健服务的秩序和质量。总之，患者角色的首要义务就是要寻求帮助、积极求医（图4-5）。

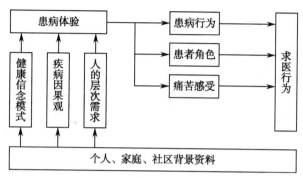

图4-5　影响求医行为的因素

综上所述，影响求医行为的核心因素是个体化的疾病因果观和健康信念模式，而个人的患病体验、痛苦感受、患病行为及其相关的家庭和社区因素是影响求医行为的重要构件。此外，个体性的求医行为还影响着个人对医师的期望。所以，中医全科医疗以个人为中心的服务模式中还要求医师要充分理解患者的期望。

三、理解患者期望

患者总是带着期望来就诊的。患者对医疗服务的满意度实际上主要取决于患者期望被满足的程度。通常是患者的期望值越高，就越容易产生不满和失望。了解患者的期望，有助于医护人员有针对性地不断改善自己的医疗行为和服务技巧。全科医师需从生物 - 心理 - 社会的角度整体上理解患者的各种个体性和期望，并满足患者的合理期望。

（一）理解患者对医师医疗技术的期望

患者对医师医疗技术的期望是第一位的。患者总是期望医师能准确迅速地作出医疗诊断，药到病除。患者期望通过就医得到的结果是自己的病情是清楚的，诊断是明确的，处置是得当的，效果是明显的。医师要理解患者这种期待，竭尽全力做好医疗。当然，有些病情医师也无能为力，对此，在保护性医疗原则下，应作出适当的答复。需要理解患者不希望听到"你的问题不属于我这个专科"，"你的病我看不明白"或"你的病我已经没有办法了"之类的话，当事实上必须面对这样的情况时，若转告其"还需要进一步的检查"，或"需要转由其他科室进一步诊治……"也许更婉转、温和一些。

（二）理解患者对医师服务技巧与态度的期望

患者总是期望医师能说服自己，让自己了解问题出现的病因病机，并有机会参与讨论，发表自己的意见和看法，最后能与医师一起决定处理问题的方案。当患者的

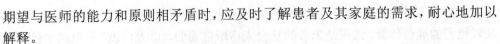

期望与医师的能力和原则相矛盾时,应及时了解患者及其家庭的需求,耐心地加以解释。

（三）理解患者与医师建立起朋友式的关系的期望

由于医师所处的权威和决定者的位置,使患者无法与医师进行平等的交往,而患者在感情上又有许多特殊的需要,希望与医师进行感情交流,成为朋友,建立互相尊重、互相关心的平等关系,以增强自身的安全感和战胜疾病的信心,所以医师的感情支持是患者康复最有效的动力。

（四）理解患者有发挥自身的主观能动性的期望

患者往往因专业知识受限而处于被动接受者的地位,这就增加了盲目遵医带来的治疗的危险性,降低了治疗的效果。全科医师通过教育、咨询和帮助,充分调动患者的主观能动性,使患者发挥自我康复的潜力,有效解决自身问题,使其享受平等医学帮助的医疗服务权和自主选择权,享受医疗活动的知情权和同意权,享受保护个人秘密的保密权和隐私权。患者有选择就医场所、就医对象、就医方式的权利,因此应推广采用"医师建议,患者决定"的医疗服务方式。患者有权接受或拒绝某些常规或特殊诊疗措施的实施,并有权知道自己的接受和拒绝行为可能产生的良好或不良后果。医师有权对其耐心劝说解释,但不得强迫。对违背患者意愿进行的临床实验,患者有权拒绝。

（五）理解患者对医师提供帮助的期望

有时患者也需要医师提供其他方面的帮助,如开具假条、疾病诊断证明和进行体检等。在疾病诊治过程中,患者有权要求对所有和自己有关的生理心理状态、病情讨论、病程记录、医疗方案等加以保密。即使某些信息并不直接与患者相关,也应征得患者同意后方可公开,更不允许以患者的生理缺陷或隐私秘密当作谈资。

（六）理解患者对医师高尚医德的期望

患者就医往往最直接的愿望就是希望医师工作认真、耐心和蔼、情操高尚、平等待患;自己能与医师平等轻松地交往,让医师充分倾听自己的诉说,与医师建立起朋友式的互动关系。医师任何的含糊其词、随意、拖延、试探或推辞等行为,都会使患者感到不愉快和不被接受,从而丧失与医师合作的基础。作为医师要理解患者对医师的人格和医德的期望。

（七）理解患者对医疗条件和医疗环境的期望

在接受医疗帮助过程中,患者希望医疗服务的软硬件服务质量都能满足自身的需求。如患者希望就医环境舒适隐秘,就医流程简捷合理,候诊时间尽量缩短,诊治结果明显有效,希望使用最先进的医疗设备、药物和新技术,期望在较低的消费水平上享受更完善的医疗服务等。

四、尊重人的需要

人的需要是人的生命活动的内在规定性和存在方式。心理学家马斯洛把人的基本需要分为从简单到复杂、从低级到高级发展的 5 个层次,即生理需要、安全需要、爱和归属的需要、尊重需要、自我实现的需要。

（一）尊重人的生理需要

生理需要是人类最基本的需要,是机体的本能反应,如饥饿、性欲、疲劳、睡眠等,也是维持人类生命、生长发育的基础。人的求医行为与生理功能失常,不能满足个人的生理需要密切相关。对患者来说,保持躯体的完整性和生命系统正常运转是就诊的第一需要。因健康问题就诊的患者的第一需要就是解决生理需要问题。

（二）尊重人的安全需要

当个人生理需要得到相对满足后,安全需要就成为首要的需要,既有对稳定、依赖以及免受惊吓、焦虑和混乱折磨的需要,也表现出对体制、秩序、法律、界限的需要及对保护者实力的要求。患者都希望在一个安静、有序、洁静的有安全感的医院就医,并要求医师要有高度的责任感和细心诊治、耐心说明的工作态度。安全需要决定了患者对医院和医师的选择,不仅影响患者的就医行为,而且与患者的症状、治疗、康复有着密切联系。如一些医院因医疗事故频繁发生,患者觉得没有安全保障,而出现门诊患者就诊量下降的情况。部分患者因不安全感而表现出疼痛、焦虑、失眠或躯体功能障碍。要增强患者的安全感,就要求全科医师建立镇静自信、认真负责的态度与言谈举止,准确的诊断和令人信服的治疗措施,以及恰当的医患沟通和良好的医患关系。

（三）尊重人的爱和归属的需要

爱的需要是指个人有同他人保持一种充满深情和厚爱的关系的渴望,给予他人爱的同时,也接受他人的爱。归属的需要是指个人渴望在家庭和社会团体中有一席之地并为达到这个目标而努力。患者对爱的需要往往会直接投射到医护人员身上,希望与医护人员建立一种充满爱的关系,希望能被医护人员所接受,得到医护人员的爱护和帮助。同时,患者也希望在适当的时候报答医护人员,这种需要的满足对患者来说是一种有效的治疗和支持。全科医师应该充分认识到患者对爱、感情交流和相互接纳的需要。

（四）尊重人的自尊的需要

自尊的需要指人都有一种对于自尊、自重和来自他人的尊重的需要或欲望。满足自尊的需要,就让人获得一种自信,让人觉得自己有能力、有价值、有位置、有用处,是不可或缺的,这是健康必不可少的心理状态。而患者往往因病而丧失了某些能力,处于自卑或被动地位,反而增加了对自尊的需要。医师的重视和尊重的态度,可以增加患者对就医的信心,有利于患者的治疗与康复。医师的职业性质决定他的任务就是保护和抢救患者的生命。患者作为一个特殊的人,感情上有许多特殊需要。感情支持是患者康复的有效动力。患者和医师具有同样的尊严与权力,但在现实生活中,医师往往扮演权威和决定者角色,这使患者无法与医师进行平等的交往,而患者的尊严和权利也就无法得到应有的尊重。医师只有与患者成为朋友,进行平等交往,建立互相尊重、互相关心的平等关系,才能充分尊重患者的尊严和权利。

（五）尊重人的自我实现的需要

自我实现的需要是指个人有一种使自己的潜能得以发挥,实现自我价值的最高欲望。主要表现为对事业、对工作表现出极大的热忱。而健康问题往往干扰了患者自我实现的计划,使患者产生痛苦和焦虑。患者的欲望和痛苦有可能改变患者的求医行为,因此医师要在理解患者的基础上,帮助患者摆正疾病与健康的关系,使患者能做力所能及的工作,以增强患者对医嘱的依从性和康复的信心。

五、采用适宜技术

全科医师常常遇到的健康问题是生物 - 心理 - 社会问题交织,各个年龄组的问题交错,个人、家庭和社会的问题交融,聚焦反映在急性病的处理、疑难病的转诊、慢性疾病的照顾、传染病的管理、个体和群体的卫生宣教、病后的康复各种层面。这就要求中医全科医师必须利用整体的方法辨证求因,获得"健康问题"的三维印象诊断,同时还必须具有敏锐的观察力、清醒的头脑、广博的学识、丰富的生活经验、缜密的思维推理和精湛的物理诊断能力去判断各种健康问题。由于全科医疗的工作环境决定了很少使用高技术辅助手段,不能过多依赖大量精密仪器和实验室检查判断疾病,这就意味着全科医师应有娴熟灵活的接诊技巧,对临床健康问题评价时更多地善于应用概率方法,建立诊断假设,并重视基本体格检查,适当地采用各类功能状态量表等适宜技术,处理和解决现存的问题,并加强患者健康教育,适时随访干预,为患者提供全面、一体化的医学照顾。

(一)重视基本接诊技巧

中医全科医师作为基层医师,承担着各种健康问题的首诊工作,有些是疾病早期未分化阶段,有些是一过性功能失调,也有些是诊断明确的慢性疾病,还有咨询、求助,等等。问题众多,较为复杂,因此接诊技巧是十分重要的。资深的全科医师不仅要有丰富的临床经验,还要有娴熟的接诊技巧,以拨开迷雾找到问题的关键。

(二)善于应用概率方法

概率是指事件发生可能性的大小度量。在临床诊断中,概率主要用来表示患者出现某种信号如症状或体征时,推测其患某种疾病的可能性的预测值,通常以百分数表示。有经验的临床医师通常在与患者的交流中,按照疾病概率的大小建立诊断假设,并且在假设的前提下,有目的地制订出进一步的病史搜索、体征检查和实验室检查的计划,然后再根据所得结果,检验原先的诊断假设,鉴别并排除不支持的诊断,保留最为支持的诊断。这种假设演绎法在全科医师的临床诊断过程中运用也相当普遍,是最常用的诊断策略之一。

社区疾病的概率是根据社区人群的发病情况和疾病变化而改变的。对于不同的专科、不同的地区和时期,疾病的概率是一个迁移的变量。例如,社区全科医师对某地方病的患病概率印象是 60%,而对于综合性医院的内科医师来说患病概率印象可能是 3%。各个假说的概率随着资料的增加而发生改变。例如,一位 50 岁男性患者,主诉"咳嗽 1 个月,近 3 天加剧",可形成的诊断假设是:慢性支气管炎概率印象可能是 80%,感冒概率印象可能是 15%,肺癌概率印象可能是 5%。询问病史发现患者吸烟 35 年,每天 2 包,近 3 个月体重下降 10kg,咳嗽咳痰,痰中带血。患病概率由此而变化,感冒概率小于 1%,慢性支气管炎概率可能是 19%,肺癌可能性上升至 80%。这里的概率是指根据症状推测患该病的预测值。因此,全科医师在临床工作中,要注意收集各类疾病发生现状、流行规律、各种常见病的患病率及常见病主要症状发生的概率等基本数据,运用临床工作经验和多学科知识,建立更合理的诊断假设。值得注意的是,应用假设演绎尚不能得到明确诊断时,全科医师应重新详细询问病史,仔细寻找疾病的细节与诱因,扩大检查项目,依据新的线索搜寻阳性体征并结合实验室检查综合分析,进行逻辑推理。在这种情况下,全科医师可同时运用穷尽推理的方法诊断复杂的疾病，也可运用中医辨证求因的方法，以病证的临床表现为依据，进行综合分析，推求病因。总之，全科医师在临床疾病诊断中应施行逐级深入，灵活应用概率方法，采用不同的诊断思维方式对不同程度的问题进行判断。

（三）处理现存的问题

全科医疗的临床治疗为体现以人为本的整体治疗导向，首先要了解患者的意愿，充分利用个人、家庭和社区资源对患者进行合理的支持，并用通俗易懂的语言，从治疗学、伦理学、社会学角度综合分析健康问题，向患者及家属详细说明病情、诊断、治疗措施及预期后果，与患者充分交流，达成对问题处理的共识，鼓励患者承担实施计划的责任，并适当地引导患者建立适宜的、正确的健康信念模式和疾病因果观；适时给予感情支持和心理咨询与心理治疗；提供饮食、运动等自我保健、综合康复指导；合并使用非药物疗法，如行为疗法、康复方法、营养方法以及群体治疗等，指导患者自我照顾，尤其要考虑有效地应用中医药疗法，分清标本先后，急则治其标，缓则治其本，因人、因地、因时制宜；在实施以问题为目标的健康照顾过程中，面对健康问题的处理结果，客观地审视与评价问题解决的程度。

（四）加强健康教育

患者教育是指全科医师在日常医疗实践中对个别患者进行针对性的教育。它是健康教育的一种具体形式，是全科医师与患者交流的重要方式。采用面谈沟通、环境和宣传媒介熏陶，解释健康问题发生原因、发展规律及执行治疗方案时的注意事项，介绍与健康问题相关的预防、治疗、保健和康复方法，说明与影响疾病发生、发展相关的健康危险因素的作用，以及患者、家庭在解决健康问题中的角色，指导患者改善求医行为，旨在增加患者对医嘱的顺从性，纠正患者不良的健康信念模式和疾病因果观，帮助患者制订改善不良行为的措施。

（五）适时随访干预

随访是患者按照医师的要求而定期或不定期的就诊。医师借此了解患者病情变化并指导患者康复。对于许多有健康问题的患者来说，支持、解释和随访是患者管理中必要的部分，也是全科医师整体治疗的十分有效的部分。通常需要随访的主要有自限性、急重性和慢性疾病三类健康问题，预约随访时间及频繁程度依必要性而定。自限性健康问题经过一定时间后还未改善，或情况有任何重大变化，患者就应该自动再次复查。因急性的、重要的、危及生命的问题住院治疗，出院后的随访是很重要的，可以保证管理的连续性。随访对于慢性疾病、不能治愈的疾患是较重要的管理方式。这些问题处理强调照顾而不是治愈，从发现问题的早期到治疗的任何阶段，常规的指导和周期性的复查，对可能的并发症需要预见或确认，并可以回顾治疗是否得当，是良好的临床管理的基础。对于患者在生理、心理、社会等各个方面的功能状态，全科医师都应仔细地评价，以便通过自己的服务和患者的自我保健达到其相对健康和生命质量的最佳状态。

随访还可根据时间分为近期和远期两类情形。在近期随访中，医师主要观察患者治疗的效果及某些反应，并根据随访情况和复查结果来调整用药；远期随访可获得某一治疗方案的长期效果、远期并发症及生存时间，有利于筛选出更有效的治疗方法，并可建立资料档案，掌握某一疾病的发展规律，有助于医学研究的发展。以肺癌患者为例，尽管患者经过手术切除或者放疗、化疗等综合治疗后病情得以缓解，但仍不能视为痊愈。作为一种全身性疾病，血液和淋巴管中的癌细胞以及身体其他部位的癌细胞会在停止治疗后或机体抵抗力降低时重新增生引起复发和转移。即使对于临床治愈的患者，5年以后仍可能发生转移。通过随访可做到早发现、早治疗，通常癌症患者比较重视近期随访。因此，随访的意义在于可以有效地采集患者治疗的效果及某些反应，并根据随访结果及时调整用药，同时在长期观察中可以获得某种疾病的发展规律。

六、开展个体化、整体性服务

以个人为中心的健康照顾，是全科医学的核心理念之一，旨在要求健康照顾不应仅仅以生物医学对疾病的认识实施医疗服务，而应以生物-心理-社会医学模式为基础，根据照顾对象的具体情况，围绕着被照顾的"个人"，开展相应的医疗照顾。例如对高血压、糖尿病等慢性非传染性疾病，生物医学的基本要求就是要尽最大努力控制血压、血糖，保护重要脏器的功能，至于患者的内心感受、经济承受力、用药的反应等则不是考虑的主要方面，因而临床上常常出现这样的矛盾——医师认为制订的治疗策略、治疗方案是正确的、对患者有利的，而患者却有不同的看法，不愿意被动地服从于医师对某一疾病的"标准化"模式，提出种种质疑，依从性差，影响治疗效果，甚至出现一些极端冲突，医患双方均难以接受和理解。如恶性肿瘤的治疗，究竟选择怎样的医疗方案对患者最合适，专科医师与患者及其家属的考量是不同的。医疗方案错了吗？患者的要求过分吗？答案都是否定的，问题的关键是思考的角度。医师具备医学知识背景和临床工作经验，是医疗决策的主体及医疗服务的主要施行者，但必须认识到的是，患者不是机器，而是有思想、有感情、有尊严、有感觉的人，他们的生活环境、生活习性不同，体质禀赋有异，他们希望医师不仅能为他们解除病痛，而且在开展医疗服务时，能够既站在医学的角度，又站在患者的角度，兼顾他们的感受，只有这样才能达到大家共同期待的医学照顾的目标。

正是在这样的期待中，全科医学倡导"以个人为中心的服务"，中医学提出"因人制宜"。在尊重人的尊严和需要，理解患者的期望与要求的前提下，充分了解每一个服务对象的背景，强化个体化、整体性照顾，无论是医疗、康复，还是健康咨询、养生保健，均需综合考虑各方面的因素，以适当的方式，提出恰当的、患者可接受的建议和方案，以达到最好的健康照顾目标（图4-6）。

中医学最显著的特点就是强调个体化、整体性。中医整体观念、辨证施治强调和体现的正是把人及其所处的自然环境看做一个完整的整体，认为生命就是存在于这个整体中的运动、变化，人的健康、疾病、强壮、虚弱等等一切问题，都不能静止、局部地看待，而应在整体观上考量，以维持和恢复整体动态平衡为目标，同时充分考虑每个人的个体差异，如先天禀赋、后天调摄、自然气候、水土环境、学养感受无一不影响着人的病证表现及其变化，因而无论治疗、康复、养身、保健均要在遵循共性原则的前提下，针对个性施治、调养，才能达到最优化的效果。这便是千变万化的中药、腧穴配伍的根源所在，同病异治、异病同治的精髓所在。在中医全科医疗过程中必须始终坚持这个原则，才能最好地发挥中医特色和优势。例如，对于一个高血压头昏头痛的患者，根据其形体胖瘦、性情、面色、生活起居、饮食、二便、舌苔脉象等诸多表现，考虑平肝潜阳、化痰息风、补益肝肾、祛瘀通络、平调阴阳等不同的治则、方药，绝不

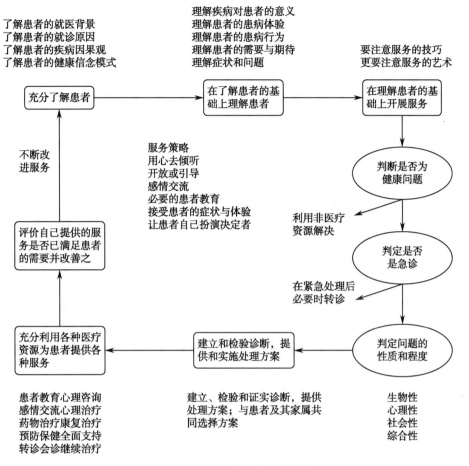

了解患者的就医背景
了解患者的就诊原因
了解患者的疾病因果观
了解患者的健康信念模式

理解疾病对患者的意义
理解患者的患病体验
理解患者的患病行为
理解患者的需要与期待
理解症状和问题

要注意服务的技巧
更要注意服务的艺术

充分了解患者

在了解患者的基础上理解患者

在理解患者的基础上开展服务

不断改进服务

服务策略
用心去倾听
开放或引导
感情交流
必要的患者教育
接受患者的症状与体验
让患者自己扮演决定者

判断是否为健康问题

利用非医疗资源解决

判定是否是急诊

评价自己提供的服务是否已满足患者的需要并改善之

在紧急处理后必要时转诊

充分利用各种医疗资源为患者提供各种服务

建立和检验诊断,提供和实施处理方案

判定问题的性质和程度

患者教育心理咨询
感情交流心理治疗
药物治疗康复治疗
预防保健全面支持
转诊会诊继续治疗

建立、检验和证实诊断,提供处理方案;与患者及其家属共同选择方案

生物性
心理性
社会性
综合性

图 4-6 以个人为中心的服务模式

可千篇一律。西药降压药物的选用,也应在全面评价的基础上,比较各种药物的品种、适应证、副作用、服药宜忌、经济承受力等,充分考虑患者的接受度、配合度后作出选择,并且针对生活方式、危险因素等提出合理的建议。在治疗过程中,尤其需要密切观察患者的反应,力求最大限度发挥治疗效用,降低副作用,减少经济负担,从而提高患者的满意度和依从性,达到治疗目的。

也许对专科医师而言,疾病是千篇一律的,都是由一组症状、体征和阳性的理化检查结果构成,因此,针对某一类疾病的治疗也是大同小异的。而对全科医师来说,每一个患者的问题都是不同的,因为每一个患者及其所处的背景不一样,同一种疾病在不同患者身上就会有不同的反应和意义。因此,可以这样认为,一种疾病的治疗原则可能是非个体化的,但对一个患者的照顾却完全是个体化的。

七、临终关怀

临终是指经积极治疗后,仍无生存希望直至生命结束之前这段时间。临终关怀又叫临终照顾或安宁医疗,是向临终患者及家属提供一种包括生理、心理、社会等方面的全面照料,使临终患者生命得到尊重,症状得到控制,生命质量得到提高,家属身心健康得到维护和增强,使患者在临终时能够安宁、舒适地走完人生的最后旅程。

笔记

临终关怀主要针对临终患者死亡过程的痛苦和诸多问题,为患者提供舒适的医护环境、温暖的人际关系和坚强的精神支持。临终关怀不仅仅局限于临终患者本身,还涉及社会及家庭,是将患者及家属作为一个整体对其实施生理、心理及社会全方位的关怀。现今面对我国广大的老龄化社会,社区卫生服务机构和全科医师是临终关怀服务的最佳提供者,而临终关怀的服务也是全科医学理念的充分体现。

（一）临终患者心理反应

虽然每一个临终患者所经历的疾病情况不同,但临终患者往往会经历类似的心理发展阶段。从患者获知病情到临终出现的心理反应过程可以总结为 5 个阶段——否认期、愤怒期、协议期、抑郁期、接受期。临终患者这五期的表现可以不尽相同,出现的顺序、每一阶段持续的时间也因人而异,也有只经过 2 个或 3 个阶段,因此在实际工作中,需要医护人员用爱心、耐心、细心和同情心照顾每一位临终患者,真正体现出珍重生命质量,使患者感到舒适并获得支持和力量。

（二）临终关怀的原则

临终关怀以综合、人性化、居家式的服务及提高临终生命质量为宗旨,通过身心一体的照顾,使临终者度过最后的时光。患者一旦确定为临终状态,医护人员在临床上应掌握以下原则:①以治愈为主的治疗转为以对症为主的照顾;②以延长患者生存时间转为提高患者生命质量;③尊重临终患者尊严和权利;④注重临终患者和家属的心理支持。

（三）心理社会支持

临终关怀为一种多学科的专业队伍,包括医师、护士、药剂师、法律顾问、协调人员等。他们齐心协力满足临终者及家人的生理、心理、社会、经济的需要,为临终者提供居家、上门服务及咨询、免费镇静治疗、心理辅导及咨询等。在提供临终关怀服务时,应做到以下几点:

1. 耐心倾听、彻底实施　临终关怀是一种以患者为中心的关怀服务,而不是以疾病为中心的医疗服务。虽然患者的疾病已无法治愈,生命走向枯竭,但患者还是一个活着的人,还有痛苦、恐惧和需要,对其心理、社会的支持极其重要。对患者的意愿耐心倾听、彻底去做,会给他们的心灵带来无限的安慰,明显提高了生命质量。

2. 尊重临终患者的生命价值和权利　生命是无价的,不论什么情况下都应得到尊重和爱护。既然临终患者仍拥有生命,就应该给予尊重和关心。患者需要医师了解自己的心意,也需要从医师那里了解病情;医师应根据患者的意愿如实告知病情,但需注意策略。

3. 重视生命的质量胜于生命的数量　临终关怀的主要目的是改善临终者的生命质量,而不是盲目延长生命存在的时间;旨在为患者营造一个舒适、有意义、有尊严、有希望和温暖的生活空间,使在有限的时间里没有痛苦折磨、与家人共度温暖时光,得到无微不至的关怀,平静安详地迎接死亡。

不管患者是在医院里,还是在家里,临终关怀都将利用团队合作和耐心倾听来达到以下目的:解除患者的疼痛和痛苦;尽可能地使患者安然去世;帮助丧偶者及其家庭;探索生与死的意义。临终关怀要求全科医师应充分理解临终患者的心理反应,为患者提供心理社会支持,尊重临终患者的权利,并重视做好临终患者家属的思想工作。

（四）重视做好临终患者家属的思想工作

临终关怀除围绕临终者的服务外，还包括对其家庭的照顾。家属是患者的亲人，当患者家属了解到患者的病情已经无法挽回时，精神上是个沉重的打击，表现十分悲伤，且家属情绪的好坏也会直接影响到患者的情绪，而负面情绪对患者的治疗有很大的影响。医护人员要注意做好家属的思想工作，主动关心引导他们，以减轻心灵上的痛苦。为了患者能安然走完人生最后一站，医务人员、家属应努力共同为临终患者提供一个良好的环境、人间的温暖和社会的尊重。只有这样才能减轻患者临终前的心理压力，克服对死亡的恐惧和焦虑，在充满温情的气氛中离开人间。

第三节　以家庭为单位的中医药服务

家庭与个人健康有着直接而密切的关系。以家庭为单位的服务是全科医疗服务的专业特征。传统意义上的家庭指由血缘、婚姻或收养关系联系在一起的，两个或更多的人的群体。全科医师在考虑个人健康问题时常将其置身于了解患者家庭的背景之中，熟悉个人的家庭状况和个人在家庭中的角色、地位，充分利用家庭资源来帮助有健康问题的个人。家庭背景主要包括家庭结构、家庭功能、家庭生活周期、家庭资源、家庭角色、家庭关系、家庭交往方式、家庭价值观念、地理位置、居家条件、主要生活方式等。

对家庭背景的了解和分析，是全科医师临床判断的重要组成部分，也是全科医疗的一大特色。全科医师通过绘制"家系图"，了解家庭结构并评价其功能以及家庭各个角色之间的相互关系和相互作用，判断患者疾患的发生、发展和预后与其家庭之间的联系，以便进行必要的协调指导，及时纠正家庭中的不良观念和交往方式，力求改善家庭的氛围，消除影响健康的隐患，使其对患者问题的解决起到积极的作用。

一、了解家庭系统理论

家庭结构是指家庭组成的类型及各成员相互间的关系，包括外部结构和内在结构两部分。家庭外部结构即人口结构又称家庭的类型，可分为核心家庭、扩展家庭和其他家庭类型等；家庭的内在结构即家庭成员的互动，反映成员间的互相作用与互相影响，包括权力结构、角色、沟通类型、界线、气氛、生活空间和价值观等方面。家庭结构影响到家庭经济负担、相互关系、家庭资源、家庭功能、疾病的传播及家庭成员的就医行为等。

（一）家庭的类型

1. 核心家庭　核心家庭是由父母及其未婚子女组成的家庭或 / 和无子女夫妇组成的家庭，也包括养父母及养子女组成的家庭。目前，我国的核心家庭所占比例最大，是当代社会最普遍的家庭类型，其特点是规模小、结构简单，只有一个权力中心，容易沟通并作出决定，但同时可利用的社会资源也少。这种家庭关系具有亲密和脆弱两重性，出现危机时，会因较少得到家庭内、外的支持而易导致家庭解离。

2. 扩展家庭　扩展家庭是指由 2 对或 2 对以上的夫妇及其未婚子女组成的家庭，包括主干家庭和联合家庭两种形式。

（1）主干家庭：主干家庭又称直系家庭，是由 1 对已婚子女同其父母、未婚子女或未婚兄弟姐妹构成的家庭,包括父和/或母和1对已婚子女及其孩子所组成的家庭,以及1对夫妇同其未婚兄弟姐妹所组成的家庭。

（2）联合家庭:联合家庭是由至少2对或2对以上同代夫妇及其未婚子女组成的家庭,包括由父母同几对已婚子女及孙子女构成的家庭、2对以上已婚兄弟姐妹组成的家庭等。特点是家庭规模大,结构复杂,可获得的家庭内、外资源比核心家庭要多而广,应付家庭危机和家庭压力的能力更强。但家庭成员间的关系较繁杂,存在一个主要的权力中心和多个权力次中心,因此制约因素较多。这种多代多偶的中国传统的大家庭类型,现在占的比例很少。

3. 其他家庭类型　其他家庭类型包括单身家庭、单亲家庭、再婚家庭、未婚同居家庭、群居家庭等。这类家庭不具备传统的家庭结构,一般认为其家庭功能不完善,较少能获得家庭内外的支持,其本身的结构对疾病和健康具有不利的影响。在我国,这类家庭呈现增多的趋势。

（二）家庭的权力结构

家庭的权力结构是家庭的决策者以及作出决定时家庭成员之间的相互作用的方式,分为传统权威型、工具权威型、分享权威型和感情权威型4种类型。

传统权威型:因家庭所在的社会文化传统而来的权威。如在男性主导社会,父亲通常是一家之主,家庭成员都认可他的权威,而不考虑他的社会地位、职业、收入、健康、能力等。

工具权威型:负责供养家庭、掌握经济大权的人,被认为是这种家庭类型的权威人物。妻子或子女若能处于这种位置上,也会成为家庭的决策者。

分享权威型:家庭成员分享权力,共同协商作出决定,由个人的能力和兴趣来决定所承担的责任。提倡权力的平等性,是现代家庭所追求的。

感情权威型:由家庭感情生活中起决定作用的人担当决策者。

家庭权力结构并非是固定不变的,它有时会随家庭生活周期、家庭事件、社会价值观的变迁等家庭内、外因素的变化而改变。家庭权力结构是全科医师进行家庭评估的参考资料,通过评估确定家庭中的决策者并与之协商,然后实施家庭干预措施。

（三）家庭角色

家庭角色是指个人在家庭中的地位和在家庭关系中的位置。这种地位和位置决定了个人在家庭中的责任、权利和义务。在家庭中,存在各种各样的角色,如父亲、母亲、妻子、丈夫、子女,均有其相应的义务和权利,都需要学习而来。

角色学习是一种综合性的学习,是在人与人之间的相互作用和角色互补中进行的,包括学习角色的义务、权利和行为规范,以及学习角色的态度和情感。当然,传统的角色模式也给同等角色树立了仿效的样板。角色学习既受到家庭环境的影响,又受到社会环境的作用,是个不断转变与完善的过程。角色学习如发生偏移,可能学习到一些不良的行为,不仅影响到健康,也可能造成家庭危机和压力,导致情绪、心理功能紊乱,甚至会出现躯体障碍,表现出相应的临床症状和体征,同时导致家庭功能障碍。

家庭角色行为的优劣是影响家庭功能和家庭健康的重要因素之一。健康家庭的角色功能表现为:家庭成员的角色满足家庭需要,各成员对角色的期望趋于一致;每个家庭成员的角色都与自己的地位、能力相适应,个人认同自己所扮演的所有角色;

家庭的角色行为与社会期望的一致,能被社会所接受;家庭角色具有一定的灵活性,能主动地适应角色转变,防止角色冲突带来的危害;当家庭遇到问题时,家庭成员能自行调整家庭角色。正因为家庭角色功能良好是健康家庭的保证,所以全科医师需要在了解人文科学和社会科学的基础上,对家庭成员的角色功能给予足够的重视,帮助每一成员认识自己的角色转换,摆正自己所处的位置,有意识地培养良好品质。

（四）家庭沟通

家庭沟通是家庭成员间交换信息、沟通感情和行为调控的有效手段,也是维持家庭正常功能的重要途径。信息发送者与接受者的沟通是通过信息的传递而表达的,其中发送者、信息、接受者是沟通的三要素。根据沟通的内容与感情的相关性,可以分为情感性沟通与机械性沟通。根据沟通时表达信息的清晰程度,可分为清晰性沟通与模糊性沟通。根据沟通时信息是否直接指向具体的接受者,可分为直接沟通与间接沟通。家庭沟通有助于了解家庭功能。如家庭功能不良的早期容易发生情感性沟通受损;家庭功能严重障碍时,家庭成员间的信息传递缺乏或中断、表达不清或错误,模糊性沟通和间接沟通增加,甚至机械性沟通也难以进行。因而,全科医师在提供服务时,对沟通障碍的家庭建议多使用直接沟通、清晰性沟通、情感性沟通方式来调整家庭功能。

（五）家庭价值观

家庭价值观指家庭对客观世界的态度,是一种认识观。它与家庭成员的行为方式、家庭成员对外界干预的反应有很大关系。家庭各成员可有自己的价值观,它们相互影响并形成家庭所共有的价值观。如家庭的疾病观、健康观直接关系到每位家庭成员的就医行为、遵医性、实行预防措施、改正不良行为等方面,因而对维护家庭健康至关重要。如家庭成员频繁求医,过分依赖医师和护士,常表示家庭功能严重障碍。

（六）家庭功能

家庭功能主要包括:①满足感情需要的功能;②满足生殖和性需要的功能;③扶养和赡养的功能;④将家庭成员培养成合格的社会成员的社会化功能;⑤满足衣、食、住、行、教育、医疗等需求的经济支持功能;⑥维护家庭成员健康并在成员患病时提供照顾的健康照顾功能;⑦赋予成员地位的功能。

家庭基本功能总是受到家庭资源的影响。家庭资源充足时,拥有足够的家庭支持,可以克服困难,度过危机,有利于家庭成员的健康发展。家庭资源匮乏时,可出现个人或家庭压力事件,甚至使个人和家庭处于危机状态。

（七）家庭资源

家庭资源是指家庭所必需的物质和精神上的支持,以维持家庭的基本功能、应对家庭压力事件或家庭危机。家庭资源可分为家庭内资源和家庭外资源。

1. 家庭内资源

经济支持:家庭对成员提供的各种金钱、财物的支持。

健康维护:家人参与对成员健康的维护和支持。

医疗处理:家人提供及安排医疗照顾。

情感支持:家人对成员的关怀及精神支持。

信息和教育:家人提供医疗资讯及建议。

家庭结构上的支持:家庭住所或设施的改变,以适应患病成员的需求。

2.家庭外资源

社会资源:亲朋好友及社会团体的支持。

文化资源:文化水平的高低。

宗教资源:宗教信仰、宗教团体的支持。

经济资源:来自家庭之外的收入及赞助。

教育资源:教育程度的高低。

环境资源:居所的环境。

医疗资源:医疗保健机构。

全科医师可通过看患者、会见家属或家访等方式,了解患者家庭资源状况,评估可利用的家庭内、外资源,记录下来,存入病历。当家庭内资源不足或缺乏时,全科医师应充分发挥其协调者的作用,帮助患者及家庭寻找和利用家庭外资源。

二、家庭生活周期评价

家庭生活周期是指家庭遵循社会与自然的规律所经历的产生、发展与消亡的过程。根据家庭生活时间和可预见的家庭事件分为新婚期、第一个孩子出生、有学龄前儿童、有学龄儿童、有青少年、孩子离家创业、父母独处(空巢期)和退休8个阶段。每一家庭生活周期中,由于家庭面临的主要问题不同,对家庭及其成员的健康产生的影响也不同,求医的原因与行为也不同。全科医师应根据对家庭生活周期的分析和评估,预测或发现家庭在特定发展阶段可能或已经出现的问题,及时进行健康教育、提供家庭咨询,采取必要的预防和干预措施(表4-2)。

表4-2　家庭生活周期及面临的主要问题

阶段	定义	重要事项
新婚	男女结合	双方适应与沟通(亲密与独立) 性生活协调与计划生育
第一个孩子出生	最大孩子0~30个月	父母角色的适应 新生儿、婴幼儿照顾 母亲的产后恢复 生活节律变化 收支变化
有学龄前儿童	最大孩子30个月~6岁	儿童的身心发展 孩子与父母部分分离(上幼儿园)
有学龄儿童	最大孩子6~13岁	儿童的身心发展 儿童开始社会化 上学问题 生理卫生教育 儿童的性教育
有青少年	最大孩子13岁~离家	青少年的身心发展与沟通 青少年的性教育及与异性的交往 社会适应性
孩子离家创业	最大孩子离家至最小孩子离家	父母与子女关系变为成人化 父母逐渐有孤独感

续表

阶段	定义	重要事项
空巢期	父母独处至退休	恢复为夫妻两人的生活 重新计划退休后的生活 父母与子女的沟通，精神与物质的相互照顾 父母身体功能减退，慢性疾病的一级、二级预防
退休	退休至死亡	经济及生活依赖性高 面临老年病、衰老、丧偶、死亡

　　家庭压力事件是指生活中可以扰乱人们心理和生活稳定状态的事件。令人愤怒或兴奋的事件均可对人产生压力。有学者研究生活压力事件与个体健康状况变化之间的关系，制订了生活压力事件量表，以生活变化单位(LCU)对各种生活压力事件进行评分。美国学者霍尔姆斯等制订的生活压力事件心理应激评定表，证实 LCU 对个体健康具有影响。当生活压力事件引起的心理反应累积超过了个体自我调节能力时，则可能出现健康问题。如 LCU 小于 150，通常可保持健康；LCU 在 150～199 之间，30% 的人可能出现健康问题；LCU 在 200～299 之间，约 50% 的人可能出现健康问题；而超过 300，则 80% 的人可能出现健康问题。全科医师在对家庭的持续性照顾中，要注意这类压力事件可能造成的影响，应做好相应的预防保健(表 4-3)。

表 4-3　家庭和个人常见生活压力事件及评分(部分)

家庭生活事件	评分	个人生活事件	评分
配偶死亡	100	入狱	63
离婚	73	较重的伤病	53
分居	65	被解雇	47
亲密家属死亡	63	性功能障碍	39
结婚	50	好友死亡	37
夫妻和解	45	杰出的个人成就	28
家庭健康的重大变化	44	开始或停止上学	26
怀孕	40	生活条件的较大变动	25
新家庭成员加入	39	生活习惯上的变化	24
与配偶剧烈争吵	35	转学	20
房屋贷款压力	31	搬家	20
子女离家	29	娱乐的较大变化	19
姻亲矛盾	29	宗教活动的较大变化	19
家庭团聚的变化	15	睡眠习惯的较大变化	16
		放假	13
		圣诞节(新年)	12
		轻微的违法行为	11

　　家庭危机是指生活压力事件作用于个体和家庭，导致家庭系统调适不良、功能障碍，无法应付紧张事件，出现家庭功能失调的危机状态。经常会表现出家庭部分成员心身症状，从而产生求医行为，尤其是家庭资源相对贫乏的核心家庭更容易遭受各种危机的影响。家庭危机常见的原因主要是：①意外事件。由来自家庭外部的作用而

引发的无法预料的家庭危机,如自然灾害造成的住所被毁灭、家庭成员突然死亡等。②家庭生活周期。由家庭发展所伴随的危机,具有家庭阶段特征,有无法避免、或可预见的特点,如结婚、生子、退休、离婚、丧偶等。③个人生活事件,如重病、突然出名、刑事处分、地位改变等。④经济生活事件,如失业、破产、中大奖等。

三、合理开展家庭评估

家庭评估是对家庭及其成员基本资料的收集、对家庭结构的评估、对家庭生活周期阶段的判断、对家庭压力及危机的评估、对家庭功能的评估及对家庭资源的了解等。家庭评估的方法繁多,包括家庭结构评估和家庭功能评估两个方面,且这两者通常是不可分割、相互影响的。评估方式可包括客观评估、主观评估、分析评估、工具评估等。其中,客观评估是指对家庭客观的环境、背景、条件、结构和功能进行了解和评价。主观评估是指用自我报告或主观测验等方法分别了解家庭成员对家庭的主观感觉、印象、愿望和反应。家庭结构评估往往可通过家系图来呈现家庭成员之间的关系、家庭健康史以及有无家族遗传性疾病。家庭功能评估常采用家庭功能评定量表(FAD)来实行,它涵盖问题解决(PS)、沟通(CM)、角色(RL)、情感反应(AR)、情感介入(AI)、行为控制(BC)、总的功能(GF)7个分量表,可便捷有效地发现家庭系统中存在的问题。

四、提供家庭咨询支持

咨询是通过人际交往和人际关系而完成的一种帮助过程、教育过程和成长过程。它不是要代替人们作出明智的决定,而是帮助人们作出明智的决定。全科医师通过与患者面对面的交往,建立一种相互信任、平等相处的人际关系,以朋友、帮助者、教育者的身份,运用自己的交往技巧和相关知识,帮助人们认识问题,作出正确的决定,最终有效地解决问题。例如,咨询者可用丰富的知识和形象的比喻去说服对方;咨询者可用同情、关心和感情上的共鸣去取得对方的信任;咨询者可用自己的期望和无微不至的关怀去激励对方改变自己的行为;咨询者可用自己的亲身经历去感化对方。因此,咨询也是一种更具艺术性的支持服务。

全科医疗活动中,除了对个人提供咨询服务外,还要承担家庭咨询,以及社区咨询。个人咨询是临诊时必须完成的日常服务;它针对个人健康问题提供原因、性质、预后、诊断、治疗、预防、保健以及康复等方面的咨询。家庭咨询是在全科医疗基本原则规范下的服务范围之一;它是针对整个家庭,而不是家庭中的某个人;其咨询的内容是家庭问题,而不是某个或几个成员的个别问题。其主要内容包括:①家庭保健知识,如家庭遗传学问题、各个不同生活周期的保健问题、营养指导、家庭成员的体质特点及保健注意事项等;②家庭关系问题,如婚姻关系、婆媳关系问题等;③疾病的治疗与康复问题,如各种慢性疾病的持续治疗、照顾、预后等问题;④资源的利用问题,如转诊服务、医疗保险服务、社区家庭资源的利用;⑤突发事件的适应与应付,如各种突发事件发生后,家庭角色的转换、适应、应付处理办法,资源的利用等。家庭咨询的根本目的就是要发现家庭问题,进行家庭治疗,避免家庭危机的出现与发展。

全科医师应学会处理患者的家庭问题。例如,在关系紧张的家庭中形成一种三角结构,可以暂时缓冲紧张的家庭关系,且家庭成员常重复利用它,以此来维护家庭功能的正常。在核心家庭中,儿童往往成为夫妻关系紧张的家庭三角结构中的"第三者",有人称之为家庭关系紧张的"替罪羊"。当家庭三角结构中的"第三者"出现症状、疾患或疾病时,家庭或个人会主动寻求医师的帮助。而大部分医师都只把注意力集中于个人的疾病或疾患上,并不关心其背后的家庭关系紧张问题,只有全科医师才会主动寻找患者背后的家庭问题。通常进行家庭治疗采用的干预措施有:①加强角色澄清,分担彼此的责任和义务,有助于家庭成员间的互相理解;②鼓励家庭成员扩大对家庭资源、社区资源的利用;③通过改善家庭成员的价值观念、交往技巧和对家庭关系的认知来改善适应技能;④鼓励家庭成员组织家庭活动,调整角色行为,促进家庭之间直接、明白而有效地讨论问题,共同协商后再作出统一决定;⑤鼓励家庭成员明白、直接地表达自己的感情,努力在家庭中创造一种积极、轻松、深厚的感情气氛,以利于家庭有效地统一行动,作出决定,解决问题。

五、加强家庭健康教育

全科医师也是教育者。只有这样,在解决家庭问题时,针对家庭的教育才更有效。所以,家庭教育不是针对个别患者的,而是针对整个家庭的教育。教育的内容包括家庭动力学、家庭生活周期保健方法、应付家庭生活中紧张事件的办法、处理精神或躯体疾患的措施及如何对成员的疾患作出反应等。如果家庭危机是由于缺乏知识、缺乏技能、认知错误或缺乏资源等原因引起的,全科医师就可以通过家庭教育使家庭成员统一认识,掌握必要的技能,学会合理利用资源,并找到调整行为的理由,最终有效地解决家庭危机。例如,让家庭的所有成员都对某一成员的疾患过程或家庭问题的产生过程有一个非常清楚的认知,便可以促使家庭及时作出重新分担责任的决定。

六、规范家庭预防服务

家庭在发展过程中,随着家庭生活周期的变化,总会遇到困难、压力事件,甚至处于危机状态,于是家庭便会开始寻求足够的支持,以克服困难、度过危机,常常需要求助于社区服务团体、医务工作者、邻居,等等。全科医师以家庭为单位,在提供连续性、协调性和综合性卫生服务中,有机会了解个体和家庭完整的背景和健康状况,能全面评价健康危险因素,而朋友式的医患关系也有利于了解家庭生活周期情况,帮助医师鉴别家庭成员正常和异常的发展状态,预测和识别家庭在特定阶段可能或已经出现的问题,制订适当的预防计划,采取必要的三级预防措施进行家庭干预,如帮助个体和家庭改变不良行为和生活方式,有时能避免严重后果的出现(表4-4)。

表4-4 家庭常见三级预防服务措施

预防级别	家庭预防工作内容
一级预防	预防生活方式疾病,不合理饮食、吸烟、酗酒、缺乏体育锻炼等 健康维护,如免疫接种、健康筛查、健康监测等 家庭咨询,如指导性生活、婚姻指导、产前保健、老年人照顾等
二级预防	医师同患者共同监测健康 医师鼓励患者及时就医,及早发现、诊断和治疗 监督患者合理及时用药、用药安全

续表

预防级别	家庭预防工作内容
三级预防	对患慢性疾病的家庭成员,督促其遵医嘱,提高生活质量
	指导家庭成员适应患慢性疾病所带来的变化
	对家人患重病或临终所带来的家庭危机作出调适

七、适时家访干预

家访是许多国家全科医师日常工作的一大组成部分。在我国现行医疗体制下,家访是全科医师服务于个人和家庭的重要途径。按家访的目的可分为评估性家访、连续照顾性家访、急诊性家访。

(一)评估性家访

评估性家访通常是对照顾的家庭进行评估,常用于有家庭问题或心理问题的患者,不明原因地不遵医嘱的患者,以及对年老体弱者家庭环境的考察。通过客观、真实地了解每一个家庭成员及整个家庭的背景资料,建立系统、完整的家庭健康档案,全面地评价家庭功能,从而在完整的家庭背景上来评价个人的健康问题,分析家庭与个人健康的相互作用,找到问题的真正原因,发现真正的患者,作出正确的判断,鼓励家庭对个人的健康问题作出适当反应,合理利用家庭资源,帮助患病的家庭成员康复,最终有效地解决个人的健康问题。通过家访还可以接触到没有就诊的患者和健康的家庭成员,有利于全科医师作出早期诊断并提供综合性的预防保健服务。中医全科医师在评估性家访中可增加对家庭各个成员的中医体质的评测,做好健康档案,有针对性地提出个体化的保健计划及更准确地辨证施治。

(二)连续照顾性家访

连续照顾性家访指全科医师常定期走访有行动受限的家庭病床患者,通常包括老年人、残疾人、长期卧床的患者、不愿住院的患者、临终患者等,以及对家庭医疗保健服务有需求的家庭。如脑中风偏瘫、多发性硬化症、类风湿关节炎、肌营养不良等患者,因行动受限,外出就诊困难,本人和其家属都希望全科医师上门提供治疗和家庭照顾服务,观察对治疗的反应、执行医嘱的情况,如患者服药情况,评估其家庭情况,以更有效地提供连续性照顾。在我国传统伦理背景影响下,部分患者是在医院的抢救室里度过其临终阶段的,但更多患者则是在家中走完他们的一生的。临终可能会为患者带来痛苦,死亡对居丧的家庭更是一种巨大的压力。在整个过程中,全科医师较其他医务人员更能发挥自己的支持作用。

(三)急诊性家访

急诊性家访主要针对某些急症患者,多为随机性的,如急性腰背痛,搬动会加重疼痛;急性心肌梗死,活动有加剧病情的危险。在社区诊所工作的全科医师可能会被请到居民家中临时处理紧急情况,开展院前急救。

家访前首先要确定家访的目的与内容。评估性、连续照顾性家访需制订家访计划,通过电话、发信件、传话等适当的途径,将家访的时间通知家庭。家访时要携带准备好的资料和工具,填写家访卡,按时、按计划实施,时间一般在半小时至1小时以内,注意保持中立立场,并预约下一次家访的时间和内容。每一次家访结束后都应该整理一份家访记录，围绕一个主题的几次家访全部完成后，综合几次家访的结果，评价分析治疗的效果和预后，分析家庭关系和相互作用，提出解决问题的策略和方法，写一份完整的家庭访视报告。

第四节　以社区为范围的健康照顾

一、社区常见的健康问题及影响因素

（一）社区常见的健康问题

社区是人们日常生活的根基，社区人群则是基层医疗服务的核心主体。以社区为范围的健康照顾将人群个体融入整个社区背景进行调查、评估、诊疗，采用流行病学、预防医学、社会医学等多种方法明确社区存在的常见健康问题及其主要的影响因素，通过社区诊断、制订社区计划并加以实施，使常见健康问题控制并解决在社区，达到维护与促进社区人群健康的目的。

社会的发展、经济和生活水平的提升以及老龄化态势的凸显，改变着我国社区的疾病谱。社区健康问题中，慢性疾病的占比明显升高，主要涉及高血压、冠心病、脑血管病等循环系统疾病，糖尿病、脂代谢异常等内分泌系统疾病，慢性呼吸系统疾病和肿瘤等。《中国居民营养与慢性病状况报告（2015）》显示，成人高血压患病率为25.2%，糖尿病患病率为9.7%，与2002年相比呈上升趋势。近10年，我国癌症的发病率也逐年升高，其中肺癌和乳腺癌分别位居男、女性癌症发病率之首。除外家族遗传因素，慢性疾病的发生与不良生活习惯如吸烟、酗酒、饮食结构不合理、缺乏体育锻炼等密切相关。全科医师作为社区健康的守护者，从早期行为干预到连续性医疗照顾，对预防和控制慢性疾病的发生发展、改善社区人群生活质量、引导把关分级诊疗模式、发挥中医药在基层医疗卫生服务中的优势，起着不可或缺的关键作用。

社区健康问题往往在早期带有一定的隐蔽性。人们对一些轻微或不典型的症状容易忽视，即使已出现明显症状的患者也并非会及时就医，这便对全科医师提出了更高的要求。全科医师需要靠自身的主动发现来弥补部分患者就诊的消极被动，善于沿着患者提供的线索去发觉其整个家庭、周围人群可能存在的疾患，应当全面地收集分析社区资料而非局限于通过门诊病例来判定社区存在的健康问题。此外，社区健康问题也会涉及生物、心理、社会多方面。全科医师要懂得整体思考，建立清晰的思路追本溯源、完整分析，敏锐地识别到与躯体疾患相关联的心理问题、社会问题，重视精神层面、社会环境对社区人群健康产生的影响，从而使以社区为范围的健康照顾在实施过程中能做到发掘问题精准化、干预诊疗细致化、人群覆盖广泛化。

（二）影响因素

"三因制宜"是《黄帝内经》中重要的治疗思想，分为因人、因地、因时制宜三方面。"三因制宜"治疗思想的形成源自长期的医疗实践探索，强调了人与生存环境的密切关联。现代医学认为，人体的健康受到不同的自然或社会环境、不同的生活方式及行为的影响。人与生存环境协调统一的重要性与《黄帝内经》学术原理中最具特色的整体观念一脉相承。

1. 自然环境因素对健康的影响　自然环境因素主要指地理和气候因素。某些传

染病及自然疫源性疾病，都有较为明显的地域性和季节性，形成了疾病流行社区。在现代城市社区中，环境污染已成为不可忽视的问题，严重影响着人们的健康。如空气污染、废弃污水的排放、噪声、生活垃圾堆积、食品污染、土壤质量恶化、工业粉尘、复杂的化学原料及重金属，甚至杀虫剂等，均可造成极大的公害，从而使疾病复杂化。《素问•异法方宜论》记载："黄帝问曰：医之治病也，一病而治各不同，皆愈，何也？岐伯对曰：地势使然也。"因此，中医认为，当所处的地域不同，即使同一种疾病亦常需采取不同的治法。东方生风，南方生热，西方生燥，北方生寒，中央生湿，不同地域的地理气候、生活环境作用往往令人的体质、发病、转归、寿命等呈现出差异，因而需要因地制宜。

2. 社会环境对健康的影响　社会环境包括文化环境、经济因素以及社会心理因素等。社区的文化背景，决定着人群的健康信念和对健康维护的态度，影响着群体的生活方式和就医行为。社区的社会文化包含了思想意识、风俗习惯、道德法律、宗教信仰、文化教育等。社会经济发展在使人群健康状况改善、人均寿命延长的同时也影响着当今社会的疾病谱，如心脑血管疾病、肥胖症、糖尿病等成为了严重威胁群体健康的疾病。社会心理因素是招致心理和身心疾患的重要原因，如生活节奏快、工作竞争所带来紧张和压力，易使人产生心理失衡或焦虑、抑郁等不良情绪。社区医师应对心理因素有明锐透彻的认识，鼓励人们树立乐观向上的人生观，保持平和的心态，才能守护健康。这与中医理论提出的"七情致病"不谋而合。七情即喜、怒、忧、思、悲、恐、惊七种情志变化。当七情异动时，诸病而至，如"怒伤肝""喜伤心""思伤脾""忧伤肺""恐伤肾""怒则气逆，甚则……飧泄"。

3. 生活方式及行为对健康的影响　生活方式是在维持生存、延续种族和适应环境的变化中形成的行为模式。目前，我国社区主要存在以下不良行为：吸烟、酗酒、饮食不当、缺乏体育锻炼、药物滥用以及不良性行为等。作为全科医师，应善于发现并重视矫正社区群体的偏离行为。《素问•征四失论》指出："不适贫富贵贱之居，坐之薄厚，形之寒温，不适饮食之宜，不别人之勇怯，不知比类，足以自乱，不足以自明，此治之三失也。"可见，在医疗实践中辨别疾病发生个体之间的差异是有效治疗的前提。"人以天地之气生，四时之法成"，先后天多方位因素的不同，使个体之间存在着很大的差异是治病当因人而异的根本原因。

二、社区诊断的概念及方法

（一）社区诊断

早在 20 世纪 20~30 年代，南非医师 Kark SL 首次提出 COPC（community-oriented primary care）这一术语。2001 年，Longlett S 等学者定义 COPC 为一种将流行病学、临床医学、预防医学和健康促进等公共卫生方法原理与基层卫生医疗实践相结合的模式；它重视社区环境、生活行为等因素与健康的关系，在社区范围内，将以个体为单位的诊疗服务和以群体为范围的卫生干预有机地结合起来。COPC 的实施涵盖 4 个步骤——确定社区和目标人群、社区诊断、社区卫生干预、监测与评价。社区诊断是其中重要的一个环节。

社区诊断（community diagnosis）一词最早出现于 1950 年，由于它将疾病的诊断从个体扩展到群体，因此具有革命性的意义。社区诊断以流行病学为基础，追究与社会人群相关的发病因素、死亡原因和环境因素对健康的影响，目的为探明群体的发病机制。因此，社区诊断是围绕社区疾病和疾病隐患而服务于临床，其基本的目标与传统的公共卫生相似，即预防、控制和消除疾病。

（二）社区诊断的目的

1. 发现社区的健康问题，辨明社区的需要与需求。

2. 判断造成社区健康问题的原因，了解解决问题的程度和能力。

3. 提供符合社区需求的卫生计划资料。

（三）收集有关的社区资料

作社区诊断之前，需要收集所需的资料及所用指标。主要包括以下方面：

1. 社区人群健康状况　包括人口学指标、疾病指标、死亡指标、反映居民生活习惯和行为方式的指标，以及反映居民健康意识、求医行为的指标。

2. 社区环境状况　包括自然环境、社会环境等。

（四）社区诊断的步骤

1. 汇集诊断资料（这是第一步工作）　收集原有的相关统计资料、社区调查资料、健康筛查资料、有关报刊文件索取的资料、社区访谈资料等。关键是根据社区的需求，有目的地收集有关的资料。将本社区突出的健康问题，与权威机构的信息及其他信息作比较，沉淀出真正的健康问题，依此设定社区诊断的下一步。

2. 确定解决卫生问题的优先顺序（第二步）　依据以上收集调查的结果，根据本社区当前的需求、社区资源状况的可行性，设定卫生计划及目标。以急需、可行及易行的具体情况，作出先后次序的安排，制订实施的"社区计划"。

3. 社区计划实施（第三步）　一旦计划确定，应制订切实可行的实施措施，并付诸行动。在实际操作中，要准备好实施中使用的表格及详细的记录，以便后续统计。要有清晰的思路和明确的目标才能有序进行。工作进展中，需要使用调查表格、统计表格、综合及分析表格。

4. 计划效果评估　将人群中实施的真正记录（表格），经过系统的整理及统计分析，得出本次行动的效果，并进行效果评估。其中，包括计划中评估及计划结束后的评估。计划中评估，是对进行中的计划作必要的修正，比如对难以实施的细节作调整，以便计划顺利进行；结束后评估，是对整个计划的效果进行评估，并提出改进意见，以便作为下一次社区诊断计划的参考。

以上一次社区诊断结果为参考，再进行下一次社区诊断，周而复始地解决社区群体的健康问题，以不断提高人群的健康水平，使"社区康复"。

社区诊断关注其定向的目标——社区。它像大夫治疗疾病一样，针对每一个实际问题；其干预的是人群中的隐患，而不是单一的病因。传统的流行病学，最早用于传染病预防，而当今社区的健康，涉及广泛的环境、社会和人的生活行为心理因素，并非单纯的流行病调查和生物医学能够完全治理。因为，社区诊断是从生物、心理、社会环境的角度，审视并治理群体的健康问题。

三、社区诊断案例

（一）社区的基本情况

某社区地处北半球亚热带高海拔地区，常年日光照射，冬季平均气温 7.8℃，夏季平均气温 22.3℃，干湿季分明，夏季潮湿，降水充沛。居民人口总数为 30 925 人，男性占 51.62%，女性占 48.38%，男女性别比 1.07，60 岁以上的老年人占 16.74%。且 6 岁以上人口中高中以上学历占 47.91%，大专及以上学历占 23.27%。社区人口中包括彝族、纳西族、白族、傈僳族、普米族等少数民族，嗜食辛辣，口味偏咸，酒文化氛围浓烈。经过 1 年的调查，居民最常见的 6 个慢性病患依次为高血压（20.47%）、慢性胃炎（11.36%）、糖尿病（8.92%）、皮肤病（6.06%）、心脏病（4.83%）、胆囊炎（3.78%）。慢性疾病有关的危险因素，膳食结构不良率占 98.02%，超重率占 43.16%，饮酒率占 35.88%，紫外线辐射率占 24.15%，吸烟率占 18.34%，肥胖率占 16.95%。1 年内社区传染病的发病情况为病毒性肝炎 48 例、痢疾 27 例、肺结核 15 例、麻疹 9 例、伤寒 5 例、猩红热 4 例。肿瘤发病率最高的 5 项依次为肺癌、胃癌、肝癌、结肠癌、甲状腺癌，其中肺癌连续数年发病率前列，胃癌、肝癌呈现上升趋势。中医"治未病"门诊依据中华中医药学会颁布的《中医体质分类与判定》进行测评，2 579 例中医体质辨识结果显示，本社区居民主要以湿热质（27.31%）、血瘀质（24.80%）和痰湿质（17.46%）为主。

综合分析：该社区属亚热带季风气候，干湿季分明，夏季潮湿，降水充沛，气候偏湿热，且地处高海拔，紫外线辐射强。但年温差小，冬暖夏凉，环境适宜居住。社区居民受教育程度良好，乐于接受中医养生及宣教。年龄结构存在老龄化趋势，老年人因年老体弱等因素，脏腑功能失调，或因长年喜食咸辣、嗜饮酒及膳食结构不良，引起气血津液运化失调，水湿停聚，聚湿成痰，蕴久化热。饮食不节易损脾胃，正气渐亏，气不足以推动血行，则血必有瘀，甚者痰热瘀互结。因此，此社区居民体质多以湿热质、血瘀质及痰湿质为主。这几种体质较容易患上高血压、慢性胃炎、糖尿病、皮肤病等慢性疾病。而皮肤病的多发也与地理位置、气候条件等多种因素有关，如紫外线辐射强、冬夏干湿两极。该社区的传染病传报率已达 100%，以病毒性肝炎、痢疾等消化道传染病多发。

（二）解决问题的次序

1. 老龄化趋势明显。

2. 高血压居慢性疾病首位。

3. 膳食结构不良居慢性疾病危险因素首位。

4. 湿热质、血瘀质和痰湿质为主要体质类型。

（三）卫生行动计划（立即付诸行动）

1. 开展健康教育和中医养生调摄知识的宣教　通过宣教，让居民懂得饮食合理搭配、注意低盐饮食、蛋白质摄入、多食蔬菜水果，改善膳食结构的同时可以有效控制高血压等心脑血管疾病的发生。而偏颇体质的中医健康教育也尤为重要，如湿热体质可多按摩曲池、丰隆、支沟、阴陵泉等穴位；做八段锦中的"双手托天理三焦""调理脾胃须单举"等保健操；多食健脾、祛湿、清热功用的食物，少食肥甘厚腻、辛辣及甜食，不宜酗酒。

2. 改善机构人员结构　有必要结合老年人对卫生服务的需求和利用特点，提出适合老年人的卫生方案和政策。同时增加站点建设和社区服务的覆盖面，扩大家庭病床的服务数量及领域。因此，这需要加大机构中高水平专业技术人才的比例，加强与上级医疗机构的交流学习，进一步提升社区居民对社区医疗机构的可信度和知名度。

3．举办特色活动及营造社区良好氛围　可举办中医养生节等活动，使中医"治未病"的理念深入人心，并推广适度体育锻炼，使居民身心健康，作息规律，有效减少居民不良生活习惯。

4．控制传染病　对于社区中出现的传染病要做到100%的传报率，严格按照流行病学进行患病者和感染源的有效隔离，重点控制消化道传染病，且社区门诊医师要对此类疾病做到重点防治。

（四）执行和评估卫生计划

包括卫生计划落实如何、执行的效果如何、下一步计划的修改。

1．卫生宣教力度如何？知识讲解水平怎样？群众是否乐于接受？

2．是否充分挖掘了社区资源？是否做到了与上级医疗机构的交流学习？

3．各类患病率是否降低？卫生常识及中医养生调摄知识是否提高？

4．传染病诊断水平及治疗的效果如何？

（五）下一步社区诊断

通过以上实施后的效果评估，结合当前社区的突出健康问题，以制订下一轮社区卫生计划。

学习小结

1．学习内容

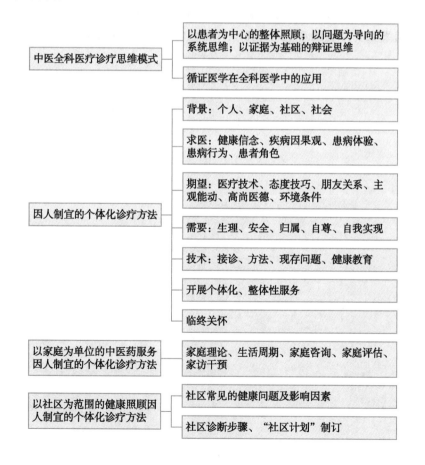

2. **学习方法** 通过学习中医全科医疗的诊疗思维、如何实现个体化诊疗、以家庭为单位的中医药服务、以社区为范围的健康照顾的主要内容,以了解如何将传统中医学的诊疗行为与全科医学的诊疗模式相结合。

(郝微微 胡 聃)

复习思考题

1. 如何在全科医疗中运用循证医学?

2. 全科医师如何提供优质的临终关怀服务?

3. 中医全科医师应如何面向家庭开展健康照顾与服务?

4. 社会环境、生活方式及行为对社区健康的影响分别体现在哪些方面?

5. 对社区计划的效果进行评估有何意义?

6. 请根据以下社区病案,结合需解决问题的优先次序制订一份社区卫生计划。

病案:某社区地处长三角沿海城市,为海产品贸易输出地,四季气候适宜。居民人口总数为 62 015 人,男性占 48.23%,女性占 51.77%,60 岁以上的老年人占 26.29%。社区人口喜食海产品、口味偏咸。经过 1 年调查,居民最常见的 5 个慢性病患依次为高血压(22.15%)、甲状腺疾病(19.74%)、慢性胃炎(10.52%)、糖尿病(6.23%)、心脏病(5.74%)。慢性疾病有关的危险因素,膳食结构不良率占 98.02%,超重率占 42.77%,吸烟率占 20.84%,体育人口率占 20.11%,饮酒率占 13.36%,肥胖率占 11.39%。肿瘤发病率最高的 5 项依次为结肠癌、肺癌、甲状腺癌、胃癌、乳腺癌。本社区居民中医体质辨识结果主要为痰湿质(24.18%)、阴虚质(16.92%)、气郁质(15.38%)和血瘀质(14.47%)。

第五章

中西医全科医学的预防保健

学习目的

通过学习预防医学、临床预防医学服务、中医治未病、健康管理与健康评价、预防保健的内容和方法，为预防疾病、维护健康积累基础，提供借鉴。

学习要点

预防医学的概念、研究内容及方法；临床预防医学服务的意义、内容和方法；治未病理论的基本概念、形成和发展过程及重要意义；健康管理和健康评价的目的、内容、基本步骤和形式；养生保健的概念、内容、原则和方法。

预防保健，指为保护和增进健康、防止疾病发生所采取的综合性措施，是预防医学的重要内容和组成部分。

第一节　全科医学的预防保健

一、预防医学的概念及方法

（一）预防医学的概念

预防医学是现代医学的一个分支，是以人群为主要研究对象，以预防为主要指导思想，探索人类疾病和健康的相关问题，并运用基础医学、流行病学、临床医学、环境医学等现代医学及其他科学技术手段研究人体健康与自然、社会环境因素之间的关系及其规律，制定疾病防治策略与措施，以达到预防疾病、控制疾病，促进身心发展，保障身体健康，延长人类寿命为目的的一门科学。运用各种方式方法达到预防疾病的目的，是预防医学的核心内容。

预防医学的工作重点是健康和无症状患者，对策与措施更具积极预防作用，更具人群健康效益。预防医学与临床医学的不同之处在于它是以人群为对象，而不是仅限于以个体为对象。医学发展的趋势之一，是从个体医学发展到群体医学。今天许多医学问题的真正彻底解决，不可能离开群体和群体医学方法。

（二）预防医学的研究内容

1. 研究环境与健康的关系以及环境因素对健康的影响及其作用规律；探索改善

和消除环境中的有害因素、利用有利因素的措施和原则等。

2．研究各种疾病、健康状况或生理特征在不同时间、人群、地区的分布特点及其变动规律，探讨病因，了解疾病及健康状况的消长变化情况，以便提出当前及今后医疗卫生工作中应解决的主要问题。

3．研究制定防治疾病、增进健康的策略和措施，并对措施实施效果进行评价，以使预防医学工作质量不断提高，达到预防疾病、增进健康、提高生命质量的目的。

（三）全科医学的预防保健

1．全科医学的预防保健观念　全科医学的预防保健观念与预防医学有明显的不同。预防医学模式是以环境、人群、健康为模式，主要针对传染性疾病的预防；而全科医学模式是以生物、心理、社会为模式，将医学实践的目标直接指向提高社区全体居民的健康水平。

2．全科医学的预防保健措施

（1）采用全科医学模式研究健康危险因素、解决社区实际问题。

（2）以个体健康为中心、家庭为单位、社区为范围的个体与群体预防相结合的卫生服务。

（3）将医学实践目标直接指向提高社区全体居民的健康水平。作出社区诊断，制订预防保健计划，提供预防、医疗、保健、康复、健康教育和计划生育一体化的卫生服务，有效地解决个体、家庭和社区的健康问题。

3．全科医学的预防服务优势　在以患者为中心的医学服务模式下，全科医师将预防保健融入每一次的诊疗服务，因此在提供预防服务方面具有明显优势。

（1）全科医师立足于社区，易发现早期健康问题，便于提供预防保健服务。

（2）全科医师基于相对固定的人群提供预防服务，提供的服务具有连续性。

（3）基于全科医学独特的教育理念，可制订有针对性的、规划性的预防保健计划，并利用全科医师的特殊角色提供预防服务。

（4）全科医师可提供包括公共卫生和临床预防在内的协调性的预防服务。

（四）全科医学的预防措施与方法

预防医学作为医学的一个重要组成部分，要求全科医师除了掌握基础医学和临床医学的常用知识和技能外，还应熟悉有关预防医学方面的知识和技能，包括卫生管理学、流行病学、环境医学、社会医学、社区医学、医学统计学等，以及在预防医学中运用三级预防措施。

1．疾病的三级预防　一级预防也称病因预防、发病前期预防，主要是针对无病期，目的是采取各种消除和控制危害健康的因素、增进健康的措施，防止健康人群发病。

二级预防也称临床前期预防、发病期预防，即在疾病的临床前期做好早期发现、早期诊断、早期治疗的"三早"预防措施，以预防疾病的发展和恶化，防止复发和转变为慢性疾病等。早期发现的手段包括筛检试验、高危人群重点项目检查以及群众自我检查等。

三级预防又称临床期预防、发病后期预防，主要是对已患病者进行及时治疗，防止恶化，预防并发症和伤残，促进康复等恢复劳动和生活能力的预防措施。

2．全科医学预防保健的常用方法　包括免疫接种、个体及群体筛检、周期性健康检查、病例发现、个体健康危险因素评估、化学预防及中医药预防等。

（五）中医学与预防医学

中医理论中没有预防保健的词汇，但其增进健康、防止疾病的目的和方法与中医治未病理论和养生学的精神是相一致的。中医全科医学的预防保健，是将中医学的治未病和全科医学的预防保健理论有机地结合，全方位、多角度地认识生命、健康和疾病，以人为本，以健康为目标，以预防医学和健康教育为重点，以研究预防疾病的基本理论、基本方法和具体预防措施为主要内容。

中医学蕴含着丰富的预防医学思想和观点，主要体现在以下两点：

第一，整体观念。中医学认为人体是一个有机整体，在疾病预防中重视"天人相应"，认为自然界四时气候的变化，对人体的生理功能会产生重大影响，而人体对自然界四时气候的变化，亦会作出适应性反应。注重"形神统一"，认为良好的精神状态可使人体阴阳气血平和，健康长寿，而不良的精神情志活动会削弱人体的抵抗能力，直接或间接引发疾病。因此，传统中医预防医学思想认为，疾病发生与内、外环境均有密切联系，外部受到生活、工作环境，气候变化、地理特征、环境卫生等的影响；内部受到人体自身正气、体质强弱及精神状态等的影响。

第二，"治未病"思想。"治未病"是指在疾病防治上，应未病先防，强调提高人体正气，以增加抗病能力的养生观点，主张通过顺时调养、饮食调养、精神调养、药物调养、针灸调养和运动调养等养生措施，维护人体正气，强壮体质，预防疾病的发生。而当疾病将要发生时，要及早诊治；在疾病发生后，要既病防变；当疾病痊愈后，还应防止复发。

预防医学重视预防，强调环境与人群的相互依赖、相互作用和协调发展，从而达到预防疾病、促进人群健康和提高生命质量的目的。防治手段以药物、心理、社会等方面的综合防治为主。

从医学模式方面，中医学强调"整体观"，归纳出"天人合一""形神统一"等理论，重视自然环境、社会环境对人的影响，这与"生物 - 心理 - 社会"医学模式的观点是一致的。从疾病防治理念方面，中医学强调"治未病"，充分体现"预防为主"的医学思想，这与预防医学的"三级预防策略"是一致的，都强调预防的重要性。总之，中医学与预防医学有着相似的医学模式和疾病预防思想，两者之间具有很强的互补性。

二、临床预防医学服务

临床预防医学是伴随着医学模式转变而形成的一门新学科，是预防医学的重要组成部分。临床预防医学服务是指医务工作者（包括医师、护士等）在临床场所对患者、健康者和无症状的"患者"病伤危险因素进行评价，然后实施个体的预防干预措施。临床预防医学有效地弥合了临床医学与预防医学间的断痕，通过降低健康危险因素的强度来达到维护与促进健康的目的。

"无症状"并非指患者目前没有任何主诉，而是针对某些严重威胁生命的特定疾病而言，目前没有相应的症状和体征。这要求医师在处理目前患者疾病的同时，着眼于他 / 她将来的健康问题。

临床预防医学服务的内涵：是在临床环境下以第一级和第二级预防为主的治疗与预防一体化的卫生保健服务。临床预防医学服务内容主要包括健康咨询、疾病筛检、免疫预防和化学预防等。

（一）临床预防医学服务的意义

1. 贯彻执行国家卫生工作的方针政策 国家卫生工作方针的核心是以预防为主,而临床预防是其中的一个重要方面。

2. 降低疾病的发病率和死亡率 在人群中进行健康咨询、筛检试验和健康检查,对疾病早发现、早诊断、早治疗,改变不良生活方式和行为,可有效地控制慢性疾病的发生和发展,降低疾病的发病率及死亡率。

3. 提高生命质量 对于冠心病、糖尿病等慢性非传染性疾病,通过开展临床预防医学服务,可有效延缓病情、预防和减少并发症、提高生命质量、延长寿命。

4. 促使专科医师加强预防意识,合理利用卫生资源。

5. 提高社区卫生服务的质量和水平。

（二）临床预防医学服务的内容与方法

1. 常见的临床预防医学服务内容

（1）健康教育:世界卫生组织（WHO）提出"健康不仅是躯体没有疾病,还要具备心理健康、社会适应良好和有道德"。现代人的健康内容包括躯体健康、心理健康、社会健康、智力健康、道德健康、环境健康等。

健康教育是全科医学提出的具有预防保健意义的理念和方法之一,是临床预防医学服务重要的一个环节;是一门研究传播保健知识和技术、影响个体与群体行为、消除危险因素、预防疾病、促进健康的科学。

健康教育的对象是个体或群体。强调通过有计划、有组织、有系统、有评价的社会教育活动,使人们自觉采纳有益于健康的行为和生活方式,消除或减轻影响健康的危险因素,预防和控制疾病,促进健康,提高生活质量。

健康教育的核心是教育人们树立健康意识、改变或终止危害健康的行为和生活方式,实施有利于健康的行为和生活方式,以及强化已有的健康行为,以降低或消除影响健康的危险因素,促进健康,提高生活质量。

因此,健康教育的立足点不仅仅是预防疾病,而是提高健康意识;健康教育的内容,不仅仅包括躯体方面,还包括心理方面。

健康教育的项目可包括合理营养、平衡膳食;进行合适的运动锻炼;保持理想体重;预防睡眠障碍,提高睡眠质量;劝导戒烟;增加医师和患者之间的信任度;指导女性患者自我检查乳房;了解各种慢性疾病及恶性肿瘤的早期信号;预防传染病;防范心理疾患等。

（2）健康咨询:健康咨询是对咨询对象就健康和疾病相关问题提供的医学服务指导,是全科医师在开展以预防为先导的健康照顾时最常用的方法之一。

1）健康咨询的原则和方法:根据咨询对象的健康观念和态度确定咨询的内容和方式,并充分告知干预措施的目的、预期效果以及产生效果的时间。并且在为咨询对象制订目标时,要制订具有可行性的具体的实施方案,逐步推进,以使咨询对象形成新的健康行为。另外,全科医师在对咨询对象随访时,要注意营造建立健康行为的环境,将行为改变融入日常生活中。同时,健康咨询是一个团队的责任,需要全科医师、护士、专科医师、公共卫生医师、营养师等的共同努力。一旦咨询对象启动行为改变计划,医师需要通过各种方式了解其计划执行情况,监测相关指标,评价进展情况,并及时处理可能出现的问题,及时调整方案。具体方法可选择个体教育法、群体教育法、文字教育法、形象教育法、电子教育法等。

2）健康咨询的内容：主要是帮助咨询者建立健康的行为与生活方式、了解各种疾病早期的症状，预防和控制常见传染病、意外伤害，以及心血管病、脑血管病、恶性肿瘤、成人肥胖症、糖尿病、高血压等慢性非传染性疾病。建立健康行为的咨询内容主要包括合理饮食与运动、疫苗接种、日常卫生、限酒戒烟、定期监测相关指标、合理用药等。

（3）筛检试验：筛检是运用快速和简便的检查、检验手段自健康人群中发现早期病例的工作。它是一种初步检查，不是对所患疾病作出诊断。筛检阳性尚须就医，以便作出确切的诊断和接受必要的治疗。

常见慢性非传染性疾病的筛检包括高血压、2 型糖尿病、血脂异常、骨质疏松、乳腺癌、宫颈癌、肠癌、前列腺癌等。如筛检出某些人具备高血脂、高血压等危险因素，则需控制这些因素以达到预防冠心病、脑卒中的目的。又如筛检孕妇中的乙型肝炎携带者，以便及时对其新生儿进行乙型肝炎被动自动免疫，这样即可预防后者患乙型肝炎。

筛检的方法包括周期性健康检查和病例发现两种方法。周期性健康检查是运用格式化的健康筛选表格，针对不同年龄、性别、职业等健康危险因素设计项目和时点而进行的健康检查。而病例发现是对就诊患者实施的一种检查、测试或问卷形式的调查，目的是发现患者除就诊原因以外的其他疾病。

（4）预防接种：预防接种也称人工免疫，是指用病原微生物或其代产品接种于人体，使人体产生特异性免疫力，并通过提高人群免疫力来达到保护人体免于发病和控制疾病流行，甚至消灭疾病的目的，包括儿童计划免疫和成人计划免疫两大类。

儿童计划免疫接种对象是 7 周岁以下（包括 7 周岁），以后适时的加强免疫也在计划之中，目的是使儿童获得对麻疹、脊髓灰质炎、百日咳等疾病的免疫力。目前，我国卫生部门规定的计划免疫接种有麻疹病毒活疫苗、脊髓灰质炎三价混合疫苗，百日咳疫苗、白喉类毒素、破伤风类毒素混合制剂（白百破混合制剂），卡介苗和乙型病毒性肝炎疫苗。

成人免疫接种应根据职业和个体健康状况而定。主要是针对一些容易发生感染的特殊人群（高危人群），如医护人员和监狱管教人员是乙型病毒性肝炎的高危人群，应正规接种乙型病毒性肝炎疫苗；出差或旅游可提前接种前往地高发传染病的疫苗；畜牧兽医人员应接种狂犬病疫苗和炭疽菌苗等。

（5）化学预防：是指通过对无症状者使用药物、营养、矿物质、生物制剂或其他天然物质，作为第一级预防措施，以防止和减少疾病的发生。如让怀孕妇女早期服用叶酸，以减少胎儿神经管缺损的危险性；使用小剂量阿司匹林预防心脑血管疾病；绝经后妇女使用雌激素预防骨质疏松和心脏病；他莫昔芬和雷洛昔芬用于乳腺癌高危女性化学预防等。但使用化学预防前应充分权衡获益和风险。

（6）暴露后预防：暴露于某些传染病后可以通过免疫或抗生素加以预防。如有选择性地为暴露于 B 型流感嗜血杆菌性疾病、脑膜炎球菌感染、甲型肝炎、乙型肝炎、结核和狂犬病的人进行暴露后预防。暴露后预防用药因暴露于不同传染病的种类而异。如狂犬病的暴露预防要有计划地应用狂犬病疫苗和抗狂犬病血清 / 狂犬患者免疫球蛋白；如疑为乙肝暴露，要在 24 小时内注射乙肝免疫球蛋白和 / 或接种乙肝疫苗等。

笔记

（7）临床营养指导：临床营养指导也是临床预防医学服务的一个重要不可缺少的环节。合理平衡的营养饮食对疾病的预防极为重要，如糖尿病、高脂血症、冠心病等疾病的发生、发展与营养失衡关系极为密切。因此，对于有糖尿病、高脂血症、冠心病等与膳食失衡有关疾病危险因素的人群或患有与膳食有关的其他慢性疾病的患者，应进行高强度的营养行为指导与干预。合理营养是通过合理膳食来实现的，因此临床营养指导的主要内容是平衡膳食的指导。平衡膳食是指膳食所提供的能量及营养素在数量上能满足不同生理条件、不同劳动条件下用膳者的要求，并且膳食中各种营养素之间比例适宜。

2. 临床预防医学服务实施的原则

（1）重视健康危险因素的收集。

（2）重视患者的知情同意权，医患双方共同决策。

（3）以健康咨询与教育为基础。

（4）合理选择周期性健康检查和筛检的内容。

（5）根据不同人群结构（年龄、工种、受教育的程度等）特点开展有针对性的临床预防医学服务。

三、以预防为先导的社区居民自我保健

社区是若干社会群体或社会组织聚集在某一个领域里所形成的一个生活上相互关联的大集体，是社会有机体最基本的内容，是宏观社会的缩影。社区卫生服务是社区建设的重要内容，而疾病的预防又是社区卫生工作的重点之一。

自我保健是指个体发挥能动作用，保护自己健康的活动，是个体决定自己健康的权利和义务的体现。其内容涉及健康行为的培养、预防疾病、自我诊断、自我治疗以及在医疗机构诊治后的继续治疗和康复活动等。

自我保健侧重于提高个人、家庭的自我心理调节，提高社会心理素质和社会适应能力，建立身体、心理和社会的全面健康意识；侧重疾病的临床前预防，即三级预防中的第一级预防，以推动个人、家庭及社区消除不良个人卫生习惯和生活方式。自我保健作为社区卫生服务的补充形式，发挥着越来越重要的作用。全科医师可以利用对社区背景的熟悉，去整体把握社区居民个体和群体的特点，有针对性地指导居民进行合理的自我保健，达到预防疾病和延缓疾病发展的目的。

（一）社区居民自我保健的组织与管理

1. 加强社区卫生队伍建设，充分发挥全科团队的作用。

2. 根据不同人群的自我保健需求开展有针对性的自我保健知识宣传。

3. 依托社区，采取多种形式、以丰富的内容向居民宣传自我保健知识。

4. 社区居民自我保健应坚持循序渐进、持之以恒的原则。

（二）社区居民自我保健的内容

社区居民自我保健的内容包括个体自我保健和保健两方面。具体内容有培养个体和家庭健康的生活方式、保持个体和家庭健康的心理和行为方式，以及自我预防、自我诊断、自我治疗，开展家庭健康教育等。

（三）全科医师在社区居民自我保健中的作用

1. 对社区居民开展有针对性的自我保健教育及指导。

2. 全科医师可充分利用一切可利用的资源，为社区居民提供多方位的自我保健信息。

3. 全科医师还同时担负着组织、领导和指导社区居民自我保健活动的职责。

第二节　中医治未病学说与疾病预防

一、治未病理论的基本概念

"未病"是指机体存在一定的功能紊乱或失调，但尚未出现疾病的亚健康状态。治未病主要包括三层含义——未病先防、已病防变、病后防复。"治未病"主要强调在"未病"之前采取有效的预防措施，防患于未然，即未病之前防止疾病的发生、已病之后防止疾病的传变、治愈之后防治疾病的复发，体现了中医预防保健的思想，是中医理论体系的重要组成部分。

二、治未病理论的形成和发展

中医学"治未病"理论的形成和发展根植于五千年的中国传统文化，历经了历史长河的积淀，最早可追溯到远古时代。"治未病"一词首次记载于《黄帝内经》。如《素问·四气调神大论》曰："是故圣人不治已病治未病，不治已乱治未乱，此之谓也。夫病已成而后药之，乱已成而后治之，譬犹渴而穿井，斗而铸锥，不亦晚乎？"文中的"圣人"即指精通养生之道，懂得运用养生方法防治疾病的医师。意思是说：圣人不治已经发生的疾病，而是预防未萌发的病患；不强治已爆发的动乱，而是在未乱之前就加以治理。如果病已形成才去治疗，动乱已经发生后才去平息，好比口渴了才去挖井，临战了才去铸造兵器，岂不是太晚了？《灵枢·逆顺》说："上工刺其未生者也。其次，刺其未盛者也……上工治未病，不治已病，此之谓也。"如《素问·刺热》的相关描述："肝热病者，左颊先赤。心热病者，颜先赤。脾热病者，鼻先赤。肺热病者，右颊先赤。肾热病者，颐先赤。病虽未发，见赤色者刺之，名曰治未病。"以上经典论著均体现了治未病思想，标志着治未病理论临床运用已经较为成熟。《黄帝内经》中所论述的治未病理论包括未病先防和既病防变两个方面。《素问·上古天真论》提出："恬惔虚无，真气从之，精神内守，病安从来。"意思是说心静则神安，神安则体内真气和顺，正气能够抵御邪气，机体就不会生病。而《素问·上古天真论》亦提到"虚邪贼风，避之有时"，即强调在提升机体正气的同时，也要避免邪气的侵袭。以上论述体现了中医治未病理论中未病先防的思想。《素问·阴阳应象大论》云："故邪风之至，疾如风雨。故善治者治皮毛，其次治肌肤，其次治筋脉，其次治六腑，其次治五脏。治五脏者，半死半生也。"指出了早期诊断，及早治疗，积极预防疾病传变的重要性，正体现了中医治未病理论中既病防变的思想。

继《黄帝内经》之后，后世医家亦纷纷主张治未病。东汉张仲景在《金匮要略·脏腑经络先后病脉证》中云："若人能养慎，不令邪风干忤经络……更能无犯王法，禽兽灾伤，房室勿令竭乏，服食节其冷、热、苦、酸、辛、甘，不遗形体有衰，病则无由入其腠理。"他强调了人只有提升机体正气，顺应自然，起居有常，饮食有节，才能预防疾病的侵袭。此外，张仲景既病防变的思想也体现在他的论著中。如在《金匮要略》论述："治未病者，见肝之病，知肝传脾，当先实脾。"根据五行相克规律，肝木旺克脾土，也就是肝病之后，可以先健脾以预防木乘土。《金匮要略·脏腑经络先后病脉证》云："适中经络，未流传脏腑，即医治之。四肢才觉重滞，即导引、吐纳、针灸、膏摩，勿令九窍闭塞。"通过引用经络脏腑传变规律，阐述了既病防变治疗理念。

随后，东汉末年名医华佗开创五禽戏，晋代著名医家葛洪强调气功摄生。陶弘景在《养性延命录》中主张调神养形、"小炷留灯"。再如西汉《淮南子》云："良医者常治无病之病，故无病。圣人者常治无患之患，故无患也。"唐代孙思邈说："上医医未病之病，中医医欲病之病，下医医已病之病。"将疾病分为未病、欲病、已病3个层次。东晋的《养生要集》等书中专门记述了包括按摩、导引、吐纳及个人卫生等治未病的方法。金元四大家之一的朱震亨云："与其救疗于有疾之后，不若摄养于无疾之先；盖疾成而后药者，徒劳而已。是故已病而不治，所以为医家之法；未病而先治，所以明摄生之理。"清代叶天士在《温热论》中指出的"务在先安未受邪之地"，体现了既病防变的治疗理论。

总之，《黄帝内经》首先提出了治未病理论，随着时代发展，被后世医家不断进行丰富和发展，广泛应用于临床实践。如三伏贴、膏方等中医保健治疗方法，均为治未病理论在临床中的应用。现今，治未病理论已经被广泛应用于内、外、妇、儿等各个专业领域，已经在医疗、养老等领域表现出了其优越性和独特性。

三、中医治未病理论的特色

中医治未病理论主要体现了治"未病"，其主要思想是"防重于治"。疾病的发生发展，都要经过从"未病状态"发展到"已病状态"，从未成形到已成形的过程。这个过程主要分为以下几个阶段：疾病轻微的隐而未现阶段，显而未成的有轻微表现阶段，成而未发的有明显表现阶段，发而未传的有典型表现阶段，传而未变的有恶化表现阶段，变而未果表现出愈或坏、生或死的紧要关头阶段。因此，医师在治疗疾病时，应早识、早防、早治，做到"未病先防，既病防变，病盛防危，新愈防复"。治未病理论经过历代医家的阐述及实践，其理论特色主要体现在以下几个方面。

（一）未病先防，重在摄生

"未病先防，重在摄生"的内容主要表现在天人合一、调整阴阳平衡、规律的饮食起居及调畅情志等方面。"天人合一"就是通过人为地、有意识地调节，使人体与外界自然环境、社会环境的变化相适应，顺应天地自然变化之规律。《素问·上古天真论》指出："上古之人……食饮有节，起居有常，不妄作劳，故能形与神俱，而尽终其天年，度百岁乃去。今时之人不然也，以酒为浆，以妄为常，醉以入房，以欲竭其精，以耗散其真，不知持满，不时御神，务快其心，逆于生乐，起居无节，故半百而衰也。"这段文字从饮食、生活起居方面就如何养生问题做了精辟的论述。千百年来的实践证明，是很有现实意义的，可视为生活起居养生的总纲。所谓"起居有常，不妄作劳"，是指生活有规律，不要违背常规地劳心、劳力、劳房。涉及生活起居方面的内容，如居住环境、服饰、睡眠、饮食宜忌、理发沐浴、性和克服不良嗜好和习惯等，与健康长寿是密切相关的。良好的卫生习惯，符合人体内部生理活动规律，不但使人们适应自身的生物节律性，而且能对大自然的环境作出适应性调节，人们因而能够获得"形与神俱"，也就是得到身心健康，而享受每个人的天年，达到健康长寿。反之，不良的生活起居习惯,违背了自身生理活动规律,不仅破坏了自身的生物节律性,而且对周围环境不能作调节性适应,则往往因"不知持满""不时御神"而"耗散其真",势必"半百而衰",欲得健康长寿实为难事。

（二）防微杜渐,欲病救萌

《黄帝内经》中提出"上工救其萌芽",也就是说疾病虽然还没有发生,但已经出现了某些征兆,或者是疾病还处于萌芽状态时,就应该采取有效措施,防微杜渐,从而防止疾病的发生。健康与疾病之间并没有一个截然的界限,往往中间可能存在一个过渡阶段,即亚健康状态;尽管事实上体内已开始发生某些异常变化,但病象尚未显露,或虽有少数临床表现,却不足以据此确诊病症。亚健康状态可向两个方向转归:或者向健康态转化,或者向疾病态转化。中医"治未病"的任务就在于促进其向健康态转化,显然是在病虽未发生、但将要发生之时,采取措施治其先兆。临床上像中风之类的病症,多数有先兆症状,如头晕、肢麻、手颤等,如能及时发现,采取果断措施,就可以避免发病。还有一些发作性疾患,如哮喘,当出现先兆症状时或在缓解期,预先采取措施就可以阻止其发作。

（三）已病早治,防其传变

疾病发生的初期,就及时采取措施,积极治疗,防止疾病的发展与传变,这也应属于治未病的内容。蔡桓公生病,由浅至深,如果早治,不会发生传变以致死亡。所以强调疾病要早期治疗。在疾病初期,一般病位较浅,病情较轻,对正气的损害也不甚严重,故早期治疗可达到易治的目的。《难经·七十七难》云:"所谓治未病者,见肝之病,则知肝当传之与脾,故先实其脾气,无令得受肝之邪,故曰治未病焉。"就是说,内脏疾病有可能按照五行相乘或相侮的规律传变,在治疗时就应当首先辨明有可能被传的脏腑,从而采取相应措施,以防传变。又如清代温病学家叶天士根据温病的发展规律,热邪伤及胃阴,进一步发展,可损及肾阴,主张在甘寒养胃的同时加入咸寒滋肾之品,以防肾阴被损,并提出了"先安未受邪之地"的防治原则,可谓是既病防变原则具体应用的典范。

（四）瘥后调摄,防其复发

"瘥后调摄,防其复发"体现了"瘥后防复"的观点。治未病还包括了疾病痊愈后,应当采取各种措施,防止疾病的复发。如果不注意调摄,疾病容易复发,此即为缓解期调摄。比如哮喘、慢性支气管炎等,在缓解期可以表现如正常人一样,但此时应当进行饮食调养,注意劳逸得当,生活起居有规律,避免疾病的复发。否则,此时若适逢新感病邪,饮食不慎,过于劳累,均可助邪伤正,使正气更虚,余邪复盛,引起疾病复发。所以,病后调摄,以防疾病复作,亦不失为治未病内容的延伸。

四、治未病理论的意义

"治未病"思想强调重视顾护正气,提高机体的抗邪能力,掌控疾病的主动权,达到未生病前预防疾病的发生,患病后防止病情的进一步发展,疾病痊愈后防止复发的目的;倡导早期干预,截断病势,在养生、保健、治疗和康复等方面采用早期干预的理念与方法,有效地实现了维护健康、防病治病、提高生命质量的目的,这为现代医学防治疾病提供了新方向。

（一）为现代养生保健提供依据与参照

治未病理论的大量古籍文献，提供了丰富的理论思想和经验方法，逐渐形成延年益寿、长生久视的养生保健思想，促使人们不断认识、体悟、把握生命的各种信息，探索生命奥秘，揭示生命规律。在研究探索的过程中，不断地总结发现，为现代养生保健提供理论依据，并借鉴其实践经验。

（二）为疾病预防诊疗提供思路与方法

治未病理论有着丰富的实践经验，并已在临床中进行应用。如掌纹相病、耳廓相病等结合遗传、全息等技术手段，进行早期诊断、预测疾病预后，具有重要意义。运用治未病理论中"未病先防"的思想，在三伏天应用"三伏贴"，可有效防止哮喘患者在秋冬哮喘易发之时的病情反复或加重。

（三）为中医药自身发展提供平台和保证

治未病思想和方法是中医学基本理论不可分割的部分，已融入集健康文化、健康管理、健康保险为一体的健康保障服务模式，满足了人民群众日益增长的多层次多样化的中医预防保健服务需求。治未病研究的不断深入和发展，以独特的原则、方法和措施，显示了在养生保健、防病治病等方面的优势，从而为中医药自身的发展提供了新的平台和拓展空间。

"治未病"是中医学最高的治养原则，具有丰富的内涵和广泛的指导意义，对人民群众的养生防病意义重大。针对亚健康人群的早期防治，针对已病人群的早期治疗、择时而治、治未盛、治未传、治未效等均属"治未病"范畴。因此，我们有必要深入学习、掌握并熟悉运用"治未病"思想的精髓，让中医"治未病"这一古老的防治原则在新时代发扬光大，不断赋予其新的内涵，为人类健康服务。

第三节　健康评价与健康管理

一、健康评价与健康管理的基本概念

健康评价是指通过健康检查取得数据后，科学地评估被检者或被检人群的综合健康状况，并提出恰当的建议。

健康管理是以现代健康概念为核心（生理、心理和社会适应能力），适应新的医学模式转变（生理 - 心理 - 社会医学模式），弘扬"治未病"的传统思想，应用管理学的理论和方法，通过对个体或群体健康状况及影响健康的危险因素进行全面检测、评估和干预，实现以促进健康为目标的全人、全程、全方位的医学服务过程。

健康管理的宗旨是调动个体和群体及整个社会的积极性，有效地利用有限的资源来达到最大的健康效果。我国要实现的健康目标中，有健康促进的普及措施及全民享有基本的卫生服务。健康管理是实现这一重要目标的最有效途径之一。

二、健康评价和健康管理的目的和意义

健康评价的目的：是通过对观察指标的测定和评价，促使人们改变不良行为和生活方式，降低危险因素、预防疾病的发生、增进健康、提高生活质量；同时了解健康管理和全科医疗服务的效果。健康管理不仅仅是一个概念、一种方法，更是一套完善、

周密的服务程序。

健康管理的目的：在于使患者以及未病者更好地拥有健康、恢复健康、促进健康，降低病死率，并节约医疗费用开支，有效降低医疗支出。

健康评价和健康管理的意义：实施个性化的健康教育和健康促进，通过健康咨询、健康评价、健康教育等方式，提高人们的风险防范意识；降低医疗费用，减少医疗开支；减少缺勤，提高劳动生产效率，促进职业健康；减少伤残，降低慢性疾病的死亡率；为政府的决策制定提供依据。

三、全科医师在健康管理中的作用

全科医学是一门面向社区和家庭，整合临床医学、预防医学、康复医学以及人文社会学科相关内容于一体的综合性临床二级学科，其范围涵盖了不同性别和年龄的各种健康问题，其主旨是强调以人为中心、以家庭为单位、以社区为范畴、以整体健康的维护和促进为方向的长期负责式照顾。

全科医师利用全科医学的理论体系，对个人、家庭和社区提供优质、方便、经济、有效、一体化的基层医疗保健服务，进行健康与疾病的全过程、全方位的负责式照顾和管理。

在健康管理中全科医师要做好两个角色：一是作为居民的健康"守门人"；二是当好服务对象的健康"代理人"。

健康评价和健康管理应作为基本服务方法，帮助全科医师及时了解健康服务的效果，观察服务对象的健康改善情况。

四、健康评价与健康管理的内容

健康评价与健康管理相辅相成。全科医师通过对个体、家庭，乃至群体的健康评价，了解其一般健康状况及风险，并分类进行针对性的健康管理。

（一）健康评价的内容

健康评价内容包括健康现状评价和健康风险评价两方面。其中健康现状评价是对目前状态的评价，包括健康存在哪些问题、健康水平处于何种等级等。健康风险评价是对未来风险的评价，即个体患病、死亡或发生各种不良事件的风险程度。

1. 健康现状评价 健康现状评价主要通过收集个人或群体健康信息进行，包括一般情况（性别、年龄、种族等）、目前健康状况、疾病家族史、生活方式（膳食、吸烟、饮酒、体力活动等）、体格检查（身高、体重、腰围、臀围、心率、血压等）和血、尿实验室检查（血脂、血糖、肝功能、肾功能、血尿常规等）。

根据以上这些健康信息，对其健康状况进行有针对性的评价，从而量化地评价目前个体的健康水平。

根据评价对象和内容的不同又分为4种类型，即个体健康评价（包括生理功能评价、心理健康评价、社会功能评价、自我评价、健康危险因素评估）、家庭健康评价（包括家庭结构的完善性、家庭关系和谐程度、家庭现有成员状况、病残人数、家庭社会经济状况、居住条件、家族健康谱等）、群体健康评价和健康相关生命质量评价。

2. 健康风险评价 风险评价也称健康危害评估，主要研究人们的工作、行为生活方式中存在的各种危险因素对疾病发生、发展的影响。它是基于群体研究后建立的一个风险评估模式,通过此模式评估某一个体未来发生某种特定疾病或因某种特定疾病导致死亡的可能性。这种分析过程的目的在于估计特定事件发生的可能性,而不在于作出明确的诊断。由于健康风险评价是某一族群在某阶段的健康诊断,因此被作为制订健康教育和健康促进计划的基础。

健康风险评估是一个广义概念,包括了简单的个体健康风险分级方法和复杂的群体健康风险评估模型。

健康风险评估方法包括传统的健康风险评估和患病危险性评估即疾病预测。

(二)健康管理的内容

健康管理是指一种对个人或人群的健康危险因素进行全面评价并进行管理的过程。它是建立在个人健康档案基础上的个性化健康事务管理服务。应用现代生物医学和信息化管理技术的模式,从生物、心理、社会的角度,对个体进行全面的健康评价,协助人们有效维护自身的健康。

1. 根据不同因素对健康管理进行分类

(1)按不同职业人群划分:可分为公务员、教师、医务工作者、企业家、演艺界人士等。

(2)按管理人群划分:可分为群体、家庭、个人等。

(3)按危险因素程度划分:可分为低危险因素、中危险因素、高危险因素和极高危险因素。

(4)按健康状态划分:可分为健康、亚健康、亚临床、疾病状态等。

(5)按疾病类别划分:可分为高血压、脑卒中、冠心病、糖尿病、血脂异常、痛风、肾病、胃肠病等。

(6)按健康管理的功能属性划分:可分为慢性疾病管理、控烟管理、体重管理、运动管理、睡眠管理等。

(7)按不同生命周期划分:可分为围产期、新生儿期、婴儿期、幼儿期、儿童期、青年期、中年期、老年期等。

2. 根据侧重点不同对健康管理进行分类

(1)需求管理:通过帮助患者维护自身健康和寻求恰当的卫生服务,控制卫生成本,促进卫生服务的合理利用。可通过建立健全全民健康档案资源库,提高社区等基层卫生服务中心的水平、加强基层卫生服务中心的重要作用以及逐步健全完善医院、社区和农村医疗三级网的双向转诊机制。

(2)生活方式管理:很多疾病的发生与不健康的生活方式有关。与生活方式密切相关的慢性疾病包括多种恶性肿瘤、心脑血管疾病、糖尿病、神经精神疾病等,已经成为人群中的常见病及致死和致残的主要原因。因此,加强健康管理、提高国民的"治未病"意识是减少这些亚健康人群向疾病人群转变的重要途径。生活方式管理是以个人或自我为核心的卫生保健活动,强调个人选择行为方式的重要性。可采用加强教育、掌握技巧、制订个体目标、反复强化、重点跟进等方式方法,以达到长期稳定的效果。

(3)疾病管理:疾病管理支持医患关系和保健计划,强调运用循证医学和人力的策略来预防疾病的恶化。它以维持和改善个体或群体健康为基准来评估临床、人文和经济方面的效果。它强调患者自我保健的重要性,强调预防、阻止或延迟某一疾病出现症状的医疗管理。

（4）残疾管理：减少工作地点发生残疾事故的频率和费用代价，并根据伤残程度分别处理，以尽量最大限度地减少因残疾造成的劳动和生活能力下降。

（5）灾难性伤病管理：为患癌症等灾难性伤病的患者及家庭提供各种医疗服务，要求高度专业化的疾病管理，解决相对少见和高价的问题，使医疗需求复杂的患者在临床、心理和经济上均能获得最优化结果。

（6）综合的人群健康管理：综合上述不同的健康管理策略对个体提供更为全面的健康和福利管理。

五、健康评价与健康管理的步骤和形式

（一）健康评价与健康管理的基本步骤

健康评价与健康管理包括3个基本步骤。

第一步：了解个体健康。

个人健康信息包括：

1. 个人一般情况　种族、籍贯、性别、年龄等。

2. 目前健康状况。

3. 疾病家族史　心脑血管病、肿瘤、糖尿病、高血压等。

4. 生活方式　饮食、体力活动、饮酒、吸烟等。

5. 体格检查　身高、体重、腰围、臀围、血压等。

6. 实验室检查　血尿常规、血脂、尿酸、血糖等。

第二步：进行健康及疾病风险性评估。

通过对个人健康信息的收集，对个人的健康状况及未来患病或死亡的危险性进行量化评估。目的是帮助个体认识健康风险，纠正不健康的行为和生活习惯，制订个体化的健康干预措施，并跟进和评估其效果。

第三步：进行健康干预。

在前两步基础上，以多种形式来纠正不良生活方式和习惯、控制健康危险因素。如一糖尿病高危个体，除血糖偏高外，还有超重和吸烟等危险因素。因此，除控制血糖外，还包括减轻体重（具体的饮食和运动指导）和戒烟等内容。

健康管理是一个长期的过程。一般健康管理的流程由5个部分组成，依次是健康管理体检、健康评估、个人健康管理咨询、个人健康管理后续服务、专项健康及疾病管理。

（二）健康评价与健康管理的具体形式

1. 健康教育

（1）健康教育的概念：通过信息传播和行为干预，帮助个人和群体掌握卫生保健知识，树立健康观念，自愿采纳有利于健康行为和生活方式的教育活动与过程。

（2）健康教育的核心：强调对个体或群体通过有计划、有组织、有系统、有评价的社会教育活动，使人们自觉采纳有益于健康的行为和生活方式，消除或减轻影响健康的危险因素，预防和控制疾病，促进健康，提高生活质量。

健康教育的立足点不仅仅是预防疾病，而是提高健康意识；健康教育的内容不仅仅包括躯体方面，还包括心理方面。

（3）健康教育的项目：包括个体项目和群体项目。如针对个体的合理营养、平衡膳食；进行合适的运动锻炼；保持理想体重；预防睡眠障碍，提高睡眠质量；劝导戒烟；增加医师和患者之间的信任度；指导女性患者自我检查乳房；了解各种慢性疾病及恶性肿瘤的早期信号；预防传染病；防范心理疾患等。针对群体的健康教育可包括社区健康教育、学校健康教育、职业人群健康教育等。

2．健康促进

（1）健康促进的概念：1995年，WHO西太区办事处发表《健康新地平线》重要文献，给健康促进的定义为："健康促进是指个人与其家庭、社会和国家一起采取措施，鼓励健康的行为，增强人们改进和处理自身健康问题的能力。"健康促进的基本内涵包含了个人行为改变，政府行为即社会环境改变两个方面，并重视发挥个人、家庭、社会的健康潜能。

（2）健康促进的领域：1986年，首届国际健康促进大会通过《渥太华宣言》，明确指出健康促进涉及5个主要活动领域。

1）制定能促进健康的公共政策：把健康问题提到各个部门、各级政府和组织的决策者的议事日程上。

2）创造支持的环境：创造安全、满意、愉快的生活和工作环境，系统地评估快速变化的环境对健康的影响。

3）加强社区的行动：充分发挥社区力量，加强社区的健康行动，积极有效地参与卫生保健计划的制订和执行。

4）发展个人技能：使人们能够更好地掌握健康知识，有准备地应对人生各个阶段可能出现的健康问题。

5）调整卫生服务方向：卫生服务的责任由个人、社会团体、卫生专业人员、卫生部门、工商机构和政府共同分担，建立一个有助于健康的卫生保健系统。

3．健康信息管理　在众多健康信息管理系统中，电子健康档案一直被公认为是健康信息管理的核心，是健康信息最主要的来源；它不仅仅是纸质健康档案的数字化，更是全程、全方位医疗信息的综合，其发展将是现代卫生发展的必然趋势。

完整的社区居民健康档案应包括：①个人健康档案；②家庭健康档案；③社区健康档案。

由于我国目前社区建设及卫生服务新模式推广还处于起步阶段，全科医师应因时、因地制宜，积极稳妥地为社区居民及其家庭建立健康档案，并实现资源共享，避免重复登记、重复检查造成资源浪费。

（1）健康档案建立过程中的管理：社区居民健康档案的建立有两种基本方式，即个人建档和社区所有家庭普遍建档。

建立健康档案过程中应遵循以下原则：①资料收集前瞻性原则；②基本项目动态管理和逐步完善的原则；③准确性和客观性原则；④保密性原则。

建立健康档案过程中的管理措施：①加强全科医师对建立健康档案重要性的认识；②制订严格的健康档案管理制度，规范全科医师的建档行为；③制订健康档案的质量考评标准，定期进行检查考评；④加大健康档案建立过程的指导和监督。

（2）健康档案归档过程中的管理：健康档案的归档管理一般以家庭为单位，各社区卫生服务中心应备有专门的档案柜，将所有的家庭档案袋按编号顺序存放于档案柜内,并指定专人保管。完善内容的增补、更新、查阅、转诊借用、质量检查、评价等制度,促使档案质量不断提高。

(3)健康档案使用过程中的管理:在条件允许的情况下,应建立计算机控制中心,必要时组建局域网,为社区的每一位医师配备终端机,方便使用并提高健康档案资料利用效率。并应在以下方面细化管理流程:①健康档案的存放与查找流程;②健康档案的合理使用流程;③健康档案在教学和科研中的使用流程。

通过健康信息管理可以达到如下目的:①整合卫生资源,节约医疗成本;②可以提高健康服务水平,增加患者满意度;③加速医疗服务模式的转变,发展健康管理服务。

六、健康评价与健康管理的应用与发展趋势

美国专家曾预言 21 世纪是健康管理的世纪。健康评价与健康管理虽然在我国才刚刚起步,但已显示出广阔的应用前景与巨大的潜力。

（一）健康评价与健康管理的应用

健康评价与健康管理的应用范围非常广阔,不仅可以应用在社区卫生服务中,也可以广泛应用于其他的医疗机构、企业、健康保险公司以及社区、集体单位,采取有效的服务手段对个人的健康进行个体化管理。

1.健康评价与健康管理在社区卫生服务中的应用　社区卫生服务是社区发展建设的重要组成部分,在我国的医疗卫生体系中扮演着重要的角色;是融预防、医疗、保健、健康教育、计划生育指导和康复为一体,具有综合性和连续性,且有效、经济、方便的基层卫生服务。健康评价与健康管理在社区卫生服务中大有用武之地:①为实施个体化健康教育提供平台;②指导医疗需求和医疗服务,辅助临床决策;③实现全程健康信息管理。

2.健康评价与健康管理在企业中的应用　企业人群也是健康管理的重要目标人群,越来越多的国内企业认识到员工的健康对企业的重要性,更加重视疾病的预防。部分企业引入健康管理风险评估项目,针对企业自身的特点和需求,开展员工体检后的健康干预与促进,实施健康管理项目将是健康评价与健康管理在企业应用的主要方向。健康评价与健康管理在企业的应用主要包括:①企业人群健康状况评价;②企业人群医疗费用分析与控制;③企业人力资源分析。

3.健康评价与健康管理在健康保险业中的应用　在国外,健康评价与健康管理在保险业中的应用是健康管理应用的一个主要方面。如在美国首先广泛应用健康管理服务的正是保险行业。它对有效控制投保人群的健康风险、预测投保人群的健康费用作出了巨大贡献。在我国也必将有广阔的应用前景。

（二）健康评价与健康管理的发展趋势

1.健康评价与健康管理的科学体系　在发达国家已建立较为全面、科学的体系,其发展历程具备 4 个共同特点:① 20～30 年的发展历程;②发达专业的健康管理机构;③政府高度支持;④与保险行业共生。

如在美国,健康管理已有 30 余年的历史,它是伴随着保险业的发展应运而生的。美国政府对健康管理也十分重视。目前,美国已有超过 1.8 亿人群享受了健康管理服务。在欧洲,英国、德国和芬兰等国家的健康管理也已发展成比较完整的科学体系,

有近 70% 以上的企业为员工购买了健康管理计划。日本于 20 世纪 80 年代颁布"健康管理法规",由行政机关和民间健康管理组织一起对全体国民进行健康管理。现在的日本家庭普遍享有健康管理机构保健医师的长期跟踪服务。

随着中国经济的快速发展,人们的生活方式和健康意识均发生着巨大的变化,健康的需求已由单一的治疗型医疗向疾病预防型、健康型和健康促进型转变。预防性医疗服务以及体检市场的兴起、健康保险及社保的需求、人们对健康维护服务的需求、医疗市场结构的分化使得健康群体受到越来越多的关注,也催生了健康管理在国内的诞生。以人们的个性化健康需求为目标,系统、完整、全程、连续、终身解决个人健康问题的健康管理服务在中国有着巨大的需求及潜力,发展前景远大。

2. 中国健康评价与健康管理的发展　任何一个产业的发展均离不开政府的支持。我国政府对健康评价与健康管理的发展起着重要作用,主要体现在以下几个方面。

(1) 为健康管理行业指明方向:中国人口与科技发展战略确定了"战略前移""重心下移"的方针,为开展健康管理服务指明了方向。

1) 战略前移:是从疾病发生的"上游"入手,对疾病发生的危险因素实行有效的控制和管理,从以治疗为中心转向以预防为中心。

2) 重心下移:是将卫生防病工作的重点放在社区、农村和家庭。

卫生部门颁布预防性诊疗服务规范,将健康产业(非医疗性服务)的主题定位于健康管理。国家卫生健康委员会、中国银行保险监督管理委员会及中华人民共和国人力资源和社会保障部明确健康管理为医疗保险风险控制的有效策略,其一系列政策、措施的出台,为健康管理的行业发展指明了方向。

(2) 指导、监督健康管理行业的良性发展

1) 出台并完善了健康管理行业的相关政策文件和法律法规:规范市场行为,净化和培育市场环境。

2) 搭建国家级别的健康管理科研机构与学术组织:逐步确立和完善国内健康管理的权威理论、技术方法和应用手段。并建立行业学会和协会,指导和规范健康管理产业的研究与发展。

3) 规范人才培训,实行市场准入:标志着我国健康管理专业人员的培养正逐步走向正轨。

目前,我国在健康评价与健康管理的运行模式、服务模式、服务范围等方面都与国际水平存在着一定的差距,在健康管理学术理论和技术研究方面还要做许多工作。但随着中国经济的发展,政府对健康评价与健康管理的支持,健康管理行业正在有序发展并不断壮大。

第四节　预防保健的常用方法

一、健康教育

健康教育是全科医学提出的具有预防保健意义的理念和方法之一。健康教育的立足点,不仅仅是预防疾病,而且包括提高健康意识;健康教育的内容,不仅仅包括躯体方面,还包括心理方面。

（一）全科医学健康教育的基本概念

1. 健康教育

健康：世界卫生组织提出"健康不仅是躯体没有疾病，还要具备心理健康、社会适应良好和有道德"。现代人的健康内容包括躯体健康、心理健康、社会健康、智力健康、道德健康、环境健康等。

健康教育：是一门研究传播保健知识和技术、影响个体与群体行为、消除危险因素、预防疾病、促进健康的科学。

健康教育的对象：是个体或群体，强调通过有计划、有组织、有系统、有评价的社会教育活动，使人们自觉地采纳有益于健康的行为和生活方式，消除或减轻影响健康的危险因素，预防和控制疾病，促进健康，提高生活质量。

健康教育的核心：是教育人们树立健康意识、改变或终止危害健康的行为和生活方式，实施有利于健康的行为和生活方式，以及强化已有的健康行为，以降低或消除影响健康的危险因素，促进健康，提高生活质量。

2. 健康促进　目前，公认的健康促进的定义有 3 个：① 1986 年《渥太华宪章》："健康促进是促使人们提高、维护和改善他们自身健康的过程，是协调人类与他们环境之间的战略，规定个人与社会对健康各自所负的责任"；②美国健康教育学家格林（Lawrence.W.Green）提出："健康促进是指一切能促使行为和生活条件向有益于健康改变的教育与环境支持的综合体"；③ 1995 年，世界卫生组织西太区办事处中药文献《健康新视野》（*New Horizons in Health*）提出："健康促进是指个人及其家庭、社区和国家一起采取措施，鼓励健康的行为，增强人民改进和处理自身健康问题的能力"。

上述定义强调了健康促进涉及了个体和群体的日常生活的方方面面，直接作用于影响健康的病因或危险因素，因此需要启发个体和群体不断认识自身健康问题，并积极行动起来，改变危害健康的行为和生活方式。

3. 社区健康教育　是指以社区为单位、以社区人群为教育对象、以促进居民健康为目标，有组织、有计划、有评估的健康教育活动。社区健康教育是发动和引导社区居民树立健康意识，激励他们关心自身健康问题，号召他们积极参与营造可持续发展的生态环境，参与社区健康教育规划的制订、实施和评价，养成健康的行为方式和生活习惯，以提高自我保健能力、群体生活质量和文明素质。

（二）中医全科医学健康教育的特点

近年来，具有中医特色全科医学的健康教育，发挥着越来越重要的作用。具有以下特点。

1. 中国的传统文化，奠定了发展基础　中国传统文化孕育了中医学丰富内涵。在长期的医疗实践中，积累了丰富的防病治病经验，并在此基础上构建了博大精深的理论体系。在整体观念的指导下，重视天人合一的防治原则；在辨证论治的过程中，体现了防病于未然的治未病理论。以上理论均是中医药健康教育发展的良好基础。

2. 融洽的医患关系，提供了有利条件　在相互认同的价值观念、道德伦理、文化习俗等社会背景下，在以人为中心的医学思想和医疗实践的过程中，医患之间产生了一种相互尊重、融洽和谐的医患关系。医者将研究并传播中医药知识作为自己的职责；而民间有"有病不背医"的说法，即是患者信赖医者的具体体现。这种融洽的医患关系，为医者传授健康知识创造了有利的条件。

3．传统的诊疗特色，发挥了独特作用　中医学运用望、闻、问、切四诊合参的特色诊疗方法，观察和采集患者的症状，分析、辨识疾病的证候特点，进行中医的辨证论治。在中医"三因制宜"原则的指导下，中医的健康教育也强调"因人、因时、因地"制宜，即针对患者不同年龄、不同体质、不同发病季节及不同居住环境因素，制订相应的中医健康教育方法和干预措施，使中医药传统文化及特色与健康教育紧密结合。

（三）健康教育的目标与意义

1．目标

（1）实现知、信、行统一：通过健康教育，向患者传授健康知识，使患者认识到健康是一切价值的基础，是人生存的根本，坚定转变不良行为方式的信念并身体力行之。行为方式的转变是健康教育的最终目的，也是衡量教育是否有效的指标之一。

（2）唤起健康责任意识：通过健康教育，使患者认识到维护和促进健康不仅仅是政府或医务工作者的责任，更是个人及其家庭的责任。

2．意义　通过营造有益于健康的环境，传播健康相关信息，增强人们的健康意识和自我保健能力，倡导有益的健康行为和生活方式，达到身体和精神均与社会相适应的完善状态，促进全民健康素质的提高。当今世界范围内的健康教育与健康促进理论在不断深入，并在实践中成为解决现代社会主要公共卫生问题的核心策略。因此，在我们这样的人口大国开展健康教育，对于全民的健康卫生事业具有重大的战略意义。

（四）全科医学健康教育的基本内容

1．慢性非传染性疾病的健康教育　慢性非传染性疾病（noninfectious chronic disease，NCD，简称慢性疾病）是对一组发病隐匿、潜伏期长、不能自愈或很难治愈疾病的概括性总称，以肿瘤、心脑血管疾病、糖尿病、慢性阻塞性肺疾病以及骨骼关节疾病为代表。此类疾病诸多的致病因素中，不良行为方式和生活习惯是其重要原因。如吸烟、酗酒、吸毒、长期持续的过度劳累、精神紧张及职业压力等是危害健康的常见行为和重要的健康危害因素。健康教育是目前最有效、最实用、最经济的维护健康、防控疾病的措施。其主要内容有：

（1）普及慢性疾病的防治知识：通过普及慢性疾病的预防和治疗的相关基础知识，提高自我保健意识和防病能力，以维护健康，延年益寿。如普及引起疾病的主要原因、早期症状及表现，以便早期发现和早期治疗。

（2）选择健康的生活方式：包括健康行为和健康心理，控制不良行为所致的危险因素。

（3）增强积极的从医意识：遵医嘱实行药物治疗和非药物治疗等，做慢性疾病预防的积极参与者和接受者。

（4）掌握初级的保健技能：主要是通过健康教育能够初步掌握自我保健的基本技能。如自测血压、血糖、体温，自查乳房等。

作为中医全科医师，还要结合阴阳五行、天人合一及药物的四气五味等中医学的基本理论，讲解中医健康保健的观点、原则和具体方法等，提倡人的健康保健必须顺应季节变化，并结合所处环境的不同时节和地区特点而吃、穿、作、息。针对慢性疾病的发病原因对人们进行"未病先防"的健康教育，变"被动医疗"为"主动预防"，把"未病先防"的理念，变成人人自觉的行动，对提高人类的健康和疾病预防水平有着积极的意义。

2．**传染性疾病的健康教育**　传染病在人群中的发生、传播和终止过程，称为传染病的流行过程。传染病的流行必须具备传染源、传播途径和易感人群3个基本环节。目前，《中华人民共和国传染病防治法》等法规将40种传染病列为法定管理的传染病，并根据其不同的传播方式、速度及其对人类的危害程度，分为甲、乙、丙3类。同时规定了"国家对传染病实行预防为主的方针"，且提出了具体的预防措施。

因此，传染性疾病的健康教育，必须遵循"预防为主、防治结合、分类管理"的原则，针对传染病流行的3个基本环节，进行经常性、持续性、合理性的工作。其主要内容有：

（1）加强宣传教育：利用各种形式和方法，针对不同年龄段的社区群众进行内容各异的卫生知识、法规的宣传和教育（包括《中华人民共和国传染病防治法》《中华人民共和国食品安全法》《公共场所卫生管理条例》等），以提高人民的健康知识水平和自我保护意识，并促使群众积极、自觉地进行饮用水消毒、社区环境消毒、杀虫、灭鼠等具体行动，改变不良的生活行为和方式，从而减少传染病的发生、控制传染病的传播流行。

（2）开展免疫接种：免疫接种，又称人工免疫，是将生物制品接种到人体内，以提高人群的免疫水平、降低易感性的特异性预防措施。包括人工自动免疫、人工被动免疫和被动自动免疫。针对不同特点的人群，采用不同的免疫方式，以获得免疫保护作用，从而有效地对易感人群进行保护。

3．**心理的健康教育**　心理健康问题的产生日益普遍，且得到了广泛的关注。涉及各年龄段、不同人群的性格、社会背景、人际关系、生活环境、生活习惯等各方面的心理健康问题。主要内容有：

（1）减少危害健康行为：生活中处处存在着危害健康的行为，只有减少或消除这些危险因素，才能保持和促进健康。如学会应付社会与生活事件的紧张刺激，改变不良的生活习惯，戒烟戒毒、预防艾滋病，改进营养与饮食状况，增强自我保健意识，维持人际关系和谐等。

（2）预防病源性心理反应：正确认识自我，正确对待疾病，树立战胜疾病的信心，多与人交流，融入到群体中，转移对疾病的注意力，防止因疾病而产生不良的心理反应。

4．**不同年龄阶段的健康教育**　世界卫生组织（WHO）推荐将人的生命周期分为围生和婴幼儿期、青少年期、成年期和晚年期4个阶段。主要内容有：

（1）围生和婴幼儿期：首先是营养与喂养指导，提倡母乳喂养，对需要进行人工或混合喂养的儿童，指导家长喂养计算、辅食添加、儿童合理饮食等。其次是早期教育指导，根据儿童生长发育特点与个体化原则，有针对性地提供儿童早期教育。还有儿童期体格锻炼及安全教育。

（2）青少年期：包括营养指导、个人卫生指导（青春期生理卫生和心理卫生指导）及生命安全教育。青少年期尤其要重视干预不良行为，包括戒断被动及主动吸烟、饮酒。

（3）成年期：包括生殖保健教育、心理健康教育，以及疾病高危人群的健康教育，以达到早期预防、早期发现和处理的目的。

（4）老年期：包括急慢性疾病的预防保健、康复指导及心理健康教育。

5.日常生活的健康教育 日常生活是人的生命过程中重要的组成部分,是健康教育的重要内容。主要内容有:

(1)饮食营养:普及饮食卫生和膳食营养知识,科学安排膳食,合理汲取营养;意识到暴饮暴食、偏食、无规律饮食的危害;学习预防常见食物中毒的知识;学习心脑血管疾病、糖尿病、肥胖症等常见疾病的膳食知识。

(2)戒烟指导:向儿童和青少年宣传吸烟对健康的危害,对开始吸烟和正在戒烟者加强宣传教育力度,家庭、社区共同创造有利于不吸烟和戒烟的文化氛围和环境。全科医师应该询问每位患者的吸烟情况,劝导吸烟者戒烟,宣传戒烟的好处并指导戒烟。

(3)婚姻生育:婚前卫生指导,使育龄妇女懂得婚前优生优育的相关知识,对暂缓结婚、不宜生育的情况提供指导;孕期健康教育,包括孕期保健、产时保健、产褥期保健、哺乳期保健和新生儿保健等知识;计划生育教育,使妇女掌握计划生育政策和节育措施。

(4)预防急救:随着工业化程度加大及生态环境的破坏、自然界气候的变化、城市内高密度的居住环境以及交通和旅游事业的发展,突发的灾害及意外危险事故不断发生,因此应普及安全防范措施及急救知识,预防意外伤害,以提高自救、互救的能力。

(五)健康危险因素评估

1.健康危险因素和健康危险因素评估的概念 健康危险因素是指体内、外环境中与疾病发生、发展和死亡有关的各种诱发因素。按照 Dever 模式可以分为环境因素、个人行为因素、生物遗传因素、卫生服务因素四大类。

健康危险因素评估(health risk factor assessment,HRA)是指通过采集病史、体检和实验室检查等收集有关个体健康的危险因素,评价其对个体健康的影响,并提出规避或改善危险因素的建议以达到促进健康之目的的行为,为下一步对危险因素的个体化干预提供依据。

健康危险因素评估方法于 1970 年由 Robbins 和 Hall 提出。具体的评价方法有多种。全科医学采用以患者为中心的健康危险因素评估方法。此方法根据患者的生活方式、个人及家族史、社会关系、生活习惯、职业、宗教信仰、健康信念模式、就医行为、体检结果等,确定患者的主要健康危险因素,并预测未来可能出现的健康问题或现存健康问题的发展历程。其主要宗旨是用客观数据来警示患者,激励其改变不健康的生活方式和行为,从而促进居民健康。

2.健康危险因素评估适用范围

(1)预防疾病发生:主要用来收集各类人群的危险因素资料,或对某种危险因素进行筛检,预测健康问题,以便采取有针对性的保护性措施,防止疾病发生。

(2)反馈增进健康:作为一种手段,向个体提供与个人健康有关的信息,努力使个体采纳健康生活方式的建议;作为一种程序化的健康教育工具,它对每一咨询个体的危险因素进行评价,并反馈评价结果,同时提出相应建议,以便能在一定程度上改变个体不良的行为和生活方式,以增进健康。

(3)分类健康管理:利用健康危险因素评估了解人群危险因素的种类及数量,并将其分为高危险组与低危险组,对属于不同危险类型的群体采取集中形式的健康教育及健康促进活动,对高危险组的个体采取有针对性的干预,以便对人群的健康进行分类管理。

(4)降低病死率:流行病学资料显示,生活方式习惯和一些生物测量指标如血压、血脂、血糖与负性健康状况存在明确的关系。降低这些危险因素,相应的发病率及死亡率会明显降低。

(5)降低医疗费用:健康危险因素与医疗费用存在密切关系。目前,一些健康保险公司正在利用 HRA 进行疾病管理,并将健康危险因素评估及健康教育作为一级、二级预防活动的重要内容以控制不断上涨的医疗费用。

(六)健康教育的任务和要求

健康教育的任务和要求体现在诸多方面,现以社区为例具体叙述如下。

1. 加强网络建设　成立由街道主任负责,居民小组长及辖区内各企事业单位健康教育宣传员组成的健康教育网络队伍,并组织健康相关的培训学习,以提高其健康知识水平与素养。

2. 建立宣传阵地　采用个人责任制,建立立体化、多层次的宣传阵地。如在公共媒体如广播、电视、报纸开辟健康教育专栏;社区街道和居民区楼群中设立宣传画廊、卫生黑板报和阅报栏等。

3. 开展健康调查　针对不同的群体,有选择性地进行"城镇居民健康教育现状调查""老年性高血压等常见病调查""社区健康教育示范效果调查""婴幼儿家长吸烟情况调查""城镇居民健康知识培训调查"等,为制定健康教育规划和进行评价提供科学依据。

4. 建立工作制度

(1)定期开会制度:社区健康教育领导小组每年召开两次工作例会,部署健康教育工作。

(2)检查督促制度:每半年组织进行一次健康教育检查,督促街道、居民会、企事业单位按计划完成健康教育任务。

(3)信息反馈制度:规定街道每季度向社区卫生防疫站健教科报工作报表。

(4)宣传教育制度:即"五个一"制度。街道每月换一次黑板报和阅报栏;每月举办一次卫生讲座;每月投一篇卫生广播稿;每季更换一期卫生宣传窗和卫生墙报;社区卫生局每季指派有特长的医师到街道开展一次健康咨询活动。

5. 开展健康活动　举办健康知识培训班、健康知识竞赛、文体保健活动等群众喜闻乐见的、有利于健康的活动。

6. 建立健康档案　社区居民健康档案是记录居民健康状况的系统性文件,包括个人既往和目前的健康状况记录、健康检查记录、个人和家庭一般情况记录等,建立完整的资料档案,要做到工作有计划、有总结,活动有记录、有普及,资料有留底、有真实性,并及时归档、进行分类保存。

二、养生保健

(一)中医全科医学养生

中医全科医学的养生,主要是涵括与秉承中医学的养生理念和方法,开展全民的养生教育和实践。

1．养生的概念　养生即保养生命，又称摄生、卫生、道生等，是指以生命发展规律为依据，通过调理饮食、修炼形体、调养精神等方法，以达到提高体质、防治疾病、延年益寿的目的。

2．养生的原则　《素问·宝命全形论》说："人以天地之气生，四时之法成。"所以中医全科医学的养生应遵循以下基本原则，即"法于阴阳，和于术数，食饮有节，起居有常，不妄作劳"。也就是说，要效法自然界寒暑往来的阴阳变化规律；恰当运用调摄精神、锻炼身体等一些养生方法；饮食有节制；起居有规律；不过度劳累，也不过度安逸。这样才能健康长寿，即"形与神俱，而尽终其天年"。

3．养生内容和方法

（1）情志与养生：人有喜、怒、忧、悲、思、恐、惊七种情志。七情太过就会直接伤及五脏而导致疾病发生。一个人的精神状态是衡量健康状况的首要标准。养生当中，最重要的是养心。《素问·上古天真论》提出："恬惔虚无，真气从之，精神内守，病安从来。"《中外卫生要旨》云："常观天下之人，凡气之温和者寿，质之慈良者寿，量之宽宏者寿，言之简默者寿。盖四者，皆仁之端也，故曰仁者寿。"

情志养生首先要少私寡欲，减少私心杂念，节制对私欲和对名利的奢望。其次养心敛思，养心，即保养心神；敛思，即专心致志，志向专一，排除杂念，驱逐烦恼。保持性格开朗、精神乐观也是健身的要素。在培养竞争意识的同时培养良好的心理素质，提高心理平衡的能力也很重要。平日多参加各种有益于心身健康的活动，寻找精神寄托，预防情志过度，保证脏腑安泰。因此，中医全科医学养生不仅把心理因素作为健康的标准，而且也作为预防疾病、调治疾病的第一步。

（2）食疗与养生：食疗又称食治，即利用食物来影响机体各方面的功能，使其获得健康或愈疾防病的一种方法。食物是为人体提供生长发育和健康生存所需的各种营养物质，还能疗疾祛病。如张锡纯《医学衷中参西录》指出："病人服之，不但疗病，并可充饥；不但充饥，更可适口。用之对症，病自渐愈，即不对症，亦无他患。"可见，食物本身就具有"养"和"疗"两方面的作用。

食疗养生应遵循中医的基本理论。如《素问·至真要大论》说："五味入胃，各归所喜，故酸先入肝，苦先入心，甘先入脾，辛先入肺，咸先入肾，久而增气，物化之常也。"同时需要讲究膳食的平衡，遵循"五谷宜为养，失豆则不良；五畜适为益，过则害非浅；五菜常为充，新鲜绿黄红；五果当为助，力求少而数"的膳食原则。《养生录》还提出食疗养生"六宜"，即食宜早些、食宜暖些、食宜少些、食宜淡些、食宜缓些、食宜软些。

（3）运动与养生：运动养生是指通过各种适度的运动方式对人体内精、气、神进行调节，以推动气血运行增强脏腑功能，使气血调畅、疏郁散结，达到维护健康、增强体质、延长寿命、延缓衰老的养生方法。运动养生具有重要的意义。早在《吕氏春秋》中，便从生理、病理方面，对运动养生的内涵进行了深刻阐发，认为"流水不腐，户枢不蠹，动也。形气亦然，形不动则精不流，精不流则气郁"。以动养形，呼吸精气，疏通气血，舒筋健骨，可达强身祛病之功。运动养生的形式包括散步、跑步、登山、游泳、武术等，具有中医特色的是五禽戏、八段锦、易筋经、太极拳等。

（4）时令与养生：时令养生思想是以《黄帝内经》中的理论为基础的。《素问·四气调神大论》说："阴阳四时者，万物之终始也，死生之本也。逆之则灾害生，从之则

94

苛疾不起。"春温以生之，夏热以长之，秋凉以收之，冬寒以藏之。养生要顺应四时的变化，即人与自然要和谐统一。

1）春季养生，重视养阳护肝：春为四时之首，万物更新之始。正如《黄帝内经》所说："春三月，此谓发陈，天地俱生，万物以荣，夜卧早起。广步于庭，被发缓形，以使志生，生而勿杀，予而勿夺，赏而勿罚，此春气之应，养生之道也。"

养生原则：一是补养阳气，适当多吃大枣、山药、黄豆芽、绿豆芽、香菜、春笋、莴笋、菠菜、油菜、荠菜等食物，不宜吃油腻、生冷、黏硬食物，以免伤及肝脾；二是升养补肝，适当进食富含硒元素的小麦、玉米、南瓜、红薯干、大白菜、紫菜、海鱼及硒蛋等，有助于护肝养生。

2）夏季养生，同调心肺脾肾：夏季是阳气最盛的季节，气候炎热而生机旺盛。此时是新陈代谢的时期，阳气外发，伏阴在内，气血运行亦相应地旺盛起来，活跃于机体表面，故夏季养生重在精神调摄，保持愉快而稳定的情绪，切忌大悲大喜，以免以热助热。心静人自凉，可达到养生的目的。

养生原则：一是健脾除湿。湿邪是夏天的主气，加上夏日脾胃功能低下，人们经常感觉胃口不好，容易腹泻，出现舌苔白腻等症状，所以应常服健脾利湿之物。一般多选择健脾芳香化湿及淡渗利湿之品，如藿香、莲子、佩兰等。二是清心消暑。夏日气温高，暑热邪盛，人体心火较旺，因此常用些具有清热解毒、清心火作用的药物，如菊花、薄荷、金银花、连翘、荷叶等来祛暑。三是补养肺肾。夏天心火旺而肺金、肾水虚衰，要注意补养肺肾之阴。可选用枸杞子、生地黄、百合、桑椹以及酸收肺气药，如五味子等，以防出汗太过，耗伤津气。

3）秋季养生，不忘养阴润肺：秋季阳气渐收，阴气生长，燥令当行，易耗阴津。与秋相应之脏腑为肺，肺为娇脏，不耐寒热，且为华盖，又外主皮毛，最易被外邪侵袭，因此，秋季注重肺的保养，才能减少疾病的发生。

养生原则：一是护养阴气。首先，要内心宁静，神志安宁，心情舒畅，切忌悲忧伤感，可选用诸如登高远眺、赏菊、观红叶等方式以悦情志，调心神。其次，宜多食酸性食物以收敛肺气，如苹果、橘子、山楂、猕猴桃等，少吃辛辣食物避免发散泻肺，如葱、姜等。二是润肺滋阴。宜常吃银耳、豆腐、百合、蜂蜜、糯米、粳米、豆芽等。

4）冬季养生，强调护阴暖阳：冬季寒气凝滞收引，易导致人体气机、血运不畅，而使许多旧病复发或加重，如中风、心肌梗死等。且冬季人体阳气收藏，气血趋向于里，皮肤致密，水湿不易从体表外泄而大部分化为水，下注膀胱成为尿液，无形中就加重了肾的负担，易导致肾炎、遗尿、尿失禁、水肿等。

养生原则：一是养胃固精。晨起宜服热粥，晚餐要节制饮食，以护养胃气。生活起居宜早睡晚起，早睡以保养阳气，晚起以固护阴精。二是防寒暖阳。宜祛寒就温，注意保暖，但不宜厚衣重装，以防津液大泻。可多食羊肉、牛肉、韭菜、干姜、草鱼、红糖等温热性食物，以保养阳气，保护健康。

（5）药物与养生：药物养生就是运用具有防衰抗老作用的药物来达到延缓衰老、健体强身的目的。药物养生是中国古代养生学家在中医理论指导下，经过长期的养生防病的医疗实践总结出来的养生方法。汉代王充在《论衡·自纪》中说："养气自守，适时则酒，闭目塞聪，爱精自保，适辅服药引导，庶冀性命可延，斯须不老。"

药物养生应掌握如下原则：①进补适时，不可盲目：应在辨明虚实，确认属虚的

笔记

情况下,有针对性地进补。如用补益法进行调养,多用于老年及体弱多病之人,无病体健者一般不需服用。贸然进补,易加剧机体的气血阴阳平衡失调,不仅无益,反而有害。②补虚泻实,切勿偏颇:进补的目的在于协调气血、阴阳、寒热、虚实的平衡,宜恰到好处。过偏则导致新的失衡,使机体又一次遭受损伤。如气血不足或偏阳虚体质的人,宜多吃辛甘味的食品以助阳气的升发。偏阴虚体质的人,则多食酸甘以养阴;易上火者,多用滋阴降火之品。易内热者,多用泻火通便之品。③天人合一,辨证运用:药食进补,宜根据四季阴阳盛衰消长的变化,采取不同的方法。否则,不但无益,反而有害健康。④利弊难辨,谨慎选择:中医在使用药物调养的同时,特别重视药物毒副作用和药源性疾病,主张补虚药不可滥用,泻火药不可久服等。中医认为:"凡药皆毒也,非止大毒小毒谓之毒,虽甘草、人参,不可不谓之毒,久服必有偏胜。"⑤补养效果,当须缓图:衰老是复杂而缓慢的过程,任何益寿延年的方法,都不是一朝一夕即能见效。药物养生也不例外,不可能指望在短时期内依靠药物达到养生益寿的目的。若不明此理,则欲速不达,非但无益,抑或有害。

(6)娱乐与养生:娱乐养生是指通过轻松愉快、活泼多样的活动,在美好的生活氛围和高雅的情趣之中,使人们舒畅情志、怡养心神,增加智慧、动筋骨、活气血、锻炼身体,增强体质,身心兼养,寓养于乐,从而达到养神健形、益寿延年的目的。娱乐养生的形式丰富多彩,可动静结合,刚柔相济,如琴、棋、书、画、花、木、鸟、鱼、旅游、垂钓等皆属之。

娱乐养生,遵循以下原则:①因人而异:根据不同的年龄、职业、生活环境、文化修养、性格、气质,选择不同的娱乐形式,才能达到良好的养生效果;②调养身体:切勿争强好胜,勿做力不从心的活动,以免伤害身体;③和谐适度:不可娱乐太过,否则就成为《素问·上古天真论》中所谓"务快其心,逆于生乐"的背离养生之道的行为,于身体非但无益,而且有害。

(7)针灸推拿与养生:《灵枢·经别》说:"十二经脉者,人之所以生,病之所以成,人之所以治,病之所以起。"疾病的酿成与痊愈,与人体经络有密切关系。针灸、推拿就是根据经络腧穴理论,运用不同方法调整经络气血,以通达营卫,协调脏腑,平衡阴阳,以达到增强体质、防病治病、养生保健的目的。

针灸推拿疗法在激发和调动机体自身潜能方面独具特色。《扁鹊心书》记载:"人于无病时,常灸关元、气海、命门……虽未得长生,亦可保百余年寿矣。"日常保健按摩的穴位主要有大椎、身柱、命门、气海、关元、足三里、涌泉。以经络理论为基础进行养生治疗,还有气功疗法、推拿疗法、刺血疗法、刮痧法、拔罐法等。

(8)体质与养生:主要是针对不同的体质,采取相应的措施,以强健身体,保养正气,达到预防疾病发生、促进疾病康复的目的。未病时,辨别体质类型,通过药膳补养、针灸按摩、气功等传统健身运动等方法,调节机体阴阳、气血失衡,使偏颇体质得到纠正,保持健康的精神状态和强健的体魄,从而抵御疾病的发生。

(二)中医全科医学保健

中医全科医学的保健,旨在充分发挥中医优势,以维护和促进人们健康。

1. 保健的概念与方法

(1)概念:即保护健康。亦指为保护和增进人体健康、防治疾病,医疗机构所采取的综合性措施。

（2）内容：①首要辨明体质特点：养生要重视体质因素，保健亦是如此。中医将人群的体质分为平和质、气虚质、阴虚质、阳虚质、痰湿质、湿热质、血瘀质、气滞质和特禀质9种。不同的体质类型在形体特征、生理特征、心理特征、病理反应状态、发病倾向等方面各有特点。因此，中医在对机体的调治中有所偏重。例如，气虚质重在益气健脾，避免过度的体能消耗；痰湿质则以清淡饮食为要，适当运动等。②着重改善健康状态：中医以"阴平阳秘"为目标，对处于亚健康状态的人群进行干预。例如，睡眠障碍者，可运用文体活动、针灸推拿、饮食疗法，或予以归脾汤；情绪忧郁者，可进行心理疏导、文体活动，或予以逍遥散；反复感冒者，可加强体育锻炼，或予以玉屏风散调理。③重视预防传染性疾病：中医药在一些传染病的预防工作中已取得了很好的效果，尤其是中医药的早期干预，可预防传染或阻断病情发展。例如，1956年石家庄乙型脑炎的大流行、2003年暴发的严重急性呼吸综合征（SARS）、2005年全球暴发的禽流感等，证明中医药在防治传染病的过程中发挥了重要的作用，取得了较好的效果。

2．自我保健的概念和方法

（1）概念：自我保健强调个人应为自己的健康负责，强调个人在健康中的指导地位。世界卫生组织认为：自我卫生保健是指由个人、家庭、亲友和同事自发的卫生活动，并作出与卫生有关的决定。强调个人应为自己的健康负责，强调个人在自己的健康中的指导地位。自我保健是社会进步和医学发展的必然趋势，也是实现世界卫生组织倡导的"健康为人人，人人为健康"重要举措。自我保健有如下优势和特色：①挖掘健康潜能：自我保健是一种最充分的保健，能够充分发挥人的主观能动性，充分挖掘人的健康潜能；②促进医患关系：自我保健把被动接受医疗机构和医师的诊疗行为，转变为主动、积极参与并决策自己健康的保健活动，促使双方建立了一种新型的医患关系；③节约医疗资源：自我保健使医疗保健的重点，从医疗单位逐渐转移到家庭中，从而降低了社会医疗支出，优化了医疗资源配置，节约了医疗资源。

（2）方法：①生理调节。生理调节在身体状况的维持中起着重要的作用。能直接影响健康的生理调节方法有：坚持体育锻炼，依据自身情况制订适宜的体育锻炼计划，并坚持完成；注意合理膳食，保持营养均衡；强调劳逸结合，保证充足睡眠，调节生活节律。②心理调节。心理调节主要为控制感情，克服情绪过度变化，包括压抑、紧张、兴奋、愤怒等。改变某些心因性疾病的环境，如高血压、冠心病、精神病等患者所处的不利于疾病和心理的环境，避免和减少各种心理刺激；加强健康心理训练，强调个人健康要靠自己维护，树立战胜疾病的信心。③行为矫正。行为矫正包括促进健康行为发展和杜绝或控制损害健康的行为，结合健康教育和健康促进的相关内容，效果显著。④自我诊断。自我诊断是指根据自己对医药卫生知识掌握程度和对自己身体状况的了解情况，对身体出现的异常感觉和变化作出的判断。自我诊断需要掌握自我诊断的医学知识和技能，如测量身高、体重、呼吸、血压、心率，并了解其正常范围和出现异常的临床意义。妇女要学会自我检查乳房法，中年人以上要了解癌症早期信号的知识等。⑤自我预防。自我预防指在疾病或意外事故出现之前，个体所做的心理上、知识上和物质上的准备。如在全科医师指导下学会一般的急救常识，培养自己和家庭成员的良好生活习惯，备有常用的药品，按计划参加健康检查。

学习小结

1. 学习内容

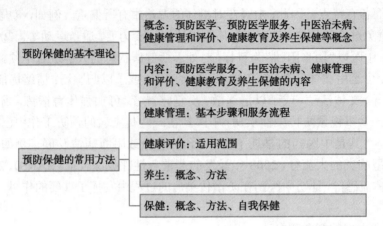

2. **学习方法** 本章的学习要结合中医学的形成和发展,重点掌握中西医学预防保健的基本理论的概念、形成和发展、特色、意义,以及常用的预防医学服务内容、预防保健方法。难点是如何应用所学知识,进行健康管理和健康评价的医疗实践。

(张守琳 赵 玲)

复习思考题

1. 结合你对中西医全科医学的了解,谈谈治未病理论的应用及今后发展的趋势。
2. 谈谈中西医全科医学预防保健较传统的预防保健有什么优势。
3. 请结合相关知识,阐述健康管理与健康评价的步骤和形式。
4. 结合相关知识,谈谈中医全科医学养生保健在医疗实践中的作用。

笔记

第六章

全科医疗中的医患沟通与伦理问题

> 📖 **学习目的**
>
> 通过学习全科医疗中医患沟通的技巧和医学伦理学的基本理论,为后面章节的学习奠定基础;通过学习医患沟通的技巧、常见的伦理学问题的处理方法,为建立融洽的医患关系,促进医疗活动顺利开展、促进患者健康奠定基础。
>
> **学习要点**
>
> 全科医疗中医患沟通的特征、模式及其影响因素;全科医疗中医患沟通的特点、特殊患者的沟通技巧;医学伦理学的基本原则,全科医疗中常见的伦理学问题。

第一节 全科医疗中的医患关系

一、全科医疗中医患关系的特征

医疗活动的核心内容是医患交往,即医患之间的相互作用和相互影响,其目的是解除病痛,维护和促进健康,改善生活质量。医患关系是医患交往中产生的人际关系,是医疗活动本质的具体体现。医患沟通的质量对医疗实践的结果产生深刻的影响,这就要求医务人员必须掌握娴熟的医患沟通技巧,以便改善关系,提高医疗服务质量。全科医师为其患者提供持续的照顾。他们通过与患者多次接触来建立医患关系,并提高交流产生的治疗效用。随着时间的推移,这种关系对患者、其家庭和医师本身都变得尤其重要。由此,全科医师能更好地鼓励患者治疗。朋友式的医患关系是全科医学的重要特征,是全科医师深入社区、走进家庭最重要的工作基础,因此掌握医患沟通技巧是全科医师的基本技能。

(一)医患关系的定义

医患关系有狭义和广义两种内涵:狭义的医患关系就是指医师与患者之间为维护和促进健康而形成的人际关系。广义的医患关系是指以医务人员为中心的群体(包括医师、护士、医技人员、卫生管理人员)与以患者为中心的群体(包括患者家属、亲戚、朋友、监护人、单位组织等)之间为维护和促进健康而建立起来的一种人际关系。著名医史学家西格里斯认为:"医学的目的是社会性的,它的目的不仅仅是治疗疾病，使某个机体康复；它的目的是使人调整后适应他所处的环境，成为一个有用的社会成员。每一种医学行动始终涉及两类当事人：医师和患者，或者更广泛地说，是医学团体和社会。医患关系无非是这两群人之间多方面的关系。"因此，医患关系从更高的层面来讲是指整个医疗卫生保健系统与社会之间的互动关系。

（二）医患关系的内容

医患关系是以医疗职业为基础，道德为核心，并在医疗实践活动中产生与发展的一种人际关系。依据与诊治实施有无关系，将医患关系划分为既有区别又有联系的两部分，即医患关系的非技术方面和技术方面。

1. 医患关系的非技术方面　医患关系的非技术方面是指实施医疗技术过程中医师与患者相互交往而涉及的社会、伦理、心理、生理方面的关系，不是医疗技术实施本身医师与患者的相互关系，通常指我们所说的道德关系、利益关系、价值关系、法律关系等。

（1）道德关系：是非技术关系中最重要的内容。在医疗活动中，由于医患双方在所处地位、利益、文化素质、道德修养方面的不同，在医护活动及行为方式的理解和要求上存在一定差距，双方会产生各种矛盾。为了协调关系，医患双方必须按照一定的道德原则和规范约束自己的行为，互相尊重对方人格和权利，建立一种和谐的道德关系。

一般来讲，由于医患关系中患者"有求于医务人员"，其心理状态处于劣势，往往对医护人员持谦恭、忍让态度，这就对医务人员在道德修养上要求更高。大多数患者首先评价的不是医师给予的诊断和治疗的好坏，也不是医务人员业务技术操作得是否正确和熟练（因为患者对于医疗技术知之不多或较少），而是医务人员的服务态度，如对患者是否认真、耐心，是否同情、热心等。在医疗技术实施过程中，由医务人员医疗技术水平的原因给患者造成诊断上的错误和治疗上的过失，甚至由此危及了患者的生命健康，但由于医务人员热情、服务态度好，不仅没有受到患者或家属的指责而发生医疗纠纷，反而得到了患者和家属的感激和赞扬，这样的事例并不少见。这说明了患者、家属对医务人员的评价常常从非技术方面的角度来考虑，同时也说明了医德在医患关系中的重要性。

（2）利益关系：是指在医患双方发生的物质和精神利益的关系。医务人员通过自己的技术服务和劳动而得到工资、奖金及精神、心理方面的满足；患者支付了规定的医疗费，得到了医疗服务，得以康复和重返工作岗位，也满足了其在物质、精神、利益上的需要。医患双方的利益关系是在公正条件下同志式互助关系的反映。应强调指出的是，医务人员的物质利益是由国家和集体以工资形式提供的，而决不能从患者身上另外索取。随着社会主义市场经济的建立和发展，医疗市场和医院管理体制改革不断深化，医院在首先考虑社会效益的前提下，同时也重视经济效益。强调经济管理与优质服务统一起来，把为患者服务与个人经济利益挂钩，使得医患关系中经济关系的因素明显增强。这种发展趋势，使少数医务人员忘掉了全心全意为人民服务的宗旨和应有的职业道德，见利忘义，一切向钱看，片面追求经济利益，极大地损害了正常的医患关系。

（3）价值关系：是指以医疗活动为中介的体现医患双方各自社会价值的关系。护理人员在自己的职业服务中，运用所学到的知识和技术为患者提供优良的服务，使患者重获健康，实现了崇高的人生社会价值。而患者在重返工作岗位为社会作贡献中也包含了医务人员的奉献，同样实现了个人的社会价值。"我为人人，人人为我"正是我国社会主义条件下人们之间价值关系的高度体现。

（4）法律关系：依法治国是我国政治建设的一个重要目标。随着我国政治民主化和法制化的进程，公民法律意识不断增强，国家卫生立法逐渐完备，各种卫生法规对医患双方都提出了相应的行为准则和规范。医患之间的关系应建立在共同遵守国家法律的基础上，都应学法、治法、守法，运用法律武器保护自己的正当权益，这是医患关系文明和进步的标志。医患双方在医疗活动中各自的行动和权益都受到法律的约束和保护，在国家法律范围内行使各自的权利和义务，调整双方之间的关系。侵犯患者和医务人员的正当权利都是国家法律所不允许的，都是违法并应该予以追究的。"医师法"是每一位医务工作者都应该熟知的法律文件。

医患关系作为社会人际关系的一部分，自然存在着与社会其他人际关系共有的或相似的社会、心理特点，存在着人与人之间的相互尊重、信任和诚实。服务态度是一切服务性行业的共同问题，但医患关系的非技术方面具有特殊性。和谐的医患关系与医疗效果有着十分密切的关系，所以社会要求医务人员不仅要有精湛的医术，还要具备高尚的医学道德品质。

医患之间是一种双向关系，患者的文化修养、道德境界、心理状态也是影响良好医患关系的重要因素，但医务人员是医患关系的主导者，也是建立良好医患关系的主要责任者。

2. 医患关系的技术方面 医患关系的技术方面是指在实际医疗措施的决定和执行中医患双方的联系。例如，让患者参加治疗方案的讨论，征求患者的意见，取得患者的同意等就是医患关系技术方面的内容。

医患关系的技术方面，最基本的表现体现在医疗实施过程中医患双方谁为主动，谁为被动，各自主动性大小如何。传统医患关系是医师占据主动地位，具有绝对权威，而患者完全处于被动地位，没有参与医疗实施的权利，一切听从医师的安排和处理，只能被动地接受治疗。这种类型的医患关系称为家长式的医患关系。在这种关系中，医师成了患者的"上帝和保护人"，"医师像父亲""护士像母亲"的说法从某种意义上反映了这种医患间的彼此地位。从积极的方面说，医护人员应尽到慈父慈母的责任，以仁爱之心和情感关心患者的治疗和健康；从消极的方面说，未能发挥患者在医疗活动中的主观能动作用，因此是一种有缺陷的医患关系。现代医患关系又称民主式的医患关系。这种医患关系中虽然医者仍处于主动的地位，但患者不再是完全被动地接受治疗，而是医师可以听取患者的医疗意见、叙述病情和治疗的感受、配合医师参与治疗决策。从某种意义上说，民主式的医患关系重视了患者参与医疗实施的主动性，比起家长式的医患关系是一个较大的进步。

（三）医患关系特征

医患关系作为一个历史范畴，决定于社会生产力和医学科学技术的发展水平，受社会、经济、文化、伦理道德等因素的制约，其本身也包含社会关系、经济关系、道德关系、文化关系等内容，因此医患特征也在发生着转变，大致经历了3个时期。

1. 早期的医患关系特征

（1）医患关系的平等性：医患双方在政治上是平等的，不分高低、贵贱，医患关系仅表现为一种平等的经济关系。

（2）医患关系的直接性：医疗过程是医患之间的直接交往，其间没有仪器或第三者介入。

（3）医患关系的主动性：患者主动求医，主动提供病史，主动参与治疗过程。医师主动接触、了解和关心患者，对患者全面负责，并主动考虑心理、社会因素对患者的影响。

（4）医患关系的稳定性：患者将自己的健康和生命完全托付给某一医师，而医师也只能单独承担维护患者健康的全部责任，医患关系连续、稳定而密切。

2. 近代医患关系特征　19 世纪末以后，随着医学科学技术的迅速发展，城市大医院的出现打破了个体医疗的传统，医疗服务的分工合作、一系列现代化仪器设备的应用和生物医学片面成功的发展使医患关系的特征发生了明显的变化。主要表现在以下几个方面：

（1）医患关系失人性化：医师的诊疗活动越来越依赖于仪器设备，医患之间的直接接触明显减少，患者的需要和医患之间的感情交流被忽视，医师也几乎成了一架冰冷的仪器。

（2）医患关系多重化：由于分科越来越细，医技科室也越来越多，一个医师往往只负责医疗的某些方面，不再对患者全面负责，患者往往需要与多个医师、多个科室的人员接触，医患关系的连续性和稳定性被破坏，也破坏了医疗服务的整体性。

（3）医患关系变成了"医病关系"：专科医师往往只对器官、系统的疾病感兴趣，只见疾病不见患者，只治疗疾病不治疗患者，忽视疾病与患者之间的有机联系，忽视患者作为一个整体的、社会的人的存在，医患关系变成为医务人员与疾病之间的关系。

3. 现代医患关系特征　20 世纪 60 年代之后，疾病谱和死因谱发生变化，各种慢性疾病取代了急性传染病成为影响人类健康的主要因素，生活方式问题、行为问题与健康的关系也日益密切，个人主动去改变生活习惯和行为方式已成为维护和促进健康的重要基础。而医师往往只扮演帮助者、指导者或教育者的角色，维护健康的责任主要由个人自己来承担，患者在医患关系中的地位也必须从消极、被动转向积极、主动。因此，随着医学模式的转变，医患关系的本质也转变为：

（1）从以医师为中心转向以患者为中心。

（2）从以疾病诊疗为中心转向以满足患者的需要为中心。

（3）从主动到被动的需求关系转向需要互补的积极互动关系。

（4）从缺乏感情色彩的"商业关系"转向朋友式的互助关系。

二、医患关系的模式及其影响因素

（一）医患关系的模式

医患关系模式即在医学实践活动中医患双方相互间的行为方式。1956 年，美国学者萨斯和荷伦德根据医师和患者在医疗措施决定和执行中的主动性大小，提出了医患关系模式的 3 种基本类型。

1. 主动 - 被动型　亦称家长式作风。医师是完全主动的，而患者则处于被动的地位。医师完全按自己的意志行事，其权威性不容置疑。患者不能对医师的责任实行有效的监督，患者及其家庭毫无选择余地。它的特征是"为患者做什么"。这种模

102

式的优点是充分发挥医师纯技术的优势,缺点是彻底否定了患者的个人意志,是生物医学模式机械论的具体表现。一般适用于昏迷、休克、严重创伤、缺乏理智或判断力和不能主动表述意见的患者。

2. 指导 - 合作型 亦称客户至上式。医师仍占有主导地位,医患之间的合作是以服从医师的意志为前提的,患者能有条件、有限度地表达自己的意志,可以对医师的决定提出疑问并寻求解释。它的特征是"告诉患者做什么"。这种模式能较好地发挥医患双方的积极性,提高疗效,减少差错,有利于建立信任合作的医患关系。但它的不足是医患双方权力的不平等性仍较大,一般适用于急性病或病情危重但头脑清醒的患者。

3. 共同参与型 亦称互动式。医患双方具有同等的主动性和权力,互相了解,共同协商,最后寻找到一种双方都满意的疾病防治措施,并在医师指导下由患者及其家庭主动去执行,维护健康的责任主要由患者自己来承担,而医师只扮演帮助者、教育者或指导者的角色。它的特征是"帮助患者满足健康需求"。

1981 年,布朗斯坦在《行为科学在医学中的应用》一文中提出了传统模式和人道模式两种医患关系模式。传统模式即为医师具有绝对权威性的模式。人道模式首先强调应该把患者看成一个有思想、感情、需要和权力的完整的人,应尊重患者的意志、权力和尊严,充分发挥患者的主观能动性,让患者自己决定自己的命运并对自己的健康负责。

医师在医疗过程中仅扮演教育者、指导者和帮助者的角色,不仅为患者提供技术帮助,更要同情和关心患者。

全科医师应该与患者及其家庭建立一种朋友式的医患关系,这种关系不受时间和空间的限制,与患病与否完全无关。朋友式的医患关系是指全科医师与患者及其家庭之间建立的一种相互信任、相互尊重、平等相处、互相帮助的人际关系,也包括全科医师与社区居民在日常生活中建立起来的亲密的伙伴关系。这是一种特殊的医患关系,是全科医师立足于社区的工作基础。

(二)医患关系影响因素

1. 医患关系的本质 事实上,医学这个行业最早且最根本的存在理由是:一个人在沮丧中和危急中呼吁帮助,另一个人怀着关切的心情想来帮助他。求助和提供帮助的愿望促成了这种医患关系。在这里,医患关系是协力战胜一个曾经使他们当中的一方受到压制的共同敌人的战友关系。他们之间的关系不是"你"和"我"之间的关系,而是两个"我"之间的关系。强调这一点,就是要强调治病者与患病者双方都是主体,这才是医患关系的本质。

患者去看医师究竟想得到什么?他们共同的希望与祈求是:

(1)患者希望得到倾听,充分把自己的担心和恐惧讲出来,希望医师以同情的方式而非审查的方式对待他们。

(2)患者希望医师是称职的,具备精湛的医学知识与技术。因为仅有同情是不够的,同情心不能代替治病的知识。

(3)患者要求对他们所担心的事情给予合理的解释,并告知今后可能发生的事情。因为患者希望保持对自己病情的了解,所以医师必须倾听患者并同患者交流思想,在这方面不应计较时间,做不到这一点是个严重的错误。

（4）患者不愿被医师所放弃。每个人都会死，医学是有限度的，患者和医师都知道这一点。当医学的极限到来时，医师常常感到无能为力，结果之一就是不再注意患者。没有比这样做更大的错误了。在医学科学的这个边界上，医师的作用不应该减弱，而是应该加强。这里正是需要医学以照顾的形式站到患者前面来，看看是否可以在精神上给予支持，减轻一些痛苦，谈谈话，使患者感到他仍然受到重视和珍惜，并未被放弃。很多时候，"医师在场本身就是一种治疗"。

2. 医患关系影响因素　影响医患关系的因素很多，包括医疗服务的管理水平、医德医风建设、医疗服务技术、医患沟通技巧、法律法规以及观念因素等，但最为直接的取决于医患双方的态度。

（1）医师的态度：传统的医患关系决定了医师在诊疗过程中占主导地位，当医师表现出亲切、关怀、真诚与负责时，很容易取得患者的信赖而建立良好的医患关系。医师的同情心、同理心是建立良好医患关系的基础，沟通技巧是建立良好医患关系的必备条件。医师的态度受到其自身人格特质（包括世界观、人生观和道德修养等）、医疗服务能力及其职业生活满意度的影响。

（2）患者的态度：医患关系是双向行为，患者对医患关系所持有的态度亦受其人格特质的影响。与医师不同的是，医师以医疗为职业，对医患关系形成了一个固定的理念，而患者只是在有健康问题时才面临医患关系的问题。所以，患者对医患关系的态度亦取决于对疾病的态度或健康价值观。

实际工作中，医患关系的非技术方面，往往起着更为重要的作用。大多数患者对医院、对医师是否满意，并不在于他们能判断医师所给的诊断和治疗处置的优劣、医师手术操作的正确和熟练程度，而在于医师是否耐心、是否认真、是否具有同情的态度，是否尽了最大的努力做好诊治工作，因为绝大部分患者都不是医学专家，对技术本身的评价超出他们的能力范畴。

现代医患关系中，社会对于医师的角色期望，不仅要求医师受过严格的专业训练，有很好的医术，而且要求医师有同情心，能亲切而热情地对待患者，能为患者保守秘密，能把患者的利益放在首位，具有为救死扶伤而献身的精神。

（3）医学技术的进步对医患关系的影响：随着社会的发展和医学科学的进步，现代医患关系出现了两种不同的倾向。

一方面是医患之间的物化趋势越来越严重。随着医学知识和技术的发展，医学正日趋变成一种错综复杂的、技术设备性的、更加专业化的以器官为基础的学科；越来越多的先进医疗仪器设备应用于临床，使得医患之间更多地增加了物的因素，医患关系由"人（医师）-人（患者）"模式向"人（医师）-机器-人（患者）"模式转变。人际关系被人机关系所阻隔和替代，医务人员与患者之间的直接交流被淡化，正是这种"高技术、低感情"的倾向，导致和强化了医患之间的"信任危机"。患者到医院看病，医师越来越多地使用和依赖各种仪器设备。对这些机械设备"物"的使用，一方面提高了医疗质量，但另一方面拉开了医患之间的距离。一个"患者"常常被分为几个部分，分解成器官或系统的集体，而不是一个整体的"人"。因此他需要与几个甚至十几个医师发生医疗关系，医患关系就被分解为几个或多个，每个医师只对患者的一个部分负责或只对患者的某一种疾病负责。在有些情况下这种分解无关紧要，比如外科急诊手术。但通常这种过度的专业化使得医师日益变得只关心患者的病理过程，并设法消灭这个病理。于是医学也就日益变得以疾病为导向而不是以人与健康为导向，向患者个体所提供的照顾就变得支离破碎。医患关系中的这种"物化"和"分解"趋势极大地影响了向患者提供整体的、基本的照顾，传统医学中良好和密切的医患关系在这样的医疗系统中被忽视。

另一方面，医学进入整体医学的新阶段，迫切需要密切友好的医患关系。一些传染病、寄生虫病、营养缺乏已不再是威胁生命的主要疾病。而社会性、心理性的致病因素对躯体健康的损害日益严重。人们必须从生物、心理、社会的因素综合考察人类的健康和疾病，并采取相应的措施来防治疾病，增进人们的健康。人是一个整体，人的心理活动和躯体功能是不能分割的。有的学者认为，现代社会由社会、心理因素为主要原因引起的心身疾病的发病率占人类疾病总数的 50%～80%，人们必须从一个统一的、完整的角度来考察和研究人类的健康和疾病。心身医学、全科医学等现代医学的基本核心思想就是尊重患者、关心患者，最大限度地促进人类健康事业的发展。罗杰斯提出的"以患者为中心的心理治疗方法"，已被医学界广泛重视。这种方法是医师让患者自己解决自己的矛盾，消除症状，改善社会适应性，恢复健康；医务人员起着推动、协助的作用。巴林特的著作《作为药物的医师》和《作为患者的疾病和医师的疾病》中充分表达了这种观点。他认为医师应该与患者紧密结合，这样可以起到有效的"保证和劝慰"作用，如果不能深入了解患者，不仅不能成为药物，反而会变成"毒物"。巴林特认为，当面接触患者，理解患者的心理，"倾听"患者的主诉，是为了在更深入的水平上作出判断，这是临床医学的主要技术之一。他认为，真正的心理治疗和短程心理疗法，不仅是一种常规治疗方法，而且应该像外科手术刀和其他医疗工具一样得到普及。总之，不论是罗杰斯的治疗方法，还是巴林特的理论，以及当前国际上其他一些学者提出的人道主义或人本主义的医学思想，都向人们展示了一种新型的医患关系，体现了新的医学指导思想。虽然我国古代就有把医学伦理道德，包括对患者的态度，作为医疗实践的一部分，但是只有到现代医学阶段才成为一种世界潮流。

3．处理医患关系的基本原则

（1）权利与义务对立统一原则：医师有独立自主行使诊断、检查、治疗的权利以及在特定条件下对患者及其亲属的特殊干预权。患者具有医疗享有权、疾病认知权、个人隐私权、知情同意权，同时患者也有配合治疗、尊重医务人员、维护医疗秩序、支持医学发展、按时交纳医疗费用的义务。在医疗活动中，医务人员要以患者为中心，全心全意为患者服务；患者也要尊重医务人员的劳动和权利，积极配合医务人员开展正常的医疗活动。

医患关系是一种法律上的权利与义务的关系。医患双方的权利与义务是对立统一的。医患双方在医务活动中都要充分认识自己的权利和义务并尊重对方的权利，履行自己的义务，只有这样医患之间才能构筑起坚实的基础。全科医师在医疗实践中要公正地行使医师职业所赋予的权利，同时也义不容辞地承担保障患者健康、维护患者权益的义务。

（2）尊重、平等原则：尊重、平等原则是指医患交往中，医师平等地与患者相处，充分尊重患者。尊重患者具体表现在尊重患者的权利、名誉、利益及正当欲望。不论患者的权力大小、财富多寡以及关系亲疏均一视同仁。医患关系应当放在尊重人的背景下审视，真正体现以人为本的人文关心、关怀和仁慈。

（3）真诚、宽容原则：真诚是指医患交往中要给予患者真心诚意的关心，处处为患者着想，尽力帮助患者，并为患者保守秘密。真诚是建立良好医患关系的基础。宽容是指在医患交往中，正确对待彼此间各方面的差异（诸如性别、个性、气质、知识层次、生活经验等）和各种原因造成的误会。医师所面对的是各种各样的患者，不管是什么患者，都要以热情的态度来对待，认真听取患者对疾病的叙述及诊疗上的意见和要求，当患者对治疗不理解或发生误会时，医师要采取宽容的态度，而不能任意地责备。

随着生物 - 心理 - 社会医学模式的建立，现代医患关系不仅要重视医者对患者的责任，而且也要重视医者的社会责任，重视医疗行为的社会后果。医患关系在崇高的医学境界下，应该是宽容的、真善统一的、和谐的。

第二节　全科医疗中的医患沟通

一、全科医疗中医患沟通的特点

（一）医患沟通的目的

在医患沟通中，各自有不同的沟通目的。在诊断疾病过程中，以患者的目的为主，医师的目的是围绕患者而决定的。在疾病治疗管理中，以医师的目的为主，医师应说服患者接受自己的保健或治疗建议。因此，建立互相信任、互相理解的基础，尽快明确沟通的目的，完善解决共同面对的问题是医患良好沟通的要素。

1. 捕捉患者就诊的目的　患者或者因为自体不适就诊（有某些疾病的症状），或者是想了解症状的原因，或者是咨询想了解的事情（如家庭成员的乙肝传染性或自身疾病的传染性、危害性）。若患者很直接地表达了就医目的，医患双方能直接、顺畅地交流沟通。但若患者掩饰沟通内容，或不愿意直接说出而采用外围问题捕捉需要的回答，此时医师要认真地倾听，从患者的语言、体态中体会患者的真正目的，找出患者真正需要的东西。

要想捕捉患者就诊的目的，应做到以下几点：①医师首先应明确患者享有获得公正医疗保健服务的权利，享有对自己疾病的知情同意权、了解医疗费用的权利，以及像普通人所拥有的生命权、身体权、隐私权、受尊重权等。因此，患者带着正当目的来就医是患者的权利。②获取患者信任是顺利沟通的基础，为此医师在与患者交流时应认真、专注、神形合一，循循善诱而不随意打断。③注意沟通的个性化、个体化，注意年龄、性别、疾病的差异，不能用千篇一律的沟通方式对待所有来访者。④运用专业知识发现患者疏忽的重要健康问题并告知患者。

2. 给予患者满意的答复　运用恰当的沟通方式了解患者的需要，运用专业知识使者获得满足是医师在医患沟通中的目的。医师通过资料收集、分析，找出证据，提出假说。如诊断或解释明确，则可以给患者一个准确的答复；如仍存在不确定性，应向患者解释清楚。设计一个诊疗计划往往很难使患者满意，可以向患者提出2~3个计划备选，直至其满意为止。因此，全科医师的责任应一直持续到满足患者的健康保健需要——通常是患者的一生。

笔记

（二）医患沟通的基本原则

1. 以人为本　医患沟通必须坚持一切从人出发,尽可能地满足人的健康需求,最大限度地提高生命质量,是医学本质的重要体现和实现医学目的的重要手段。

2. 诚实守信　作为医者要注意用自己高尚的人格和精湛的医术去赢得患者的信任。医患之间应该真诚相处,没有隔阂。医者对患者的承诺要实实在在、实事求是。

3. 平等合作　医患双方是平等的,这是充分沟通的前提。医者要尊重患者对诊治的要求和意见,让患者参与决策。要与患者的家庭保持良好的沟通,协调好各种可用资源。

4. 同情耐心　医者对患者的同情心,往往是患者是否愿意和医务人员沟通的关键。医务人员只有克服因职业而产生的对患者疾苦表现出的淡漠,对患者具有同情心、保持耐心,才能和患者有深入有效的沟通。

5. 保密尊重　医务人员有责任对患者的隐私进行保密,珍惜患者的信任,尊重患者的隐私权。在诊疗过程中,不要出现对患者的隐私显示出鄙视、不屑的神情。

（三）医患沟通的内容

医患沟通是一种职业沟通,多发生在诊室这个特定的环境,因此与一般人际沟通相比,医患沟通的内容受职业特点限制。内容多为信息沟通、观念沟通和情感沟通。

1. 信息沟通　信息沟通包括社区医疗环境信息、技术水平信息、所依附的上级医院信息,以及患者最担心的自身病情信息,包括疾病的诊断、程度、治疗方法、治疗效果、预后等。

2. 观念沟通　观念沟通类似于患者教育,即将健康的观念、医学科普知识、医疗风险的认识等告知患者并使之理解。

3. 情感沟通　情感沟通往往容易被忽略,但这常是医患顺利沟通的前提,如互相的尊重、宽容,医师温和的语言,对患者适当的鼓励,真心的关怀和同情、理解都是沟通的内容,并且是观念沟通、信息沟通的基础。

（四）医患沟通的过程

1. 问候　医师主动向患者打招呼,初诊或家访时要简要介绍自己,询问患者或家庭成员如何称谓。

2. 建立和谐关系　克服语言、文化和社会地位的障碍,对患者表现出诚恳、尊敬、同情、热心、信任和无偏见。

3. 询问病情　鼓励、启发患者如实、仔细地叙述病史,要耐心倾听,不要随意打断患者的陈述,避免暗示或提问过于复杂。

4. 医师情感表达　鼓励、支持、安慰患者,体谅患者疾苦。

5. 非语言交流　注意姿态良好、态度端正、表情自然,避免给患者留下不好印象。

6. 讨论方法　允许患者充分表述,引导患者清楚表述重要的问题,小心处理敏感话题,不时强调重要线索和关键问题。

7. 了解患者背景　工作、社会活动、业余爱好、性生活、主要生活经历、人格、家庭、人际关系、不幸遭遇等。

8. 健康教育　注意改善患者的不良生活习惯和行为方式,结合病患阐明诊断,提供健康咨询,建议疾病的预防措施。

9. 阐明治疗措施　对处方进行解释,向患者讲明治疗的适应性、不良反应。

10. 建立长期联系　嘱患者复诊，并坚持随访。

11. 总结　简明扼要地对本次诊疗过程进行总结，征求患者意见，对患者的信任与合作表示感谢。

12. 反馈　对所诊治的患者进行登记、随访，了解治疗效果。

（五）医患沟通应注意的问题

为达成医患之间良好的沟通，应注意下列问题：

1. 将问题讲全、讲透　在医患沟通中，患者最关心的是病情的信息沟通。医师应将患者关心的问题讲全讲透彻，才能使患者满意。

2. 注意克服沟通障碍　医患沟通中常常存在障碍，如患者对医师不信任、患者的病态心理情绪、沟通时间不充足、患者文化素养极差不能理解及对医师的偏见等。医师要运用多种沟通技巧来排除这些障碍，实现沟通。

3. 尊重女性患者　男医师为女患者诊治时应尊重女性，亲切平和且保持适当距离，为其进行体格检查时应有女护士或陪同人员在场。

4. 注意患者的沉默和退避　患者有时会因为担心疾病后果或恐惧而说话吞吞吐吐或沉默不语，此时医师应循循善诱，劝慰开导，让患者说出真正需要的东西。

5. 注意患者的不满情绪　交谈时要注意观察患者的非语言表达形式，及时发现不满情绪，修正谈话。

6. 医患双方去掉相互戒备　当前我国医患关系十分紧张，患者就医时心里常想不要让医师骗了，医师诊治疾病时心里战战兢兢，双方都戴着滤色镜看对方。这种不正常的医患关系对正确诊治是不利的。患者因为对医师的怀疑而不肯接受正确的治疗方案，医师因为怕担风险而不愿采取必要的侵入性诊疗操作，最终承担其后果的还是患者。在全科医疗中这种现象危害尤其大。因为多数慢性疾病患者将由全科医师照顾一生。因此，全科医师应该用自己的爱心、奉献、高超的医术和沟通技巧来改善医患关系。

二、与特殊患者的沟通

（一）注意与特殊患者的沟通

医患沟通中有一些特殊的患者，需要用特殊的沟通技巧进行交流，方能取得预期效果。

1. 儿童患者　儿童的天性是好奇、好玩，因此在候诊室可以准备玩具、卡通画、儿童图书等以减少儿童的不安。儿童病史的叙述多由父母完成，但医师也要留心儿童的反应，给予其适当的关爱和鼓励。与儿童沟通时应选择简单的词汇，用熟悉、形象的事情作比喻，易于为儿童所理解。如果涉及特殊的处置方式，除与家长沟通外，也应向儿童交代，争取得到儿童的配合，在处置过程中也需要及时给予其鼓励和表扬。

2. 老年患者　老年人听力和记忆力处于衰退期，与其沟通时，医师要充满耐心和同情心。在反馈疾病治疗方案时，适当提高音量，重复治疗要点，必要时需要条理清晰地记录在纸上，方便老年人查看。

3. 预后不良患者　与患有预后不良疾病的患者沟通时，应表现出同情心和正面积极的态度，为患者制订最佳的疾病管理方案。在沟通过程中，除了给予患者减轻病痛的一般治疗信息支持外，也应给予患者心理上的支持。

4. 精神病患者　与精神病患者沟通时要有一定的耐心和技巧，并要掌握心理学知识，沟通时认真仔细，让患者感受到对他的尊重。要善于引导谈话，控制谈话速度，给予患者相应的鼓励与安慰，并根据患者的情绪、精神病的类型采用不同的方法。

5. 传染病患者　传染病患者最担心社会和亲友的疏远和嫌弃。医护人员在与传染病患者沟通时注意在符合职业预防要求的同时，与患者保持正常的沟通，不能有任何嫌弃传染病患者的表示，并主动介绍预防知识。

（二）与特殊患者沟通的技巧

1. 与预后不良患者沟通的技巧　预后不良的患者（如重度残疾、恶性肿瘤、危急重症、慢性疾病等）往往表现为情绪低落、消沉、烦躁或恐惧不安等。因此，在沟通时应充分表达同情心，并以正向的态度积极鼓励患者树立战胜疾病的信心，以中性的立场为患者谋求最佳的处置。

2. 与有疑病症倾向患者沟通的技巧　有疑病心理倾向的患者，他们过分地关心自己的身体状况，总担心自己的身体某处有病。对这类患者，千万不可以持冷漠、讽刺、嘲弄的态度。应在认真做好身体真正疾病排除的同时，给予适度的支持与关心，发掘他们的成长及日常生活情况，帮助患者分析原因，正视自己在现实生活中遭遇的困难，帮助患者转变注意力，指导和教会调适的方法。

3. 与多重抱怨患者沟通的技巧　有些患者由于对生活事件调适不良而产生对任何问题都看不惯的抱怨心态。在与之沟通时须了解其真正问题所在，故应从解决这些方面的问题入手，通过分析原因，采取有效的沟通策略。

4. 与充满愤怒患者沟通的技巧　医师应以坦诚的态度表达积极的协助意向，并设法找出患者挫折及压力的来源后，多予关心、疏导，平息愤怒的情绪。避免反转移的行为发生，更不能有谴责或与之对抗的态度；在平静时要向其说明愤怒情绪行为会加重病情，延长病程；应采取措施去感化患者，让患者对自己的愤怒等不良行为有所认识。

5. 与依赖性强的患者沟通的技巧　除了不能自理的患者外，太多的依赖他人对疾病的康复是不利的。因此，对这种依赖性强的患者，医师应该了解其人格特点，帮助他树立战胜困难的勇气，鼓励他们主动地解决问题并帮助他人解决困难，使之产生成就感，同时有效地、适度地利用各种资源条件提供协助，使其获得成功的体验，建立信心、减少依赖，以便早日康复。

6. 与自大患者沟通的技巧　自大者狂妄、目中无人，在沟通时，医师应避免正面冲突和争吵，应巧妙地将其狂妄自大的态度导向积极的方面，如说"你对这问题很内行，你更应该配合我们"，使其成为战胜疾病的动力。

第三节　医学伦理学问题

一、医学伦理学的基本原则

在全科医疗实践活动中，全科医师总是自觉或不自觉地贯彻或遵循着某种道德的基本原则，以期调整自身行为、维系整个医学实践过程和促进医学目的的实现。因此，医学伦理基本原则指的是调节和评价医务人员行为的基本道德标准。它是对医务人员行为的根本要求，在整个医学伦理规范体系中居于主导地位。研究和确立医学伦理的基本原则，对整个医学实践活动有重要的指导意义。医学伦理基本原则研究的内容，包含医学伦理基本原则的确立依据、重要性、内容等方面。

（一）确立医学伦理基本原则的依据

医学伦理基本原则的确立，不应是理论家的主观臆想，而必须要有充分的客观依据。具体而言，医学伦理基本原则是随着医学发展和社会进步的交互作用而确立形成的。我国医学伦理基本原则确立的依据主要体现在以下几个方面：

1. 必须是卫生事业性质和当代医学服务目的的集中体现　健康是一项基本人权，从某种意义上说，健康本身即是资源，是促进社会发展的基本条件之一。而医学是研究人并最终服务于人的科学，它与人的生命、健康、幸福、安危及社会文明进步息息相关。这就要求医学伦理基本原则必须高度集中地反映我国卫生事业的社会主义性质，以及我国当代医学服务所具有的广泛的人民性、彻底的人道性、鲜明的时代性等伦理本质。

2. 必须是社会医德关系及其要求的最高概括　医德关系是在经济利益关系的基础上，按照一定的医德观念和医德准则而形成，并通过人们的医德实践活动和行为表现出来的人与人之间的关系。社会主义社会的生产资料公有制决定了人们之间根本利益的一致性，这种状况体现在医疗卫生方面，就是人民群众的健康利益、患者个人的健康利益与医务人员的利益等，在本质上都是一致的。这必然要求医务人员一切从人民健康利益出发，全心全意为人民健康服务。

3. 必须坚持价值导向与价值取相向统一　医学领域复杂的利益关系及其多种实现方式，决定了医疗行为具有多元道德价值、保障患者康复的治疗价值，也有制约医学发展的科学价值；存在与社会进步密切相关的社会整体价值，也存在不同医务人员的自我个体价值等。为实现多元价值的整合优化，社会在某一时期总是提出明确的一元价值导向，而社会个体包括每一位医务人员据此也都有自己的价值取向。切实可行的医学伦理基本原则，必须是这种社会价值导向与多元个体价值取向相互认同和转化的产物。

4. 必须对医德调节的对象具有普遍的有效性　医德的直接作用是调整医学实践活动中人们之间的伦理关系，而这种关系的表现是丰富的、多方面的。倘若从关系的主体这个角度进行概括，医学实践活动中众多的关系主体可归为三大类：一类是个人同个人之间的关系，另一类是个人同社会集体的关系，再一类是社会集体之间的关系。医学伦理基本原则应把这3个对象都包括进去，使其都有原则可循。

（二）确立医学伦理基本原则的重要性

医学伦理基本原则贯穿于医学伦理发展的始终，是调整各种医德关系的根本指导原则，也是衡量医务人员医德水平的最高标准。因此，医学伦理基本原则是整个医学伦理规范体系的核心，统领着整个医学职业的道德体系，在医学伦理中占有十分重要的地位。

1. 医学伦理基本原则是医德体系的总纲　构成医学伦理准则体系的基本要素包括医学伦理的基本原则、规范和范畴。医学伦理中的各种规范和范畴均以医学伦理的基本原则作为中枢。它是医务人员在医疗卫生实践活动中必须遵循的医德规范的主要依据，对医务人员的医疗行为具有普遍的约束力。因此，医学伦理基本原则在整个医德体系中居于主导地位。

2. 医学伦理基本原则是区别于其他职业道德的基本特征　医学伦理基本原则、规范和范畴等，都是调整医务人员与他人关系、医务人员与社会关系的行为准则，都是从不同的侧面区别于其他职业道德的。但是，这些医德规范和医德范畴在医学伦理学理论体系中的地位和作用与医学伦理的基本原则是不相同的，只有医学伦理基本原则才是医务人员调整与他人及社会关系的根本行为准则，才是区别医学伦理与其他职业道德的基本特征。

3. 医学伦理基本原则是区别不同社会类型医学伦理的根本标志　医学伦理基本原则能够表明医学伦理的阶级属性和所属的社会形态。因此，它是各种社会类型医学伦理的根本标志，能够从根本上把各种不同社会形态的医学伦理区别开来。

4. 医学伦理基本原则是医德评价的最高标准　医德评价是以善恶为标准的，然而，什么是善，什么是恶，如何衡量医德的善恶程度？具体标准很多，但最高标准是医学伦理基本原则。这说明，在医学实践活动中，凡是符合医学伦理基本原则的伦理现象和伦理行为，就是善；反之是恶。同样，符合或违背医学伦理基本原则的程度，又是衡量医德善恶程度的最高尺度。

（三）医学伦理学基本原则的内容

伦理学原则为某一行动应该做或不应该做提供依据。医学伦理学原则是包括中医在内的全世界医学几千年来的结晶。它们有助于医务人员理解应该思考和解决的伦理学问题。可以说，如果没有这些原则，医学也就不称其为医学了。最基本的医学伦理学原则包括有利于患者原则、尊重患者自主性原则、知情同意原则、公正原则、讲真话和保密原则。

1. 有利于患者原则　有利原则包括两个方面的内容。一个方面是"确有助益"，另一个是"不伤害"。"确有助益"的义务是指治愈或缓解患者的疾病，解除或减轻患者痛苦。"不伤害"的义务是指不给患者带来可以避免的疼痛、痛苦、损害、残疾或死亡，包括不应该发生有意的伤害以及无意造成的伤害，例如由于疏忽大意造成的伤害。在治疗过程中，有的时候会有一些不可避免的伤害，例如：由于恶性骨肿瘤不得不截肢而丧失了一条腿，这是为了保全生命所作出的不可避免的伤害。医学伦理学用"双重效应"原则对这样的行动加以辩护。双重效应是指一个医疗行为可以产生两重效应，一个是为达到治疗疾病或保全生命目的的有意的、直接的效应，另一个是可以预料而无法避免的、并非有意的但有害的间接效应。

有利原则要求医师在选择治疗方案、作出医疗决定时进行代价效益分析，全面衡量利害得失。根据这个原则，医师决不能做明知将会伤害患者健康和幸福的事情，只能做促进患者健康和幸福的事情，这是医学的"天理"。中国现在正在进行着医疗卫生体制的改革，目标之一是如何降低过度高涨的医疗费用，但是，任何改革方案都不应该破坏"有利于患者"这一原则。

2. 尊重患者自主性原则　医学伦理学理论中的自主性原则是指个人的自我控制权。也就是说，我们必须尊重患者个人的看法和患者的权利，只要其想法和行动没有伤害他人。医师的治疗方案或要求应取得患者的"知情同意"，即应尊重患者的自我决定权。

3. 知情同意原则　知情同意的四要素：信息的告知、信息的理解、同意的能力、自由表示的同意。

"知情同意"概念是第二次世界大战后提出的。这个概念来源于战后的纽伦堡审判。审判中揭露了纳粹医师强迫受试者接受不人道的野蛮实验。这些令人发指的事实，使人们严重关注没有征得同意就利用受试者进行人体实验的问题。

纽伦堡审判后，知情同意逐渐成为涉及人体实验的医学研究中最受关注的伦理学问题之一。这个原则也逐渐应用于医患关系和医学临床领域。世界医学会于1964年在赫尔辛基郑重宣称，在使用一种以临床研究为次要目的的新疗法时，"医师应尽可能在符合患者心理的前提下得到患者的同意，而这种同意系患者得到充分解释后自由表示出来的同意"，"如果没有得到患者在充分知情后的完全同意，则不能对患者做任何事情"。

在治疗上的所谓知情同意，就是向患者讲明其疾病或伤残的性质，以及医师所建议的治疗措施会有什么样的效果和风险等，从而征得患者的同意，然后方可实施治疗。

4. 公正原则 "公正"是指公平、合理、合适地对待一个人。如果给予某人应得的或应有的东西，那么这一行为便是公正的行为。公正不仅是一个人的首要美德，还是一个社会的首要美德。

人们通常提到的公正，主要是指服务资源上的公平分配、社会收益（好处）和负担上的公平合理的分配。如果一个行动所带来的好处集中于某一部分人，而行动的代价和负担集中于另一部分人，就会造成分配上的不公正。在卫生资源的宏观分配上，国家能得到的全部资源中应该把多少分配给卫生保健，以及分配给卫生保健的资源在卫生保健内部各部门之间应该如何分配？如果不能资助所有领域的研究和治疗，哪些疾病和病患应该优先得到资源的分配？在解决这些问题时，都有一个公正与否的问题。

公正有两个原则："形式上的公正原则"和"实质上的公正原则"。形式上的公正原则是指同样的情况应当同样地对待。比如，人们自然会认为根据需要分配最为合理。但由于资源有限，不可能对所有的需要都能做到同等分配。这就要求实质上的公正原则来补充。比如，目前并不是每个人都有可能享受到器官移植，对于这类非基本的医疗，实质上的公正原则可能是根据支付能力的大小、医学标准和社会标准而确定的。

5. 讲真话和保密原则 讲真话原则是指医师有义务说出真相，不欺骗别人。讲真话义务体现了医务人员对患者自主性的尊重。但是，当讲真话义务与其他义务冲突，如与有利原则冲突时，不说出真相甚至说谎欺骗也可以在伦理学上证明是正当的。比如，当说出诊断和预后的真相不利于患者或可能对患者造成伤害的时候，如一个癌症患者知道他的诊断和预后会产生焦虑甚至导致自杀的时候，不告诉患者真相就可以保护患者。因为"你不知道的东西不可能伤害你"。某些患者特别是危重或临终患者并不要求知道关于其病情的真相时，也可以不说出真相。这样做是为了保护患者的利益。

为患者保守秘密是医务工作中的最根本的原则。医师对所了解到的患者的一切必须保密，不经患者允许不能泄露一切情况。除非法律要求这么做，或者如果坚持保守秘密对其他人引起的伤害大于医师对患者所负的责任。在许多医学伦理学法典中，都有为患者保守秘密的规定。这主要是基于对医患关系的考虑。

二、全科医疗中常见的伦理学问题

全科医疗是立足于社区的卫生服务,对社区居民承担着负责式的健康照顾。这是全科医疗独立于专科医疗的十分重要而独有的特征,也是社区卫生服务的活力所在。全科医疗这种以社区为基础的照顾的特征具体表现为:①社区的概念体现于地域和人群,即以一定的地域为基础,以该人群的卫生需求为导向,全科医疗服务的内容与形式都应适合当地人群的需求,并充分利用社区资源,为社区居民提供服务。②社区为导向的基层医疗将全科医疗中个体和群体健康照顾紧密结合、互相促进。全科医师在诊疗服务中,既要利用其对社区背景的熟悉去把握个别患者的相关问题,又要对从个体患者身上反映出来的共性问题有足够的敏感性,这样既可提高基层医疗的实力与针对性,又能够强化流行病学在全科医疗科研中的作用,从而改善全科医师的综合素质和全科医疗的整体水平。

以社区为基础的照顾要求全科医师在社区卫生服务中,必须具有伦理观念和伦理决策的意识,认识与掌握处理社区卫生服务中的一些伦理问题的原则和规范。此外,全科医师还要有面对医疗行为的伦理风险的意识与能力。

(一)全科医疗中的医患关系问题

医患关系是医疗实践活动中最基本、最活跃的人际关系。医患关系的含义有狭义与广义之分。狭义的医患关系是指医疗过程中医师与患者之间所形成的一种特定的关系。广义的医患关系是指以医师为主的群体与以患者为主的群体在诊疗过程中建立的相互关系。著名的医史学家西格里斯曾精辟地论述了这种关系:"医学的目的是使人调整后适应他所处的环境,成为一个有用的社会成员。每一种医学行动始终涉及两类当事人:医师和患者,或者更广泛地说,是医学团体和社会。医患关系无非是这两群人之间多方面的关系。"

医疗行为是在医师与患者的关系中进行的。当前去就医时,患者就与医师建立起一种专业关系。医师在维护患者尊严的同时,其主要目标就是减轻患者的痛苦,治愈患者的疾病,并增进他们的健康,为此所采取的各种治疗与护理措施都要通过医者与患者之间的联系来实现。一个强有力的、丰富多彩而又密切的医患关系是整个医学的核心部分,也是医学的基本需要。它是将患者视为整体的人的关键,也是现代生物 - 心理 - 社会医学模式的出发点。全科医疗实践中的年轻医师们常常被告诫:"对医患间亲密关系的重要性的强调永远不会过分。"因为在许许多多的病例中,诊断和治疗直接依赖于医患间的良好关系,而治疗的失败也常常源于未能建立起这种关系。

一般来说,良好、和谐的医患关系离不开医学人文精神的关怀。全科医学以人为中心的健康照顾原则内在地要求全科医师在社区卫生服务中必须确立起崇高的医学人文信仰,这种信仰以尊重生命、关爱生命、呵护生命、善待生命的信念来唤起医务人员对生命的敬畏之情,燃起内心道德上寄托的神圣火焰。反之,没有医学人文信仰最可怕的后果是医学道德的沦丧。随之而来的是医患关系将陷落在没有诚信、没有规则的环境中,社会将为此付出沉重的代价。本来治疗疾病、战胜疾病、预防疾病,就需要医患双方的相互理解、共同协作,又由于全科医师面对社区卫生服务对象的广泛性,这一切都要求全科医师必须坚定医学人文信念,夯实医学人文信仰,为社区和谐医患关系的实现构建安身立命之本。

全科医疗服务中，和谐的医患关系本身就是一剂良药。它能使患者、社区居民心情愉快，增强信心，能更好地发挥潜能，从而提高防病治病的效果。这就要求全科医师在社区卫生服务中，必须遵循医学伦理原则，在一言一行中给患者提供温馨的人性化服务。

（二）全科医疗中诊断和治疗的伦理问题

全科医疗是一种整合生物医学、行为科学和社会科学的医学学科。全科医疗服务是一种高素质的医疗服务。它是以人的健康为中心，综合了生物、心理、社会科学的立体思维，全面对待人的躯体、精神疾患和社会适应不良的困惑，并照顾家庭和社区的环境。因此，全科医疗具有丰富的科学性、完善性和伦理性。

在社区卫生服务中，全科医师从事的疾病诊断治疗是其开展工作的重要组成部分之一。而全科医师的专业技术水平和道德素养，直接关系到能否以正确的诊断和恰当的治疗为患者解除病痛，促进患者早日康复，也直接关系到全科医疗服务的质量。因此，全科医师不仅应掌握渊博的全科医学知识，具备精湛的医疗技术，还应充分认识临床诊疗的特点，自觉遵守临床诊疗的道德规范和具体要求，合理选择治疗手段，尽可能避免临床诊疗手段带来的不良影响，最大限度地维护患者的健康利益。

具体而言，全科医师在临床诊断治疗中：①要尊重患者，包括尊重患者的权利和个性，将患者看成是自己的朋友，带着强烈丰富的人文情感去理解关心患者，处理问题应置身于患者的苦难情境，重视人胜于重视疾病，重视伦理胜于重视病理，切实做到以患者为中心，全面体现社区卫生服务人格化、个性化的健康照顾。②要坚持医学原则，不做不必要的辅助检查，更不能随意夸大辅助检查结果对临床诊断的决定性意义。③要为患者提供综合性的诊断治疗服务，强调人是一个整体，人体的内部环境和外界环境始终处于动态平衡的状态，重视机体与环境、生理与心理以及各个器官脏器的互相联系及影响，重视疾病的连带性和整体调适，为患者提供完整的诊疗服务。④在对患者作出诊断、治疗和服务方案后，要尊重患者的知情同意权，为患者提供其作出医疗决定所必需的足够信息，并在此基础上由患者作出承诺。当然，患者必须有自由选择和同意的合法权利，而且对决定有充分的理解、认识能力。否则，必须取得患者的家属或其监护人的知情同意。⑤在药物治疗中，要审慎用药，掌握药物的适应证，发挥药物的治疗作用，防止用药不当或用药错误给患者造成危害。避免长期大剂量使用广谱抗生素、激素、止痛药和名贵药等滥用药物现象。医疗实践活动中，滥用药物的直接后果表现为药物依赖性和药源性疾病。因此，滥用药物是违背医学道德的。

（三）家庭照顾服务中的伦理问题

家庭是社会的细胞，是个人健康与疾病发生、发展的最重要的场所，因此明确家庭与健康的关系是全科医疗的中心内容。随着社会的变迁，现代社会的家庭结构、功能及人们的家庭观念正在发生着深刻的变化，家庭规模变小、空巢家庭增多以及家庭亲情关系的变化都对家庭照顾服务提出了新的要求。因此，家庭对于个人健康、对于疾病与康复治疗的影响日益受到医学的关注，将家庭照顾纳入医疗保健服务已成为全科医疗的重要理念。

在全科医疗实践活动中，家庭既是全科医师的服务对象，又是其诊疗工作的重要场所和可利用的重要卫生资源。全科医师在工作中，要经常深入到居民家庭提供各种卫生服务，概括说来，这种"以家庭为单位的照顾"主要涉及三方面内容：①通过家访，为居民建立家庭健康档案或随访疾病预后情况等，全面地掌握本社区居民的健康状况；②开展家庭病床服务，为患者提供全程、一体化、综合性的卫生服务，如在患者家中开展注射、输液等服务；③开展家庭健康问题咨询与健康管理，全科医师要善于了解并评价家庭结构、功能和周期，发现其中可能对家庭成员健康构成威胁的潜在因素，并通过适当的干预，使之及时化解，维护家庭健康。

全科医师在提供家庭健康照护全过程中，应当系统学习有关家庭的心理学、社会学、伦理学、治疗学等知识，研究家庭结构、功能、关系、环境对疾病和健康的影响，能够做到从对患者的治疗服务延伸到对家庭其他成员的关怀帮助、心理支持和教育指导。此外，这种以家庭为单位的健康照顾还要求全科医师要自觉信守知情与保密的道德要求，由于全科医师深入到家庭，建立家庭健康档案，必然会涉及家庭及成员的包括隐私在内的生活的各个方面。为了维护健康，全科医师与患者及其家庭都要进行着不断的信息交流。知情与同意，信任与忠实，是家庭健康照护持续开展的基础。因此，全科医师在提供家庭照护时，注意保护个人隐私和家庭隐私，既是全科医师的主观操守，也是其重要的德行之一。

（四）社区重点人群保健中的伦理问题

在社区卫生服务中，妇女、儿童、老年人、慢性疾病患者、残疾人是数量较多的特殊群体，也是社区保健的重点服务对象。做好这部分人的社区保健工作，有利于提高整个社区人群的健康水平。

根据机体生理、心理发育规律，儿童期一般指自胎儿期至青春发育期前（女性 12 岁左右，男性 13 岁左右）。儿童时期经历着长期的生理、心理发育过程并具有诸多规律性和周期性。妇女在当今社会生活中承担的角色日益重要，由于自身的生理、心理特点，对社区卫生服务具有特殊的要求。因此，社区卫生人员在开展社区妇幼保健中，要建立和健全妇幼保健网，实行妇幼保健的系统化管理，按时访察，针对妇女、儿童不同阶段的健康状况和卫生问题，以及不同的卫生服务需求，开展有关妇女儿童预防保健知识的宣传教育和健康咨询；开展青春期性教育咨询、婚前检查与咨询、孕产期保健、新生儿保健、计划生育与计划免疫；建立非正式支持组织作为社区专业保健机构与社区群众的中介，促进社区妇女有效参与社区卫生保健的工作。

目前，我国已进入老龄化社会，预计到 21 世纪 30 年代老年人口将占总人口的 1/4 以上，人数达 4 亿多。因此，我国面临着严重的老年人保健问题。老年保健是指以老年人为对象而实施的有益老年人健康生活的一系列关怀和照顾。老年人随着年龄的增大，机体生理功能衰弱，患病率升高，很多患者活动受限，反应迟钝，记忆力衰退，注意力、判断力下降，有的表现出精神行为障碍。这就要求社区老年卫生保健必须根据老年人的生理、心理特点，建立健全老年社区保健网，还可以专设社区老年护理、康复院，定期体检，建立健全老年健康档案，为老年人提供从健康教育、心理咨询到住院、门诊治疗、日常生活护理等一系列系统的、连续性的卫生保健服务；并通过社区非正式支持组织的力量，为老年人提供必要的社会支持，促进其身心健康。慢性疾病作为社区卫生常见的问题之一，严重影响着人们的身体功能状态及生活质量。因此，全科医师必须做好慢性疾病随访记录：根据社区居民慢性疾病发病情况，建立

笔记

主要慢性疾病随访监测记录，为实施慢性疾病干预措施提供依据，内容包括症状、体征、实验室检查、并发症、转诊、指导用药等；协助慢性疾病患者控制疾病的症状和进程，实现最佳功能状态，帮助患者达到躯体上、精神上和生活上的完满健康状态。

（五）临终关怀的道德要求

随着时代的发展，文明的进步，人们越来越重视生活的质量。人口老龄化趋势使得人们对于临终前的生命质量亦提出了要求，临终关怀事业已经成为人们瞩目的焦点。在我国，天津医科大学的崔以泰于1990年建立了第一家临终关怀病房。1998年，由李嘉诚先生捐助汕头大学医学院附属第一医院建立了全国第一家宁养院，从而开始了国内临终关怀服务的推展工作。至今，全国已有20家重点医院建立了宁养院。可以说，推展临终关怀，实行宁养服务是一个国家、一个民族文明程度的表现。

临终关怀是指由社会各层面（护士、医师、社会工作者、志愿人员，乃至政府和慈善团体人士）组成的机构为现代医学治愈无望的患者及其家属提供的生理、心理和社会的全面支持与照护，使临终患者的生命得到尊重，症状得到控制，心理得到安慰，生命质量得到提高，也使患者家属的身心健康得到照顾。因此，如何在生命的最后阶段，保持人的尊严和从容平静安详地走完人生最后的旅程，是现代临终关怀所面对的问题。

临终关怀组织的理念，强调生命的存在并非只有机体活动，还有高尚的精神生活，人在此阶段应受到尊重和关怀，不能因生命活动力的殆尽而降低。应视临终患者为全然的人，给予常人应有的关怀和尊敬，甚至更多。即是说，临终关怀不以延长生命时间为重，而以提高患者生命质量、为患者及其家属提供温暖照顾为宗旨。社区卫生服务中，临终关怀的主要目标是让患者带着尊严、自由，尽量减少痛苦，心里不再畏惧死亡，在亲朋好友的关怀照顾下平静地离开人间。临终关怀的护理不仅要照顾到患者，而且还要从整体上照顾患者的亲属及家庭。

由于临终关怀全面适应了当代生物-心理-社会医学模式的要求，也反映了医疗卫生事业多层次、多渠道的发展及全社会参与的趋势，因此全科医师应发挥自身和社区优势，把临终关怀视为生命周期照顾的一部分。通过给患者及其家属提供特殊的护理和支持性治疗，以减轻他们在躯体、情感、社会和精神方面的痛苦，维护临终患者的尊严，使其舒适安宁地从生的此岸走向死的彼岸。全科医师应使患者逐渐认识并接受死亡，针对其心理变化的不同时期开展不同的心理疏导工作，减轻患者的精神痛苦，帮助患者以相对比较平静的心情对待人生自然法则；临终关怀以照护而非治疗为原则，强调的是生命的质而非生命的量，因此，全科医师应努力控制患者的症状，为患者解除、减轻躯体疼痛造成的痛苦，重视止痛术的研究，保持患者的体位舒适、身体洁净，为患者创造安静温馨的怡人环境；临终关怀的对象不仅是濒死患者，还包括其家属。患者安静地、有尊严地死去，是临终关怀的结果，但不是终点。古语曰：死者何辜，生者何堪？对所爱的人的死去，家属由震惊而哀恸、绝望，对已故者的感觉由悲转怒，进而出现抑郁等强烈过度的哀伤。因此，全科医师应以同情体谅之心，抚慰家属，稳定家属的悲伤情绪，尽可能地减轻家属的精神痛苦。

学习小结

1. 学习内容

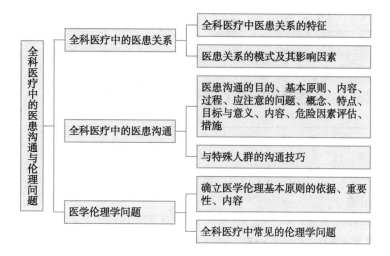

2. **学习方法** 通过课堂学习,借助相关文献资料,运用归纳的方法,重点掌握医患关系的模式及其影响因素,掌握伦理学的基本概念、基本原则;通过典型案例的分析,熟悉领会医患关系及其基础;了解建立良好医患关系的重要性及医学伦理在全科医疗中的作用。

(魏 嵋 赵 庆 沈宏春)

复习思考题

1. 影响医患关系的因素有哪些?如何正确对待和处理医患关系?

2. 请谈一下良好医患关系的作用和意义。为什么全科医师更需要把握伦理学原则、建立良好的医患关系?

第七章

全科医疗中的法律问题

学习目的

掌握疾病预防控制法律法规、卫生技术人员管理法律法规、医疗事故处理法律法规；熟悉国务院发布的全科医师法律法规；了解中医药法和人口与婚育、特殊人群健康权益保护法律法规。

学习要点

执业医师资格考试制度和医师执业注册制度及相关法律责任；医疗事故处理条例中医疗事故的界定、分级和预防、处置及法律责任；人口与婚育法律法规概述；传染病防治法关于法定传染病分类管理、疫情报告与控制；突发公共卫生事件应急处理原则及报告制度。

2014 年 10 月，《中共中央关于全面推进依法治国若干重大问题的决定》明确指出，全国的经济、政治、文化和社会生活的各个方面应该由法律调整的都要实现法制化，都要依法治理，这一方针应成为执政党、国家机关、社会团体和广大公民的共同行为准则。医疗事业关乎千家万户和公民的健康和生命安全，必须依法管理和运行。《中华人民共和国宪法》《中华人民共和国婚姻法》《中华人民共和国人口与计划生育法》《中华人民共和国母婴保护法》《中华人民共和国未成年人保护法》《中华人民共和国老年人权益保障法》《中华人民共和国残疾人保障法》《中华人民共和国传染病防治法》《中华人民共和国职业病防治法》《中华人民共和国执业医师法》《中华人民共和国药品管理法》《医疗事故处理条例》《突发公共卫生事件应急条例》《中华人民共和国国家赔偿法》《中华人民共和国中医药法》等法律法规对医疗卫生事业和人民健康作出了法律规范。作为从事社区医疗工作的中医全科医师，了解并贯彻相关的法律法规是十分必要的。

第一节　全科医疗的相关法律制度

《中华人民共和国宪法》明确规定："国家发展医疗卫生事业，发展现代医药和我国传统医药，鼓励和支持农村集体经济组织、国家企业事业组织和街道组织举办各种医疗卫生设施，开展群众性的卫生活动，保护人民健康。""国家推行计划生育，使人口的增长同经济和社会发展计划相适应。"《中华人民共和国中医药法》则就中医药服务、中药保护与发展、中医药人才培养、中医药科学研究、中医药传承与文化传播、保障措施、法律责任作出具体法律规定。2011 年，国务院发布《国务院关于建立全科医生制度的指导意见》，明确"建立全科医生制度的指导思想、基本原则和总体目标"，提出"逐步建立统一规范的全科医生培养制度""近期多渠道培养合格的全科医生""改革全科医生执业方式""建立全科医生的激励机制"。这为建立社区卫生服务机构，发展社区中医药卫生服务，履行预防保健职责提供了法律依据。

1998 年，国务院发布《国务院关于建立城镇职工基本医疗保险制度的决定》，开始建立保障职工基本医疗需求的社会医疗保险制度。2006 年，中华人民共和国劳动和社会保障部发布了《关于促进医疗保险参保人员充分利用社区卫生服务的指导意见》。2007 年 7 月，国务院发布《国务院关于开展城镇居民基本医疗保险试点的指导意见》。2015 年国务院发布《国务院办公厅关于推进分级诊疗制度建设的指导意见》，要求加强全科医师队伍建设和基层首诊和双向转诊、急慢分治、上下联动。这些都为全科医师成为基本医疗保险和基本卫生保健的守门人提供了政策支持。所以，全科医师必须全面熟悉卫生行业相关法律法规，依法执业，为 21 世纪人人享有卫生保健作出自己的贡献。

一、人口与婚育法律

《中华人民共和国人口与计划生育法》《中华人民共和国婚姻法》以及《婚姻登记条例》，对我国的人口和计划生育、婚姻制度等均提出了规范性要求。

1. 计划生育　《中华人民共和国人口与计划生育法》规定：我国是人口众多的国家，实行计划生育是国家的基本国策；国家采取综合措施，控制人口数量，提高人口素质；国家提倡一对夫妻生育两个子女。国家建立婚前保健、孕产期保健制度，防止或者减少出生缺陷，提高出生婴儿健康水平。实行计划生育，以避孕为主。国家创造条件，保障公民知情选择安全、有效、适宜的避孕节育措施。实施避孕节育手术，应当保证受术者的安全。计划生育技术服务人员指导实行计划生育的公民选择安全、有效、适宜的避孕措施。计划生育技术服务机构和从事计划生育技术服务的医疗、保健机构应当在各自的职责范围内，针对育龄人群开展人口与计划生育基础知识宣传教育，对已婚育龄妇女开展孕情检查、随访服务工作，承担计划生育、生殖保健的咨询、指导和技术服务。严禁利用超声技术和其他技术手段进行非医学需要的胎儿性别鉴定；严禁非医学需要的选择性别的人工终止妊娠。禁止歧视、虐待生育女婴的妇女和不育的妇女。禁止歧视、虐待、遗弃女婴。

2. 婚姻登记　《中华人民共和国婚姻法》规定：结婚年龄，男不得早于二十二周岁，女不得早于二十周岁。晚婚晚育应予鼓励。有下列情形之一的，禁止结婚：直系血亲和三代以内的旁系血亲；患有医学上认为不应当结婚的疾病。有下列情形之一的，婚姻无效：重婚的；有禁止结婚的亲属关系的；婚前患有医学上认为不应当结婚的疾病，婚后尚未治愈的；未到法定婚龄的。

《婚姻登记条例》规定，办理结婚登记的当事人有下列情形之一的，婚姻登记机关不予登记：未到法定结婚年龄的；非双方自愿的；一方或者双方已有配偶的；属于直系血亲或者三代以内旁系血亲的；患有医学上认为不应当结婚的疾病的。

3. 法律责任　对"非法为他人施行计划生育手术的""利用超声技术和其他技术

手段为他人进行非医学需要的胎儿性别鉴定或者选择性别的人工终止妊娠的""进行假医学鉴定、出具假计划生育证明的"医疗机构和个人,由计划生育行政部门或者卫生行政部门依据职权责令改正,给予警告,没收违法所得;违法所得一万元以上的,处违法所得二倍以上六倍以下的罚款;没有违法所得或者违法所得不足一万元的,处以一万元以上三万元以下的罚款;情节严重的,由原发证机关吊销执业证书;构成犯罪的,依法追究刑事责任。

伪造、变造、买卖计划生育证明,由计划生育行政部门没收违法所得,违法所得五千元以上的,处违法所得二倍以上十倍以下的罚款;没有违法所得或者违法所得不足五千元的,处五千元以上二万元以下的罚款;构成犯罪的,依法追究刑事责任。以不正当手段取得计划生育证明的,由计划生育行政部门取消其计划生育证明;出具证明的单位有过错的,对直接负责的主管人员和其他直接责任人员依法给予行政处分。

计划生育技术服务人员违章操作或者延误抢救、诊治,造成严重后果的,依照有关法律、行政法规的规定承担相应的法律责任。

二、特殊人群健康权益保护法律

所谓特殊人群,是指母亲和婴儿、未成年人、老年人、残疾人及精神病患者等社会弱势群体。以人为本,构建和谐社会,要求我们要充分保护特殊人群生命健康权益,认真贯彻并严格遵守相关法律法规。

(一)《中华人民共和国母婴保健法》和《中华人民共和国母婴保健法实施办法》

《中华人民共和国母婴保健法》(2017年11月4日修正)和《中华人民共和国母婴保健法实施办法》(2017年11月17日修正)的立法宗旨是为了保障母亲和婴儿健康,提高出生人口素质;国家发展母婴保健事业,提供必要条件和物质帮助,使母亲和婴儿获得医疗保健服务。母婴保健工作以保健为中心,以保健生殖健康为目的,实行保健和临床相结合,面向群体、面向基层和预防为主的方针。

1. 婚前保健 婚前保健服务是医疗保健机构为公民提供的一种专门服务。主要包括下列内容:①婚前卫生指导;②婚前卫生咨询;③婚前医学检查。经婚前医学检查,对患指定传染病在传染期内或者有关精神病在发病期内的,医师应当提出医学意见;准备结婚的男女双方应当暂缓结婚。经婚前医学检查,对诊断患医学上认为不宜生育的严重遗传性疾病的,医师应当向男女双方说明情况,提出医学意见;经男女双方同意,采取长效避孕措施或者施行结扎手术后不生育的,可以结婚。但《中华人民共和国婚姻法》规定禁止结婚的除外。

2. 孕产期保健 符合国务院卫生行政部门规定的条件和技术标准,并经省、自治区、直辖市人民政府卫生行政部门许可,医疗保健机构和人员方可从事遗传病诊断、产前诊断工作;经县级人民政府卫生行政部门许可,并取得相应的合格证书,方可开展助产技术服务、结扎手术和终止妊娠手术。具体为育龄妇女和孕产妇提供以下服务:①母婴保健指导;②孕妇、产妇保健;③胎儿保健;④新生儿保健。经产前诊断发现有下列情形之一的,医师应当向夫妻双方说明情况,并提出终止妊娠的医学意见:①胎儿患严重遗传性疾病的;②胎儿有严重缺陷的;③因患严重疾病,继续妊娠可能危及孕妇生命安全或者严重危害孕妇健康的。施行终止妊娠或者结扎手术,应当经本人同意,并签署意见;本人无行为能力的,应当经其监护人同意,并签署意见,并可接受免费服务。严禁采用技术手段对胎儿进行性别鉴定,但医学上确有需要的除外。医疗保健机构和从事家庭接生的人员按照国务院卫生行政部门的规定,出具统一制发的新生儿出生医学证明;有产妇和婴儿死亡以及新生儿出生缺陷情况的,应当向卫生行政部门报告。医疗保健机构为产妇提供科学育儿、合理营养和母乳喂养的指导。

3. 法律责任 严禁未取得国家颁发的有关合格证书的机构从事婚前医学检查、遗传病诊断、产前诊断或者医学技术鉴定、施行终止妊娠手术等行为,违者由县级以上地方人民政府卫生行政部门予以制止,并可以根据情节轻重给予警告或者处以罚款。未取得国家颁发的有关合格证书,施行终止妊娠手术或者采取其他方法终止妊娠,致人死亡、残疾、丧失或者基本丧失劳动能力的,依照刑法有关规定追究刑事责任。从事母婴保健工作的人员违反本法规定,出具有关虚假医学证明或者进行胎儿性别鉴定的,由医疗保健机构或者卫生行政部门根据情节给予行政处分;情节严重的,依法取消执业资格。

（二）《中华人民共和国未成年人保护法》

《中华人民共和国未成年人保护法》（2020 年 10 月 17 日修订通过）旨在保护未成年人身心健康,保障未成年人合法权益,促进未成年人德、智、体、美、劳全面发展,培养有理想、有道德、有文化、有纪律的社会主义建设者和接班人,培养担当民族复兴大任的时代新人。各级人民政府及其有关部门应当对未成年人进行卫生保健和营养指导,提供卫生保健服务。卫生健康部门应当依法对未成年人的疫苗预防接种进行规范,防治未成年人常见病、多发病,加强传染病防治和监督管理,做好伤害预防和干预,指导和监督学校、幼儿园、婴幼儿照护服务机构开展卫生保健工作。教育行政部门应当加强未成年人的心理健康教育,建立未成年人心理问题的早期发现和及时干预机制。卫生健康部门应当做好未成年人心理治疗、心理危机干预以及精神障碍早期识别和诊断治疗等工作。违反本法规定,侵害未成年人合法权益,造成人身、财产或者其他损害的,依法承担民事责任。违反本法规定,构成违反治安管理行为的,依法给予治安管理处罚;构成犯罪的,依法追究刑事责任。生产、销售用于未成年人的食品、药品、玩具、用具和游戏游艺设备、游乐设施等,应当符合国家或者行业标准,不得危害未成年人的人身安全和身心健康。上述产品的生产者应当在显著位置标明注意事项,未标明注意事项的不得销售。

（三）《中华人民共和国老年人权益保障法》

《中华人民共和国老年人权益保障法》（2018 年 12 月 29 日修正）的立法宗旨是为了保障老年人合法权益,发展老龄事业,弘扬中华民族敬老、养老、助老的美德。国家通过基本医疗保险制度,保障老年人的基本医疗需要。享受最低生活保障的老年人和符合条件的低收入家庭中的老年人参加新型农村合作医疗和城镇居民基本医疗保险所需个人缴费部分,由政府给予补贴。有关部门制定医疗保险办法,应当对老年人给予照顾。各级人民政府和有关部门应当将老年医疗卫生服务纳入城乡医疗卫生服务规划,将老年人健康管理和常见病预防等纳入国家基本公共卫生服务项目。鼓励为老年人提供保健、护理、临终关怀等服务。国家鼓励医疗机构开设针对老年病的专科或者门诊。医疗卫生机构应当开展老年人的健康服务和疾病防治工作。医疗机构应当为老年人就医提供方便,对老年人就医予以优先。有条件的地方,可以为老年人设立家庭病床,开展巡回医疗、护理、康复、免费体检等服务。提倡为老年人义诊。

地方各级人民政府和有关部门、基层群众性自治组织，应当将养老服务设施纳入城乡社区配套设施建设规划，建立适应老年人需要的生活服务、文化体育活动、日间照料、疾病护理与康复等服务设施和网点，就近为老年人提供服务。发扬邻里互助的传统，提倡邻里间关心、帮助有困难的老年人。鼓励慈善组织、志愿者为老年人服务。倡导老年人互助服务。不履行保护老年人合法权益职责的部门或者组织，其上级主管部门应当给予批评教育，责令改正。国家工作人员违法失职，致使老年人合法权益受到损害的，由其所在单位或者上级机关责令改正，或者依法给予处分；构成犯罪的，依法追究刑事责任。

（四）《中华人民共和国残疾人保障法》

《中华人民共和国残疾人保障法》（2018年10月26日修正）的立法宗旨是为了维护残疾人的合法权益，发展残疾人事业，保障残疾人平等地充分参与社会生活，共享社会物质文化成果。国家保障残疾人享有康复服务的权利。各级人民政府和有关部门应当采取措施，为残疾人康复创造条件，建立和完善残疾人康复服务体系，并分阶段实施重点康复项目，帮助残疾人恢复或者补偿功能，增强其参与社会生活的能力。康复工作应当从实际出发，将现代康复技术与我国传统康复技术相结合；以社区康复为基础，康复机构为骨干，残疾人家庭为依托；以实用、易行、受益广的康复内容为重点，优先开展残疾儿童抢救性治疗和康复；发展符合康复要求的科学技术，鼓励自主创新，加强康复新技术的研究、开发和应用，为残疾人提供有效的康复服务。各级人民政府鼓励和扶持社会力量兴办残疾人康复机构。地方各级人民政府和有关部门，应当组织和指导城乡社区服务组织、医疗预防保健机构、残疾人组织、残疾人家庭和其他社会力量，开展社区康复工作。残疾人教育机构、福利性单位和其他为残疾人服务的机构，应当创造条件，开展康复训练活动。残疾人在专业人员的指导和有关工作人员、志愿工作者及亲属的帮助下，应当努力进行功能、自理能力和劳动技能的训练。地方各级人民政府和有关部门应当根据需要有计划地在医疗机构设立康复医学科室，举办残疾人康复机构，开展康复医疗与训练、人员培训、技术指导、科学研究等工作。医学院校和其他有关院校应当有计划地开设康复课程，设置相关专业，培养各类康复专业人才。政府和社会采取多种形式对从事康复工作的人员进行技术培训；向残疾人、残疾人亲属、有关工作人员和志愿工作者普及康复知识，传授康复方法。政府有关部门应当组织和扶持残疾人康复器械、辅助器具的研制、生产、供应、维修服务。国家工作人员未依法履行职责，对侵害残疾人权益的行为未及时制止或者未给予受害残疾人必要帮助，造成严重后果的，由其所在单位或者上级机关依法对直接负责的主管人员和其他直接责任人员给予处分。违反本法规定，新建、改建和扩建建筑物、道路、交通设施，不符合国家有关无障碍设施工程建设标准，或者对无障碍设施未进行及时维修和保护造成后果的，由有关主管部门依法处理。

三、疾病预防控制法律

为了有效地控制对公民健康危害较大的某些疾病，我国加大了立法力度，先后制定了传染病、职业病、地方病、性病、艾滋病、血吸虫病、慢性非传染性疾病、精神卫生和国境卫生检验检疫等疾病预防控制法律法规，不断完善我国疾病预防与控制法律体系，使疾病预防与控制工作有了法律保障。

（一）《中华人民共和国传染病防治法》

《中华人民共和国传染病防治法》（2013 年 6 月 29 日修正）的立法宗旨在于为了预防、控制和消除传染病的发生与流行，保障人体健康和公共卫生。《突发公共卫生事件与传染病疫情监测信息报告管理办法》适用于传染病防治法、应急条例和国家有关法律法规中规定的突发公共卫生事件与传染病疫情监测信息报告管理工作。国家对传染病防治实行预防为主的方针，防治结合、分类管理、依靠科学、依靠群众。各级疾病预防控制机构承担传染病监测、预测、流行病学调查、疫情报告以及其他预防、控制工作。医疗机构承担与医疗救治有关的传染病防治工作和责任区域内的传染病预防工作。城市社区和农村基层医疗机构在疾病预防控制机构的指导下，承担城市社区、农村基层相应的传染病防治工作。

1. 法定传染病分类管理　我国的传染病实行甲类、乙类和丙类三类管理。

甲类传染病是指：鼠疫、霍乱。

乙类传染病是指：传染性非典型肺炎、艾滋病、病毒性肝炎、脊髓灰质炎、人感染高致病性禽流感、麻疹、流行性出血热、狂犬病、流行性乙型脑炎、登革热、炭疽、细菌性和阿米巴性痢疾、肺结核、伤寒和副伤寒、流行性脑脊髓膜炎、百日咳、白喉、新生儿破伤风、猩红热、布鲁氏菌病、淋病、梅毒、钩端螺旋体病、血吸虫病、疟疾。

丙类传染病是指：流行性感冒、流行性腮腺炎、风疹、急性出血性结膜炎、麻风病、流行性和地方性斑疹伤寒、黑热病、包虫病、丝虫病，除霍乱、细菌性和阿米巴性痢疾、伤寒和副伤寒以外的感染性腹泻病。

国务院卫生行政部门根据传染病暴发、流行情况和危害程度，可以决定增加、减少或者调整乙类、丙类传染病病种并予以公布。

对乙类传染病中传染性非典型肺炎、炭疽中的肺炭疽和人感染高致病性禽流感，采取本法所称甲类传染病的预防、控制措施。其他乙类传染病和突发原因不明的传染病需要采取本法所称甲类传染病的预防、控制措施的，由国务院卫生行政部门及时报经国务院批准后予以公布、实施。2008 年 5 月 2 日卫生部将手足口病列入传染病防治法规定的丙类传染病进行管理。2009 年 4 月 30 日卫生部将甲型 H1N1 流感列入传染病防治法规定的乙类传染病，并采取甲类传染病的预防、控制措施。2013 年 11 月 1 日起，国家卫生和计划生育委员会将人感染 H7N9 禽流感纳入法定乙类传染病管理，将甲型 H1N1 流感从乙类传染病调整为丙类传染病，纳入现有流行性感冒进行管理；将人感染高致病性禽流感由乙类传染病甲类管理调整为乙类传染病乙类管理。2020 年 1 月 20 日国家卫生健康委员会公告，经国务院批准，将新型冠状病毒感染的肺炎纳入《中华人民共和国传染病防治法》规定的乙类传染病，并采取甲类传染病的预防、控制措施。需要解除依照前款规定采取的甲类传染病预防、控制措施的，由国务院卫生行政部门报经国务院批准后予以公布。省、自治区、直辖市人民政府对本行政区域内常见、多发的其他地方性传染病，可以根据情况决定按照乙类或者丙类传染病管理并予以公布，报国务院卫生行政部门备案。

2. 传染病预防　"预防为主"是传染病防治工作的主要原则。传染病预防工作主要包括：加强卫生法制宣传，培训防治技能；消除各种传染病传播媒介；改善公共卫生设施，保护水源；实行有计划的预防接种制度；建立传染病监测制度；建立传染病预警制度，制定防控预案；医疗机构必须严格执行国务院卫生行政部门规定的管理制度、操作规范,防止传染病的医源性感染和医院感染。医疗机构应当确定专门的部门或者人员,承担传染病疫情报告、本单位的传染病预防、控制以及责任区域内的传染病预防工作;承担医疗活动中与医院感染有关的危险因素监测、安全防护、消毒、隔离和医疗废物处置工作。对被传染病病原体污染的污水、污物、场所和物品,有关单位和个人必须在疾病预防控制机构的指导下或者按照其提出的卫生要求,进行严格消毒处理;拒绝消毒处理的,由当地卫生行政部门或者疾病预防控制机构进行强制消毒处理。用于传染病防治的消毒产品、饮用水供水单位供应的饮用水和涉及饮用水卫生安全的产品,应当符合国家卫生标准和卫生规范。

3. 疫情报告 疾病预防控制机构、医疗机构和采供血机构及其执行职务的人员为责任报告人。发现鼠疫、霍乱、肺炭疽、SARS、脊髓灰质炎、人感染高致病性禽流感患者或疑似患者,或发现其他传染病和不明原因疾病暴发时,各级各类医疗卫生机构、医卫人员包括乡村医师和个体诊所医师,应于2小时内将传染病报告卡通过网络报告;未实行网络直报的责任报告单位应于2小时内以最快的通讯方式(电话、传真)向当地县级疾病预防控制机构报告,并于2小时内寄送出传染病报告卡。发现乙类传染病患者、病原携带者和疑似传染病患者时,应当在6小时内向发病地的疾病预防控制机构报告;在丙类传染病监测区内发现丙类传染病患者时,应当在12小时内向发病地的疾病预防控制机构报告。

4. 疫情控制 医疗机构发现甲类传染病时,应当及时对患者、病原携带者予以隔离治疗,隔离期限根据医学检查结果确定;对疑似患者,确诊前在指定场所单独隔离治疗;对医疗机构内的患者、病原携带者、疑似患者的密切接触者,在指定场所进行医学观察和采取其他必要的预防措施。拒绝隔离治疗或者隔离期未满擅自脱离隔离治疗的,可以由公安机关协助医疗机构采取强制隔离治疗措施。医疗机构发现乙类或者丙类传染病患者,应当根据病情采取必要的治疗和控制传播措施。医疗机构对本单位内被传染病病原体污染的场所、物品以及医疗废物,必须依照法律、法规的规定实施消毒和无害化处置。

5. 医疗救治 县级以上人民政府应当加强和完善传染病医疗救治服务网络的建设,指定具备传染病救治条件和能力的医疗机构承担传染病救治任务,或者根据传染病救治需要设置传染病医院。医疗机构的基本标准、建筑设计和服务流程,应当符合预防传染病医院感染的要求。医疗机构应当按照规定对使用的医疗器械进行消毒;对按照规定一次性使用的医疗器具,应当在使用后予以销毁。医疗机构应当按照国务院卫生行政部门规定的传染病诊断标准和治疗要求,采取相应措施,提高传染病医疗救治能力。

医疗机构应当对传染病患者或者疑似传染病患者提供医疗救护、现场救援和接诊治疗,书写病历记录以及其他有关资料,并妥善保管。医疗机构应当实行传染病预检、分诊制度;对传染病患者、疑似传染病患者,应当引导至相对隔离的分诊点进行初诊。医疗机构不具备相应救治能力的,应当将患者及其病历记录复印件一并转至具备相应救治能力的医疗机构。

6. 法律责任 医疗机构违反本法规定,有下列情形之一的,由县级以上人民政府卫生行政部门责令改正,通报批评,给予警告;造成传染病传播、流行或者其他严重后果的,对负有责任的主管人员和其他直接责任人员,依法给予降级、撤职、开除的处分,并可以依法吊销有关责任人员的执业证书。构成下列犯罪行为的,依法追究刑事责任:①未按照规定承担本单位的传染病预防、控制工作、医院感染控制任务和责任区域内的传染病预防工作的;②未按照规定报告传染病疫情,或者隐瞒、谎报、缓报传染病疫情的;③发现传染病疫情时,未按照规定对传染病患者、疑似传染病患者提供医疗救护、现场救援、接诊、转诊的,或者拒绝接受转诊的;④未按照规定对单位内被传染病病原体污染的场所、物品以及医疗废物实施消毒或者无害化处置的;⑤未按照规定对医疗器械进行消毒,或者对按照规定一次使用的医疗器具未予销毁,再次使用的;⑥在医疗救治过程中未按照规定保管医学记录资料的;⑦故意泄露传染病患者、病原携带者、疑似传染病患者、密切接触者涉及个人隐私的有关信息、资料的。单位和个人违反本法规定,导致传染病传播、流行,给他人人身、财产造成损害的,应当依法承担民事责任。

（二）《中华人民共和国职业病防治法》

职业病是指企业、事业单位和个体经济组织等用人单位的劳动者在职业活动中,因接触粉尘、放射性物质和其他有毒、有害因素而引起的疾病。职业病的分类和目录由国务院卫生行政部门会同国务院劳动保障行政部门制定、调整并公布。《中华人民共和国职业病防治法》(2018年12月29日修正)的立法宗旨是为了预防、控制和消除职业病危害,防治职业病,保护劳动者健康及其相关权益,促进经济社会发展。

1. 职业病诊断　职业病诊断应当由取得《医疗机构执业许可证》的医疗卫生机构承担。卫生行政部门应当加强对职业病诊断工作的规范管理,具体管理办法由国务院卫生行政部门制定。职业病诊断证明书应当由参与诊断的取得职业病诊断资格的执业医师签署,并经承担职业病诊断的医疗卫生机构审核盖章。

2. 职业病患者的处理　用人单位和医疗卫生机构发现职业病患者或者疑似职业病患者时,应当及时向所在地卫生行政部门报告。确诊为职业病的,用人单位还应当向所在地劳动保障行政部门报告。接到报告的部门应当依法作出处理。用人单位应当保障职业病患者依法享受国家规定的职业病待遇。用人单位应当按照国家有关规定,安排职业病患者进行治疗、康复和定期检查。用人单位对不适宜继续从事原工作的职业病患者,应当调离原岗位,并妥善安置。用人单位对从事接触职业病危害的作业的劳动者,应当给予适当岗位津贴。职业病患者的诊疗、康复费用,伤残以及丧失劳动能力的职业病患者的社会保障,按照国家有关工伤保险的规定执行。职业病患者除依法享有工伤保险外,依照有关民事法律,尚有获得赔偿的权利的,有权向用人单位提出赔偿要求。劳动者被诊断患有职业病,但用人单位没有依法参加工伤保险的,其医疗和生活保障费由该用工单位承担。

3. 法律责任　用人单位和医疗卫生机构未按照规定报告职业病、疑似职业病的,由有关主管部门依据职责分工责令限期改正,给予警告,可以并处一万元以下的罚款;弄虚作假的,并处二万元以上五万元以下的罚款;对直接负责的主管人员和其他直接责任人员,可以依法给予降级或者撤职的处分。未取得职业卫生技术服务资质认可擅自从事职业卫生技术服务的,由卫生行政部门责令立即停止违法行为,没收违法所得;违法所得五千元以上的,并处违法所得二倍以上十倍以下的罚款;没有违法所得或者违法所得不足五千元的,并处五千元以上五万元以下的罚款;情节严重的,对直接负责的主管人员和其他直接责任人员,依法给予降级、撤职或者开除的处分。

四、突发公共卫生事件应急法律法规

突发公共卫生事件(以下简称突发事件)是指突然发生的造成或者可能造成社会公众健康严重损害的重大传染病疫情、群体性不明原因疾病、重大食物和职业中毒以及其他严重影响公众健康事件。

《突发公共卫生事件应急条例》经 2003 年 5 月 7 日国务院第 7 次常务会议通过,于 2003 年 5 月 9 日施行,2011 年 1 月 8 日第一次修订。卫生部于 2006 年 8 月 27 日修订发布《突发公共卫生事件与传染病疫情监测信息报告管理办法(中华人民共和国卫生部令第 37 号)》。其立法宗旨是为了有效预防、及时控制和消除突发公共卫生事件的危害,保障公众身体健康与生命安全,维护正常的社会秩序。

1. 突发事件及时报告制度 有下列情形之一的,省、自治区、直辖市人民政府应当在接到报告 1 小时内,向国务院卫生行政主管部门报告:①发生或者可能发生传染病暴发、流行的;②发生或者发现不明原因的群体性疾病的;③发生传染病菌种、毒种丢失的;④发生或者可能发生重大食物和职业中毒事件的。突发事件监测机构、医疗卫生机构和有关单位发现有上述突发公共卫生事件的,应当在 2 小时内向所在地县级人民政府卫生行政主管部门报告;接到报告的卫生行政主管部门应当在 2 小时内向本级人民政府报告,并同时向上级人民政府卫生行政主管部门和国务院卫生行政主管部门报告。任何单位和个人对突发事件,不得隐瞒、缓报、谎报或者授意他人隐瞒、缓报、谎报。

2. 突发事件应急处理原则 参加突发事件应急处理的工作人员,应当按照预案的规定,采取卫生防护措施,并在专业人员的指导下进行工作。国务院卫生行政主管部门或者其他有关部门指定的专业技术机构,有权进入突发事件现场进行调查、采样、技术分析和检验,对地方突发事件的应急处理工作进行技术指导,有关单位和个人应当予以配合;任何单位和个人不得以任何理由予以拒绝。医疗卫生机构应当对因突发事件致病的人员提供医疗救护和现场救援,对就诊患者必须接诊治疗,并书写详细、完整的病历记录;对需要转送的患者,应当按照规定将患者及其病历记录的复印件转送至接诊的或者指定的医疗机构。医疗卫生机构内应当采取卫生防护措施,防止交叉感染和污染;应当对传染病患者密切接触者采取医学观察措施,传染病患者密切接触者应当予以配合;收治传染病患者、疑似传染病患者,应当依法报告所在地的疾病预防控制机构。

3. 法律责任 医疗卫生机构有下列行为之一的,由卫生行政主管部门责令改正、通报批评、给予警告;情节严重的,吊销《医疗机构执业许可证》;对主要负责人、负有责任的主管人员和其他直接责任人员依法给予降级或者撤职的纪律处分;造成传染病传播、流行或者对社会公众健康造成其他严重危害后果,构成犯罪的,依法追究刑事责任:①未依照本条例的规定履行报告职责,隐瞒、缓报或者谎报的;②未依照本条例的规定及时采取控制措施的;③未依照本条例的规定履行突发事件监测职责的;④拒绝接诊患者的;⑤拒不服从突发事件应急处理指挥部调度的。

五、卫生技术人员管理法律

卫生技术人员管理法律对卫生技术人员的管理主要是通过资格准入、规范执业行为、考核提高 3 个环节实现的。作为中医全科医师，和其他类别医师一样，严格按照《中华人民共和国执业医师法》进行管理。

《中华人民共和国执业医师法》自 1999 年 5 月 1 日起施行，根据 2009 年 8 月 27 日第十一届全国人民代表大会常务委员会第十次会议通过的《全国人民代表大会常务委员会关于修改部分法律的决定》修正。其立法宗旨是为了加强医师队伍的建设，提高医师的职业道德和业务素质，保障医师的合法权益，保护人民健康。

1. 医师资格考试制度　医师资格考试分为执业医师资格考试和执业助理医师资格考试。考试的类别分为临床医师、中医（包括中医、民族医、中西医结合）师、口腔医师、公共卫生医师四类。考试方法分为实践技能考试和医学综合考试。

国家实行全科医师资格考试制度。全科医师资格考试分为全科医师资格统一考试和资格考试。全科医师资格统一考试的办法，由国务院卫生行政部门制定。全科医师资格考试由省级以上人民政府卫生行政部门组织实施。具有下列条件之一的，可以参加全科医师资格考试：①具有高等学校医学专业本科以上学历，在全科医师指导下，在医疗、预防、保健机构中试用期满一年的；②具有高等学校医学专科学历，在医疗、预防、保健机构中工作满二年的；③具有中等专业学校医学专业学历，在医疗、预防、保健机构中工作满五年的。具有高等学校医学专科学历或者中等专业学校医学专业学历，在全科医师指导下，在医疗、预防、保健机构中试用期满一年的，可以参加资格考试。④以师承方式学习传统医学满三年或者经多年实践医术确有专长的，经县级以上人民政府卫生行政部门确定的传统医学专业组织或者医疗、预防、保健机构考核合格并推荐，可以参加全科医师资格考试。考试的内容和办法由国务院卫生行政部门另行制定。

2. 医师执业注册制度　取得医师资格的，可以向所在地县级以上人民政府卫生行政部门申请注册。受理申请的卫生行政部门应当自收到申请之日起三十日内准予注册，并发给由国务院卫生行政部门统一印制的全科医师执业证书。医师经注册后，可以在医疗、预防、保健机构中按照注册的执业地点、执业类别、执业范围执业，从事相应的医疗、预防、保健业务。申请个体行医的执业医师，须经注册后在医疗、预防、保健机构中执业满五年，并按照国家有关规定办理审批手续；未经批准，不得行医。

有下列情形之一的，受理申请的卫生行政部门不予注册，应当自收到申请之日起三十日内书面通知申请人，并说明理由。申请人有异议的，可以自收到通知之日起十五日内，依法申请复议或者向人民法院提起诉讼：①不具有完全民事行为能力的；②因受刑事处罚，自刑罚执行完毕之日起至申请注册之日止不满二年的；③受吊销全科医师执业证书行政处罚，自处罚决定之日起至申请注册之日止不满二年的；④有国务院卫生行政部门规定不宜从事医疗、预防、保健业务的其他情形的。

3. 执业规则　全科医师在执业活动中依法遵守下列规则：①全科医师必须亲自诊查、调查，并按照规定及时填写医学文书，不得隐匿、伪造或者销毁医学文书及有关资料。②全科医师不得出具与自己执业范围无关或者与执业类别不相符的医学证明文件。③对急危患者，全科医师应当采取紧急措施进行诊治；不得拒绝急救处置。④全科医师应当使用经国家有关部门批准使用的药品、消毒药剂和医疗器械。除正当诊断治疗外，不得使用麻醉药品、医疗用毒性药品、精神药品和放射性药品。⑤全科医师应当如实向患者或者其家属介绍病情，但应注意避免对患者产生不利后果。

⑥全科医师进行实验性临床医疗，应当经医院批准并征得患者本人或者其家属同意。⑦全科医师不得利用职务之便，索取、非法收受患者财物或者牟取其他不正当利益。⑧遇有自然灾害、传染病流行、突发重大伤亡事故及其他严重威胁人民生命健康的紧急情况时，全科医师应当服从县级以上人民政府卫生行政部门的调遣。⑨全科医师发生医疗事故或者发现传染病疫情时，应当按照有关规定及时向所在机构或者卫生行政部门报告。

4. 考核和培训　受县级以上人民政府卫生行政部门委托的机构或者组织应当按照全科医师执业标准，对全科医师的业务水平、工作成绩和职业道德状况进行定期考核。对全科医师的考核结果，考核机构应当报告准予注册的卫生行政部门备案。对考核不合格的全科医师，县级以上人民政府卫生行政部门可以责令其暂停执业活动三个月至六个月，并接受培训和继续医学教育。暂停执业活动期满，再次进行考核，对考核合格的，允许其继续执业；对考核不合格的，由县级以上人民政府卫生行政部门注销注册，收回全科医师执业证书。县级以上人民政府卫生行政部门负责指导、检查和监督全科医师考核工作。

5. 法律责任　以不正当手段取得医师执业证书的，由发给证书的卫生行政部门予以吊销；对负有直接责任的主管人员和其他直接责任人员，依法给予行政处分。医师在执业活动中，违反本法规定，有下列行为之一的，由县级以上人民政府卫生行政部门给予警告或者责令暂停六个月以上一年以下执业活动；情节严重的，吊销其执业证书；构成犯罪的，依法追究刑事责任：①违反卫生行政规章制度或者技术操作规范，造成严重后果的；②由于不负责任延误急危患者的抢救和诊治，造成严重后果的；③造成医疗责任事故的；④未经亲自诊查、调查，签署诊断、治疗、流行病学等证明文件或者有关出生、死亡等证明文件的；⑤隐匿、伪造或者擅自销毁医学文书及有关资料的；⑥使用未经批准使用的药品、消毒药剂和医疗器械的；⑦不按照规定使用麻醉药品、医疗用毒性药品、精神药品和放射性药品的；⑧未经患者或者其家属同意，对患者进行实验性临床医疗的；⑨泄露患者隐私，造成严重后果的；⑩利用职务之便，索取、非法收受患者财物或者牟取其他不正当利益的；⑪发生自然灾害、传染病流行、突发重大伤亡事故以及其他严重威胁人民生命健康的紧急情况时，不服从卫生行政部门调遣的；⑫发生医疗事故或者发现传染病疫情，患者涉嫌伤害事件或者非正常死亡，不按照规定报告的。

医师在医疗、预防、保健工作中造成事故的，依照法律或者国家有关规定处理。未经批准擅自开办医疗机构行医或者非医师行医的，由县级以上人民政府卫生行政部门予以取缔，没收其违法所得及其药品、器械并处十万元以下的罚款；对医师吊销其执业证书；给患者造成损害的，依法承担赔偿责任；构成犯罪的，依法追究刑事责任。卫生行政部门工作人员或者医疗、预防、保健机构工作人员违反本法有关规定，弄虚作假、玩忽职守、滥用职权、徇私舞弊，尚不构成犯罪的，依法给予行政处分；构成犯罪的，依法追究刑事责任。

六、医疗事故处理法律

《医疗事故处理条例》经 2002 年 2 月 20 日国务院第五十五次常务会议通过，于 2002 年 9 月 1 日起施行。其立法宗旨是为了正确处理医疗事故，保护患者和医疗机构及医务人员的合法权益,维护医疗秩序,保障医疗安全,促进医学科学的发展。

1. 医疗事故的概念与分级　医疗事故,是指医疗机构及医务人员在医疗活动中,违反卫生服务管理法律、行政法规、部门规章和诊疗护理规范、常规,过失造成患者人身损害的事故。

根据对患者人身造成的损害程度,医疗事故分为四级。一级医疗事故:造成患者死亡、重度残疾的;二级医疗事故:造成患者中度残疾、器官组织损伤导致严重功能障碍的;三级医疗事故:造成患者轻度残疾、器官组织损伤导致一般功能障碍的;四级医疗事故:造成患者明显人身损害的其他后果的。

2. 医疗事故的处置　医务人员在医疗活动中发生或者发现医疗事故、可能引起医疗事故的医疗过失行为或者发生医疗事故争议的,应当立即向所在科室负责人报告,科室负责人应当及时向本医疗机构负责医疗服务质量监控的部门或者专(兼)职人员报告;负责医疗服务质量监控的部门或者专(兼)职人员接到报告后,应当立即进行调查、核实,将有关情况如实向本医疗机构的负责人报告,并向患者通报、解释。

发生医疗事故的,医疗机构应当按照规定向所在地卫生行政部门报告。发生导致患者死亡或者可能为二级以上的医疗事故,导致 3 人以上人身损害后果,出现国务院卫生行政部门和省、自治区、直辖市人民政府卫生行政部门规定的其他情形的重大医疗过失行为的,医疗机构应当在 12 小时内向所在地卫生行政部门报告。发生或者发现医疗过失行为,医疗机构及其医务人员应当立即采取有效措施,避免或者减轻对患者身体健康的损害,防止损害扩大。

发生医疗事故争议时,死亡病例讨论记录、疑难病例讨论记录、上级医师查房记录、会诊意见、病程记录应当在医患双方在场的情况下封存和启封。封存的病历资料可以是复印件,由医疗机构保管。疑似输液、输血、注射、药物等引起不良后果的,医患双方应当共同对现场实物进行封存和启封,封存的现场实物由医疗机构保管;需要检验的,应当由双方共同指定的、依法具有检验资格的检验机构进行检验;双方无法共同指定时,由卫生行政部门指定。疑似输血引起不良后果,需要对血液进行封存保留的,医疗机构应当通知提供该血液的采供血机构派员到场。患者死亡,医患双方当事人不能确定死因或者对死因有异议的,应当在患者死亡后 48 小时内进行尸检;具备尸体冻存条件的,可以延长至 7 日。尸检应当经死者近亲属同意并签字。

3. 医疗事故的技术鉴定　卫生行政部门接到医疗机构关于重大医疗过失行为的报告或者医疗事故争议当事人要求处理医疗事故争议的申请后,对需要进行医疗事故技术鉴定的,应当交由负责医疗事故技术鉴定工作的医学会组织鉴定;医患双方协商解决医疗事故争议,需要进行医疗事故技术鉴定的,由双方当事人共同委托负责医疗事故技术鉴定工作的医学会组织鉴定。当事人对首次医疗事故技术鉴定结论不服的,可以自收到首次鉴定结论之日起 15 日内向医疗机构所在地卫生行政部门提出再次鉴定的申请。

4. 医疗事故的赔偿　发生医疗事故的赔偿等民事责任争议,医患双方可以协商解决;不愿意协商或者协商不成的,当事人可以向卫生行政部门提出调解申请,也可以直接向人民法院提起民事诉讼。医疗事故赔偿,应当考虑医疗事故等级、医疗过失行为在医疗事故损害后果中的责任程度、医疗事故损害后果与患者原有疾病状况之间的关系等因素。医疗事故赔偿费用,实行一次性结算,由承担医疗事故责任的医疗机构支付。不属于医疗事故的,医疗机构不承担赔偿责任。

5.法律责任　医疗机构发生医疗事故的,由卫生行政部门根据医疗事故等级和情节,给予警告;情节严重的,责令限期停业整顿甚至由原发证部门吊销执业许可证,对负有责任的医务人员依照刑法关于医疗事故罪的规定,依法追究相关刑事责任;尚不够刑事处罚的,依法给予行政处分或者纪律处分。对发生医疗事故的有关医务人员,除依照前款处罚外,卫生行政部门并可以责令暂停6个月以上1年以下执业活动;情节严重的,吊销其执业证书。

医疗机构或者其他有关机构违反本条例的规定,有下列情形之一的,由卫生行政部门责令改正,给予警告;对负有责任的主管人员和其他直接责任人员依法给予行政处分或者纪律处分;情节严重的,由原发证部门吊销其执业证书或者资格证书:①承担尸检任务的机构没有正当理由,拒绝进行尸检的;②涂改、伪造、隐匿、销毁病历资料的。

非法行医,造成患者人身损害,不属于医疗事故,触犯刑律的,依法追究刑事责任;有关赔偿,由受害人直接向人民法院提起诉讼。以医疗事故为由,寻衅滋事、抢夺病历资料,扰乱医疗机构正常医疗秩序和医疗事故技术鉴定工作,依照刑法关于扰乱社会秩序罪的规定,依法追究刑事责任;尚不够刑事处罚的,依法给予治安管理处罚。

第二节　全科医疗中常见的法律问题

医师与患者之间既有治疗关系,也是服务契约关系。医师和患者因寻求和提供医疗服务而产生的活动和行为,必须遵从包括法律法规、道德规范等多个层面的规则。比如医疗纠纷中举证责任倒置,是调整医患关系行为的正式规则的一个具体操作方法,其法理原则是在医患关系信息不对称的情况下,传统的"谁主张谁举证"的责任定义不利于患者,故采用举证责任倒置的方式,使医患双方在法律诉讼过程中处于相对平等的地位。因此,中医全科社区卫生服务人员应该学习了解相关法律法规并依法行医和开展卫生服务,积极预防和避免医疗活动过程中各种违法事件发生。

1.医疗事故与医疗纠纷　医疗纠纷是指发生在医患之间的、针对医疗活动及其相关活动而产生的争执。医疗事故是医疗纠纷的严重情形。医疗事故与医疗纠纷是全科医疗中最经常遇见的法律问题。社区医疗由于缺少大型医疗设备、医师诊疗水平限制、疾病初期阶段的不确定性、患者对社区医疗的信任度较低等原因导致医疗事故和纠纷不同程度存在,而医疗技术水平低下和医务工作者责任心不强、疏忽大意是导致医疗事故的主要因素,因此中医全科医师必须加强业务学习和终身继续医学教育,做好分级诊疗和及时转诊,规避医疗纠纷和避免发生医疗事故。

2.销售假劣药品　随着社区卫生服务在基本医疗保健体系中所起的作用不断增强,2018年国家卫生健康委员会、国家中医药管理局颁布了《国家基本药物目录(2018年版)》,规范社区基本药物管理,确保社区居民用药安全。极少数医务人员经不住利益的诱惑,让假药、劣药流入社区药房,给广大患者健康带来严重损害,情节严重者触犯《中华人民共和国刑法》和《中华人民共和国药品管理法》,构成销售假劣药品罪,则承担相应法律责任。

3.非法提供麻醉药品、精神药品　医疗机构及其医务人员应该依法管理、使用国家管制的麻醉药品、精神药品，如果违反国家规定，故意向吸毒者提供国家管制的能够使人成瘾的麻醉药品、精神药品，情节严重者构成非法提供麻醉药品、精神药品罪。全科医师应严格按照有关规定开具麻醉和精神药品处方，避免药品的滥用，尤其要注意防范吸毒人员骗取麻醉药品。

4. 侵犯患者隐私权和知情同意权问题　全科医师作为社区居民的健康代理人，在日常接诊和健康档案建立过程中，常常会接触和掌握患者及其家庭的大量隐私。患者有权要求全科医师为其保密，全科医师也有为患者保密的义务。全科医师自觉注意言行，恪守患者秘密，尊重其隐私权，是建立良好医患关系的基础。如果因疏忽大意，泄露了患者的隐私，不仅会使自己工作陷入被动，严重时还要承担相应的法律责任。患者有获得自己诊断结果、治疗方案和效果的权利，而且患者有权利参与诊治决定。全科医师在实施任何诊断和治疗措施前必须充分沟通，获得患者和 / 或家属的知情同意。有创检查和治疗应该签署书面知情同意书。

5. 侵犯患者肖像权问题　公民享有肖像专有权，不可随意侵犯。在全科医疗服务中，有时全科医师为了收集病例，常常利用照相、录像等方式对患者的病情进行记载。这些影像资料如果在教科书、论文或其他刊物中发表或者为了医学教育而在公开场合播放或张贴，就有可能侵犯患者的肖像权，患者也可以以此为由提出诉讼。全科医师对收集到的典型的病例资料要注意保密，若要公开病历资料，需巧妙地隐去患者头面部特征等个人信息。如因特殊需要，不能隐去头面部特征，则必须告知肖像使用的目的、范围、性质等并征得患者的书面同意，签订知情同意协议书后方能使用。

随着分级诊疗制度和全科医师制度的全面落地，全科医师将成为基层首诊、双向转诊、急慢分治、上下联动的分级诊疗模式的主力军。我国逐步发展基于互联网的医疗卫生服务，充分发挥互联网、大数据等信息技术手段和医联体在分级诊疗中的作用。全科医师会面临诸如安乐死、侵犯患者处分权和知情权选择权等更多的法律和伦理问题。

学习小结

1. 学习内容

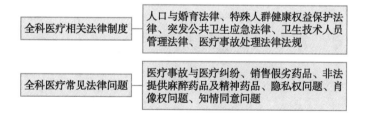

全科医疗相关法律制度	人口与婚育法律、特殊人群健康权益保护法律、突发公共卫生应急法律、卫生技术人员管理法律、医疗事故处理法律法规
全科医疗常见法律问题	医疗事故与医疗纠纷、销售假劣药品、非法提供麻醉药品及精神药品、隐私权问题、肖像权问题、知情同意问题

2. 学习方法　本章对全科医疗中涉及的相关法律制度做了较为全面的介绍，学习中要注重对法律条文的理解，理清各法律之间的关系，采取对比的方法进行学习。

（文加斌）

复习思考题

1. 引起医疗纠纷的原因主要有哪些？如何从法律的角度避免这些情况的发生？

2. 全科医疗实践中常见的法律问题有哪些？

3. 案例分析

受害人刘某因咳嗽气短到某镇卫生所就诊，被告诊所医师邓某对刘某进行问诊并开具处方，刘某回家后感觉不适未见好转次日又来到镇卫生所复诊，邓某对刘某进行了静脉用药，刘某在输完液后出现面红、气紧、呼吸困难等症状，随即被送到市医院进行抢救，当日下午，刘某经抢救无效而死亡。刘某的家属认为是镇卫生所的医疗过错行为造成刘某死亡，要求被告赔偿，多次交涉未果后遂向法院提起诉讼。经法院调查，该卫生所未经静脉用药专门登记。被告邓某先后在某医科大学专科毕业和某中医学院本科毕业，未取得医师执业资格证书和执业证书。法院委托某司法鉴定中心对邓某的医疗行为与刘某死亡的因果关系进行鉴定，鉴定意见为：刘某的死亡为血栓栓塞性急性心肌梗死导致的循环呼吸衰竭死亡，是其自身疾病的发生、发展的结果。邓某对刘某的治疗过程中所用药物有适应证，无明显禁忌证，与刘某的死亡无明显因果关系。

本案存在哪些法律问题？邓某是否违反相关法律法规并承担相应责任？

笔记

第八章

社区中医药服务与管理

学习目的

通过全面学习社区卫生服务的主要内容和服务方式,理解社区中医药服务的特点,加深对中医药进社区的必要性和重要性的认识。

学习要点

掌握社区卫生服务的概念、社区中医药卫生服务的特点;熟悉健康档案建立的相关程序;了解社区公共卫生服务的主要内容。

掌握老年人中医基本体质特征;熟悉老年人体质的判定方法;了解老年人常用的养生保健知识。

掌握0~6岁儿童中医保健方法;熟悉儿童常用的推拿方法。

熟悉国家基本药物制度的主要内容。

第一节　社区卫生服务

一、社区的概念及由来

"社区"一词来源于拉丁语,原意是"亲密的关系和共同的东西";20世纪20年代传入中国,当时曾被译为"地方社会"或"同地区居民"等。1933年,费孝通和燕京大学的几个同学翻译美国社会学家帕克的社会学论文,第一次将英文"community"译为"社区",当时了解的人屈指可数。

现在,社区一词已被人们广泛熟悉。它是社会学中的重要概念。现代社会学对社区的定义是:若干社会群体(家庭、氏族)或社会组织(机关、团体)聚集在某一地域里所形成的一个生活上相互关联的大集体。这一定义包含了构成社区的5个要素。

1. 有一定数量的人群　社区是由以某种生产关系为基础而组织起来的人口集体组成。一定数量和质量的人群是构成社区的主体。对于人口数的多少,并无一定的要求。世界卫生组织(WHO)认为,一个有代表性的社区,其人口数大约在10万～30万。

2. 有一定的地域人口　集体或居民群进行生产和生活活动时,有一定的地理区

133

域范围,是社区各种活动的自然基础。其面积的大小无一定的标准。世界卫生组织(WHO)提出的社区面积为 5～50km²。

3. 有一定的生活服务设施提供　社区存在的物质基础,是衡量社区发展的重要标志。包括学校、医院、邮局、影剧院、商业网点、交通、通信等,这些生活服务设施可以满足居民的物质需要和精神需要。

4. 有共同的生活方式和文化背景　社区居民有某些共同的需要,如物质生活、精神生活、社会生活等,也有某些共同的问题,如生活、卫生、教育、环境问题等。他们往往有一些共同的生活方式,因此他们不仅具有一定的共同利益,而且具有特有的文化背景、行为准则,以维持人际关系的相互协调。

5. 有一定的制度和相应的管理机构　为满足社区居民的需要和解决社区面临的问题,社区应建立一定的生活制度和规章制度。为谋求规章制度的具体落实,相应产生了各种社区管理机构,如街道办事处、居委会、物业管理部门以及各种社团组织等。

在我国,按照社区机构和功能,可以分为农村社区和城市社区。农村社区一般指乡、镇、村。城市社区又可分为以下几种情况:一是市辖区;二是街道办事处辖区;三是小于街道办事处、大于居民委员会辖区建立的区域功能社区;四是规模调整后的居民委员会。

二、社区卫生服务

世界卫生组织(WHO)于 20 世纪 70 年代提出了卫生服务的社区方向,随之社区卫生服务(community health service,CHS)在世界范围内迅速发展。社区卫生服务源于英国及英联邦国家,是国际上比较成熟的卫生服务模式。它不仅能够提高卫生服务的公平性和效率,而且在控制医疗费用不合理增长和提高居民健康水平方面起到了卓有成效的作用。我国虽然直至 20 世纪 80 年代末才开始从国外系统地引进全科医学的理论,但社区卫生服务事实上早已存在。我国的卫生工作方针历来强调卫生工作要面向广大群众,强调防治结合、预防为主,强调团结中西医、依靠科技进步。而我国城乡三级卫生保健网的基层街道医院、农村的赤脚医生和乡村医生、各种基层保健站实际上就是我国早期的社区卫生服务。

社区卫生服务是社区建设的重要组成部分,是在政府领导、社区参与、上级卫生机构指导下,以基层卫生机构为主体,全科医师为骨干,合理使用社区资源和适宜技术,以健康为中心、家庭为单位、社区为范围、需求为导向,以妇女、儿童、老年人、慢性疾病患者、残疾人、贫困居民等为服务重点,以解决社区主要卫生问题、满足基本卫生服务需求为目的,融预防、医疗、保健、康复、健康教育、计划生育技术服务等为一体的,有效、经济、方便、综合、连续的基层卫生服务。

社区卫生服务属于公共服务的范畴,具有公益性,所以在其发展中,政府应当发挥重要作用。社区卫生服务机构是开展社区卫生服务的主要部门,是城市公共卫生体系和基本医疗服务体系的网底,承担预防保健、基本医疗等卫生任务。全科医师是社区卫生服务的主要承担者,社区卫生服务机构以 2 万至 3 万人口为服务半径,使辖区居民步行 15 分钟可以获得卫生服务。目前,我国社区卫生服务机构有社区卫生服务中心、社区卫生服务站等。

三、社区卫生服务的特点

（一）基层卫生保健服务

社区卫生服务是一种基层的卫生保健服务，主要工作内容包括 6 个方面：①疾病的首诊与诊疗和转诊；②心理诊断与诊疗；③向患者提供个体化的支持；④信息交流；⑤慢性疾病患者照顾；⑥预防疾病和康复。社区卫生服务中的全科医疗是一种以门诊为主体的第一线医疗照顾，也称为首诊服务（first contact service）。全科医疗是整个卫生服务体系的门户和基础，而全科医师就是这个门户的"守门人"（gatekeeper）。由于全科医疗能够以相对简便、经济、有效的手段来解决社区常见的健康问题，并有有效的转诊制度，所以社区卫生服务成为大多数国家卫生服务体系和医疗保险的基础。

（二）个体化的服务

社区卫生服务以社区居民为服务对象。从事社区卫生服务的医护人员对所在社区的居民的健康状况比较了解，熟悉其生活和工作环境以及个性，掌握其真正的求医动机，因而提供的卫生服务是因人而异的，是一种个体化的服务。

（三）综合性服务

社区卫生服务是一种综合性的卫生服务。在全科诊疗中，除了提供一般的内科、外科、妇科、儿科、皮肤科、眼科、五官科、口腔科等疾病以及老年病、慢性疾病、职业疾病的防治外，还要提供一般精神疾病的诊治；在预防保健方面，提供婚前检查、计划生育指导和优生咨询、孕产期保健、计划免疫、社区居民的周期性健康检查，以及心理咨询、医学咨询、健康教育、家庭医疗护理等。

（四）连续性服务

社区卫生服务对社区居民提供"从生到死"的全程医疗卫生保健服务。包括围生期保健、婴幼儿的生长发育、青少年保健、中老年的慢性疾病管理，直到濒死患者的临终关怀的卫生服务，几乎人的一生都处在社区卫生服务照顾中。

（五）协调性服务

社区卫生服务中的医护人员应了解各级各类医疗机构和专家的动态，以及家庭和社区内外其他各种卫生资源，并利用这些资源为个人及其家庭提供医疗、护理、精神等多方面的援助。

（六）可及性照顾

社区卫生服务要求在地理上接近、使用方便、关系亲切、结果有效、价格公平。《卫生部关于 2005 年城市社区卫生服务发展目标的意见》规定："以街道办事处为单位，70% 的居民从住所步行 15 分钟内，可以到达社区卫生服务中心（站）等综合性社区卫生服务的提供机构，并能够通过电话通讯方式方便地取得联系。"

四、社区卫生服务的运行模式

2019 年，国家卫生健康委员会的有关统计显示，全国已设置社区卫生服务中心 9 561 个，社区卫生服务站 25 452 个。提供中医服务的社区卫生服务中心占同类机构的 98.3%，社区卫生服务站占 85.9%。

（一）四级网络模式

合理的卫生增援配置和畅通的绿色的服务通道，是社区卫生服务的发展方向。

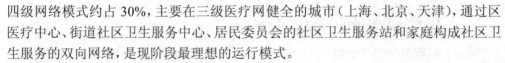

四级网络模式约占 30%，主要在三级医疗网健全的城市（上海、北京、天津），通过区医疗中心、街道社区卫生服务中心、居民委员会的社区卫生服务站和家庭构成社区卫生服务的双向网络，是现阶段最理想的运行模式。

（二）三级网络模式

这种模式是目前中国中等城市采取的社区卫生服务方式。这是因为我国中等城市一般无一级医院，社区卫生服务直接由二、三级医院在社区建点的方法，即：二、三级医院社区卫生服务科（全科医疗科）、社区卫生服务站和家庭。这种模式的优势是能用最好的医疗资源为社区居民提供服务，双向转诊能成为现实。但最大问题是缺少区域卫生规划，卫生资源不能得到合理配置。

（三）家庭病床网络模式

家庭病床是中国较早的卫生服务模式。20 世纪 80 年代，卫生部在天津市召开了家庭病床现场会，推广这种服务方式。在社区卫生服务启动不好的中小城市，往往由二、三级医院将延续的家庭病床直接伸向社区家庭，实际上这也是二级服务模式。这种模式的优势也是能用最好的医疗资源为社区居民提供服务，双向转诊能成为现实。但服务内容单调，"六位一体"的综合性服务不能到位。

第二节　社区中医药服务

一、社区中医药服务的概念和特点

（一）社区中医药服务的概念

社区中医药服务是以社区卫生服务网络为基础，充分利用现有中医药资源，发挥中医药的优势和特色作用，满足社区群众对中医药需求，将中医药知识、理论与技术充分运用到社区卫生服务各个环节中，为社区群众提供方便、优质、价廉、可及的社区卫生基本服务。社区中医药服务是具有中国特色地区特征的社区卫生服务新模式。

1999 年国务院 8 部委下达的《关于发展城市社区卫生服务的若干意见》明确指出："社区卫生服务机构要积极采用中医药、中西医结合与民族医药的适宜技术。"2002 年国务院 10 部委印发的《关于加快发展城市社区卫生服务的意见》也提出："根据居民需求，社区卫生服务机构要积极应用中医药、中西医结合与民族医药的适宜技术，充分发挥中医药在社区卫生服务中的特色和优势。"

中医传统的服务方式与现代社区卫生服务要求十分接近。中医对社区居民的常见病、慢性疾病、老年病、妇科病与皮肤病等更具有独到优势。此外，中医诊疗技术简、便、验、廉的特点，适合社区医疗活动，对于解决过快增长的医药费用，减轻国家负担，可以发挥更大作用。长期以来，中医药在社区有着深厚的群众基础，利用中医药的适宜技术为社区卫生服务，既深受欢迎，也符合低收入、高效益、低成本、广覆盖的要求。因此，社区中医药服务是中国社区卫生服务的特色。

（二）社区中医药服务的主要特点

1. 符合医疗卫生发展需求　随着医源性、药源性疾病的增加，以及环境污染和生态失衡的困扰，人们逐渐认识到化学药品的危害，一个回归自然、返璞归真、热衷于传统疗法、崇尚利用天然药物的潮流逐渐形成。传统的中医药对老年病、慢性疾病具有很好的疗效,并且副作用小。中医理论和技术越来越成为社区卫生保健、康复、防病、治病的理想途径。

2. 能够减轻医疗经济负担　中医的诊疗技术简便、方法灵活,中医药资源丰富,成本相对低廉,适合社区医疗活动,对于解决医药费用增长过快,减轻国家负担,可以发挥巨大作用。

3. 丰富社区卫生服务内涵　中医学本身所具有的整体观念、辨证论治、三因制宜等理论,让中医药在社区卫生服务中具有得天独厚的竞争优势,不但丰富了社区卫生服务的内涵,而且在与全科医学、"生物 - 心理 - 社会"医学模式的结合等方面,有着广阔的发展领域和前景。

二、社区中医药服务工作内容

(一)社区中医预防保健

1. 针对当地的气候条件、地理环境、风俗习惯,结合人群体质状况、生活方式、多发疾病谱等,制订适合本地区实际情况的中医预防与养生保健方案,为不同人群提供相应的中医养生保健服务。

2. 针对季节性易感疾病和传染性疾病的易感人群,开展中医药健康教育,并采取中医药干预措施。如在流感易发期,发放艾叶燃熏,板蓝根等中药煎水服用;在过敏性疾病易发期,采用中药熏鼻喷喉等方法延缓发作;在节假日前后进行脾胃调理等。

3. 针对孕产妇,运用中医药知识开展孕期、产褥期、哺乳期保健服务,如饮食起居指导、常见病食疗、康复训练指导、产后心理辅导等。

4. 通过健康教育,向中年人群、妇女、儿童、老年人等社区居民宣传相应的中医药预防保健、养生调摄知识以及中医药慢性疾病防治和传染病防治知识,包括饮食起居、健身运动、心理调适、疾病预防及调护等。

5. 社区卫生服务中心开展中医"治未病"服务,应用《中医基本体质分类量表》《中医体质分类判定标准》开展中医体质辨识,针对不同体质类型的人群制订个体化调护方案,包括起居调养、药膳食疗、情志调摄、动静养生和经络腧穴按摩保健等。

6. 在社区开展中医药养生保健科普活动,传授养生保健和健康生活方式,推广普及扇舞、五禽戏、八段锦、太极拳等运动。

(二)社区中医医疗和护理

1. 社区中医药常见病证中医诊疗　运用中医药适宜技术对社区常见病症进行诊断和治疗。

2. 慢性疾病中医药防治　针对眩晕(高血压)、胸痹(冠心病)、消渴(糖尿病)、中风(脑卒中)、痴呆(阿尔茨海默病)、骨痿(骨质疏松)、肺胀(慢性支气管炎)等社区常见慢性疾病患者制订个性化的中医防治一体化方案,采取中医防治菜单式服务,包括病因病机、诊断要点、预防和行为干预、中医辨证治疗、中医药适宜技术应用、中医药养生保健、家庭护理等。

3. 开展家庭中医药服务　针对患慢性疾病需连续治疗的卧床或高龄老年人以及有特殊需求的患者,可上门提供针灸、推拿、刮痧、拔罐、敷贴、熏洗、湿敷、药熨、敷脐、穴位注射、吹鼻、耳压、点穴、雾化吸入、送药上门等中医药治疗服务。

4. 社区中医护理　社区中医护理要在辨证施护的基础上,开展慢性疾病、心理、

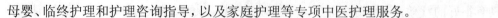

母婴、临终护理和护理咨询指导，以及家庭护理等专项中医护理服务。

5. 有条件的社区卫生服务中心，根据需要可设立以中医知名专家领衔的社区名中医工作室，开展中医特色专科（专病）服务。

（三）社区中医康复服务

1. 针对不同的康复服务对象，制订个体化的中医康复干预方案。

2. 与残联协作，社区中医全科医师在社区康复站有计划地定期进行社区巡诊，开展中医康复咨询服务，为残疾人提供身体、心理、精神、社会行为等方面的健康和医疗康复帮助，指导康复训练。指导康复协调员利用社区简易康复设施或康复站内康复器械对患者进行康复训练。

3. 开展中医康复知识健康教育。利用各种卫生宣传日、残疾主题日、节假日，组织中医康复专家进入社区进行义诊和中医康复知识的宣传工作，给社区居民现场诊疗和讲解中医康复的各种知识，加大中医康复工作在社区的普及度。

4. 开展康复需求调查，综合利用社区资源，整合民政、残联等部门在本社区开设的康复场地和设备等相关资源，为康复对象提供中医康复服务。

（四）社区中医健康教育

1. 开展社区中医健康教育知识讲座　以中医全科医师为骨干，依托全科医师团队，成立健康教育讲师队伍，在各责任社区向群众普及中医药知识。中医健康教育的内容包括中医四季饮食、起居，体质调养，中医防病等养生保健知识。

2. 开展社区中医健康咨询　全科医师团队在各责任社区进行义诊咨询，包括合理营养，各种慢性疾病的防治知识，家庭心理教育，以及暴饮暴食、偏食、吸烟、酗酒对健康的影响等。

3. 开展以家庭为单位的中医健康教育　内容可以包括食疗药膳，食补与药补，冬令进补，情志调摄与气功导引等。

4. 结合健康主题日　如结合"世界防治结核病日""全国肿瘤防治宣传周""世界无烟日""全国高血压日""联合国糖尿病日""世界艾滋病日"等各种主题日活动，开展相应的中医药健康教育活动。

5. 提供针对不同人群，不同时期的涵盖养生保健、食疗药膳、情志调摄、运动功法和体质调养等内容的中医健康教育处方。

（五）优生优育指导

1. 运用中医药知识开展优生优育、生殖保健和孕产妇保健的咨询及指导。

2. 进行计划生育咨询以及技术指导。

三、社区中医药服务的管理

（一）社区卫生服务中心的中医科室设置

社区卫生服务中心必须开设中医诊室，有条件的应设置中药房，配备一定数量的中药饮片、中成药，配置常用的中医药诊疗设备；社区卫生服务站要配备一定数量的中成药，有条件的可配备一定数量的中药饮片，并配置常用的中医药诊疗设备。2003年的《全国中医药特色社区卫生服务示范区建设标准》要求：社区卫生服务中心中成药品种不少于 80 种，中药饮片不少于 250 种；社区卫生服务站中成药品种不少于 50种或中药饮片不少于 200 种。社区卫生服务机构的中医门诊量不低于总门诊量的

30%，社区卫生服务机构的门诊中医科室中医治疗率不低于85%。

（二）社区卫生服务机构的中医人员编制配备

原则上社区卫生服务中心按每万名居民配备2～3名全科医师，1名公共卫生医师。每个社区卫生服务中心在医师总编制内配备一定比例的中医类别执业医师。至少有1名中级以上任职资格的中医类别执业医师。社区卫生服务站至少配备1名能够提供中医药服务的执业医师。全科医师与护士的比例，目前按1:1的标准配备。其他人员不超过社区卫生服务中心编制总数的5%。具体某一社区卫生服务中心的编制，可根据该中心所承担的职责任务、服务人口、服务半径等因素核定。服务人口在5万居民以上的社区卫生服务中心，核编标准可适当降低。社区卫生服务中心的人员编制应结合现有基层卫生机构的转型和改造，首先从卫生机构现有人员编制中调剂解决，同时相应核销有关机构的编制，还要充分利用退休医务人员资源。

（三）社区中医药卫生服务的设备配备

1. 房屋设置　中医科室应相对集中，区域独立。中医各类诊室每间不得小于9m²，中医治疗室（针灸、推拿、磁疗等）不得小于12m²。独立设置的中药房不得小于12m²；煎药房不得小于10m²，且周围20m以内无环境污染源；病床的设置面积符合相关规定。

2. 设备设置　应配备电针仪、磁疗仪、针灸针、火罐、梅花针、汽化热疗仪、中药灌肠治疗仪、中药离子导入治疗仪、中药熏蒸治疗仪、中药雾化治疗仪、按摩治疗床、牵引床等5种以上中医诊疗设备。

中医各诊室配备诊疗基本用具（如诊台、诊床、听诊器、血压计、脉枕等）；中医各科配置相应的专科常规诊疗设备（如妇科的妇科检查床、窥阴器等；骨伤科的牵引器、小夹板等）；药房配备相关设备（如饮片柜、量具、煎药机等）；消毒供应室应配备高压消毒锅。

（四）社区卫生服务机构与公立中医医院的关系

社区卫生服务机构与公立中医医院（含中西医结合、民族医医院）应建立起合理的分工协作关系。公立中医医院要积极参与社区卫生服务工作，加强对社区卫生服务机构的中医药业务指导，主动承担社区卫生技术人员中医药知识与技能的培训任务，为社区卫生服务机构提供必要的技术支持，实行社区卫生服务机构与公立中医医院多种形式的中医药服务的联合与协作，建立有效的双向转诊制度。

第三节　社区健康档案管理

一、健康档案的相关概念

健康档案是记录居民健康状况的系统性文件，包括个人健康问题记录、健康检查记录、各年龄阶段的保健记录及患者个人和家庭一般情况记录等。中医健康档案是居民健康档案中的一部分，包括居民中医药服务的需求、居民体质中医的分析、养生保健的方法以及中医适宜技术对健康的干预等。

通过建立健康档案，能够了解和掌握社区居民个人的健康状况、居民家庭卫生问题和社区公共卫生问题，同时还可以利用在建立健康档案过程中掌握的社区与家庭资源,包括卫生机构、卫生人力、福利慈善机构、家属及其他可动员的社会资源等,为本社区居民提供医疗保健、精神支持和经济上的协助,以提高居民的健康水平和健康素质。因此,在社区卫生服务中建立健康档案是十分必要的。

健康档案是全科医师全面掌握居民健康状况的基本工具。健康档案记录方式克服了以往门诊病历过于简单、不规范、医疗及法律效力差等缺点,成为基层全科医疗服务领域内重要的医疗法律文书。

二、健康档案编写要求

健康档案的内容应取决于建立健康档案的目的,满足医疗保健、教学、科研、法律等方面的需要,能体现出全科医疗的原则和特点。这就要求健康档案在形式上统一、简明、实用;在内容上应具备完整性、逻辑性、准确性、严肃性和规范化。

1. 基本原则　灵活性、结构化。为适应计算机管理,居民健康档案的内容编排要结构化,像积木块一样可灵活移动。

2. 主要形式　统一、简明、实用。应结合社区卫生服务工作开展情况,满足实际工作需要为第一目的,尽量做到简单、通俗、实用,至少在一个区(县)内要统一。

3. 编写要求　完整性、逻辑性、准确性、严肃性和规范化。

(1) 完整性即内容应能反映以下方面:①病情、患病背景和潜在的健康危险因素,为诊治疾病和促进健康提供依据;②病情的发生、发展过程,以利于教学;③生物、心理、社会3个层次。

(2) 逻辑性是指内容的安排、取舍应考虑是否符合逻辑,是否便于归纳、推理。逻辑性强的健康档案便于医师对病情作出正确的判断,进而制订出未来的计划,有利于培养医师的临床思维能力。

(3) 准确性是一切资料可用的前提,不具备准确性的健康档案就没有说服力,不能作为教学、法律工作的依据,亦不可能达到建立健康档案的目的。

(4) 严肃性是指健康档案记录必须有严肃认真的态度,只有保证严肃性才可以达到以上几个方面的要求;另一方面,审视健康档案也可洞悉医师或其他医务人员的工作态度及品质。

(5) 规范化是健康档案交流、传递、评价的必要条件,从而有利于有关的评估。

三、健康档案的主要内容

在我国,一般居民健康档案内容分成3个部分,即个人健康档案、家庭健康档案、社区健康档案。

(一) 个人健康档案

个人健康档案包括以问题为中心的个人健康问题记录和以预防为导向的周期性健康检查记录,以及长期用药记录、辅助检查记录、住院记录、转诊记录、会诊记录。这些记录主要以表格形式出现。

1. 个人健康问题记录　目前,全科医疗中个人健康问题记录多采取以问题为中心的医疗记录(POMR)。POMR由基本资料、问题目录、问题描述、病情流程表等组成。

(1) 基本资料:基本资料一般包括人口学资料(如年龄、性别、教育程度、职业、婚姻、种族、社会经济状况等)、行为资料(如吸烟、饮酒、饮食习惯、运动、就医行为等)、

笔记

个人史(药物过敏、女性月经史等)。

(2)问题目录:问题目录一般放在健康档案的开始部分,是健康问题的索引。分为主要问题目录、暂时问题目录、长期用药清单。

1)主要问题目录:指现在正在影响或将来还会影响个人健康的异常情况,具有慢性、长期的特点。内容包括已明确诊断的慢性生理或心理疾患、手术、社会问题、家庭问题、行为问题、经济问题、异常的体征或化验检查结果、难以解释的症状或反常态度、危险因素,或虽常见但医师认为是较为重要的问题等。

2)暂时问题目录:一般指急性或短期问题。对暂时问题的记录,可帮助全科医师及时发现可能的重要线索。

3)长期用药清单:把药物的名称、用量、用药起止时间等记录下来,以利于提醒医师进行药物副作用的随访和监测。

问题目录常以表格形式记录,将确认后的问题按发生的年代顺序逐一编号记入表中。

(3)问题描述及问题进展记录:问题描述将问题表中的每一问题依序号逐一以"S—O—A—P"的形式进行描述。S 代表患者的主观资料(subject data):主观资料是由患者提供的主诉、症状、病史、家族史等,医师的主观看法不可加入其中,要求尽量用患者的语言来描述,以及中医问诊获得资料。O 代表客观资料(objective data):是医师诊疗过程中观察到的患者的资料。包括体检所见之体征、实验室检查、物理检查的资料、中医通过望闻问切"四诊"的方法获得的资料以及患者的态度、行为等。A 代表评估(assessment):评估是"SOAP"中最重要的一部分。完整的评估应包括诊断、鉴别诊断、与其他问题的关系、问题的轻重程度、中医"辨病""辨证"结果及预后等。P 代表计划(plan):也称与问题相关的计划,是针对问题而提出的,每一问题都有相应的计划。包括诊断计划、治疗计划,经过"辨病""辨证"所提供的依据实施中医的"论治"、患者指导等。

(4)病情流程表:流程表以列表的形式描述病情(或其他问题)在一段时间内的变化情况,包括症状、体征、检验、用药、行为等的动态观察。流程表通常在病情(或问题)进展一段时间后,将资料做一图表化的总结回顾,可以概括出清晰的轮廓,及时掌握病况,修订治疗计划、患者教育计划等。需要指出的是,并非所有患者的健康档案均有必要设计记录病情流程表,而是对于患有各种慢性疾病或某些特殊疾病的患者,或患有医师感兴趣的病种的患者时,才有必要使用病情流程表。除按表格记录病情流程外,也可按 SOAP 描述。

(5)辅助检查记录:记录实验室检查、超声检查、X 线检查等项目名称、检查结果及结果描述。

(6)住院记录:记录住院病历号、医院名称、科别、诊断和处理及结果等。

(7)会诊和转诊记录:会诊是指某一医师为患者的问题请教别的医师。转诊即把患者某一问题的部分照顾责任暂时转给别的医师。转诊和会诊是全科医师与专科医师协调合作,为患者提供连续性、完整性照顾的过程。会诊时全科医师对患者负有全部责任,转诊也只是把患者照顾的责任部分地转移。全科医师把会诊和转诊作为服务的有效方式,通过组织,利用社区其他卫生机构或人力,保证患者照顾的连续性、完整性。

2. 以预防为导向的记录

（1）周期性健康检查记录：周期性健康检查记录内容包括有计划的健康普查（如测血压、乳房检查、胃镜检查、尿液检查等）以及基本筛查，如儿童贫血检查等。

（2）计划免疫（预防免疫接种等）和健康教育等相关记录。

（3）特殊人群保健记录：如儿童保健记录、老年人保健记录、妇女保健记录、慢性疾病随访记录等。

（二）家庭健康档案

家庭健康档案是居民健康档案的重要组成部分。全科医疗中的家庭健康档案包括家庭的基本资料、家系图、家庭生活周期、家庭卫生保健记录、家庭主要问题目录及问题描述和家庭各成员的健康档案（其形式与内容见个人健康档案），是全科医师实施以家庭为单位的保健的重要参考资料。

1. 家庭基本资料 家庭基本资料包括家庭住址、人数及每人的基本资料、建档医师和护士姓名、建档日期等。

2. 家系图 家系图用来描述家庭结构、家庭遗传问题、家庭成员相互关系、家庭重要事件等情况。它能使全科医师迅速掌握家庭有关健康的基础情况和重要信息。家系图相对比较稳定，是家庭档案的基本资料。家系图以绘图的方式表示家庭结构及各成员的健康状况和社会资料，是简明的家庭综合资料，其使用符号都有一定规定。

3. 家庭生活周期 家庭生活周期可分为8个阶段（新婚、第一个孩子出生、有学龄前儿童、有学龄儿童、有青少年、孩子离家创业、空巢期和退休），每一阶段均有其特定的健康问题，包括生物学、行为学、社会学等方面的正常转变及意料之外和待协调的危机。全科医师需对每个家庭所处的阶段及存在的问题作出判断，并预测可能出现的转变和危机，进而制订适宜的处理计划并实施。

4. 家庭卫生保健记录 记录家庭环境的卫生状况、居住条件、生活起居方式，是评价家庭功能、确定健康状况的参考资料。

5. 家庭主要问题目录及其描述 主要记录家庭和家庭生活周期各阶段存在或发生的较为重大的生理、心理和社会问题、家庭功能评价结果等。家庭问题的诊断需要征得患者的知情同意。家庭主要问题目录中所列的问题按发生的年代顺序逐一编号记录。

（三）社区健康档案

建立社区健康档案，是把社区视为一个被照顾者，收集社区自身特有的特征和健康问题，并进行社区特征和健康需求评价，最终达到以社区为导向进行整体性、协调性医疗保健服务的目的。较完整的社区健康档案一般包括社区基本资料、社区卫生服务资源、社区卫生服务状况和社区居民健康状况。

1. 社区基本资料 主要有：①社区人口学资料：总人口数、年龄性别构成、负担人口比例、职业、教育程度、婚姻构成、出生率、死亡率、人口自然增长率、平均寿命、种族特征等；②社区的环境状况：地理位置、范围、自然气候、环境状况、卫生设施和卫生条件、水源、交通情况、宗教及传统习俗等；③社区的经济和组织状况：居民的人均收入、消费水平，社区的各种组织机构，尤其是与全科医疗服务相关的一些组织和机构，如街道办事处、居委会、健康促进会、志愿者协会等；④社区可动员的潜力：社区内可以被动员起来参与和支持社区居民健康服务活动的人力、物力和财力资源。人群的健康信念、求医愿望等。

2. 社区卫生服务资源 包括社区的卫生服务机构和卫生人力资源状况。

3. 社区卫生服务状况 包括门诊量统计、就诊原因分类、常见健康问题的种类及构成、门诊疾病种类及构成；转会诊率及转会诊的适宜程度分析等；家庭病床数、家庭访视人次、家访原因、家庭问题分类及处理情况等；住院情况统计，包括住院率、患病种类及构成等。

4. 社区居民的健康状况 包括：①健康问题的分布及严重程度：发病率、患病率、残疾率及疾病构成、疾病谱，死亡率、病死率、婴儿死亡率、特殊人群死亡率、社区死亡顺位等；②健康危险因素评估：饮食习惯、缺乏锻炼、生活压力事件、就医行为、获得卫生服务的障碍等。

四、健康档案的建立方法

1. 健康档案可在全科医师的门诊工作中逐步展开，也可通过某些调查活动突击进行。主要问题目录的填写是动态的，随患者的健康状况变化进行填写。

2. 健康档案有两种建立方式。一是给每一户建立一本家庭健康档案；二是结合全科医疗服务的开展逐步把相关的家庭资料纳入个人健康档案，而不是单独建立家庭健康档案。如把家庭成员的基本资料、家系图、家庭生活周期评估、家庭指导建议等项目表格纳入个人健康档案，常能起到最佳的使用效果。

3. 健康档案的资料，可来自卫生行政部门、政府部门、公安部门和街道办事处等。其中一部分可以通过分析个人健康档案和家庭健康档案而获得，也可来自社区调查和社区筛查，以及居民反映的情况等。

五、健康档案的作用

1. 健康档案可以为各级医师诊断和治疗提供参考依据 系统完整的健康档案可为全科医师提供患者全面的基础资料，是全科医师全面了解患者个体及其家庭问题、作出正确临床决策的重要基础。健康档案详细记录了个人和家庭的健康问题及相关的危险因素，一旦发病，省去了层层检查，特别是对患有慢性疾病的老年人尤为重要。医师通过健康档案能正确分析病情，采取正确的治疗措施，有效提高医疗服务质量。同时，健康档案也是医疗、教学、科研的重要参考资料。完整和系统的社区居民健康档案还可用于评价社区医师服务质量和技术水平，以及作为处理医疗责任事故的法律依据。

2. 建立健康档案有利于掌握居民健康问题 健康档案在内容上体现了以个人为中心、家庭为单位、社区为基础的基本原则；在形式上，以问题为中心收集资料并进行诊疗的记录方式，充分体现了全科医学的各项原则，特别是生物 - 心理 - 社会医学思维方式，有利于全科医师分析掌握居民中健康问题的发生、发展规律和变异情况等流行病学特征，便于诊断和处理早期发现的问题，并及时总结和发现规律性疾病，提供以社区为范围的服务，促进社区健康发展。

3. 建立健康档案能有效地加强社区疾病控制工作 通过居民健康档案，社区卫生服务中心能够有针对性地对家庭或个人进行预防保健和营养卫生知识的指导。社区的全科医师还可以根据居民不同的性别、年龄及健康状况等特点,举办关于妇幼保健、优生优育、中老年保健、营养学知识以及健身方法等方面的讲座,以促进居民建立健康的生活方式,培养良好的生活习惯,提高健康水平。

4. 建立健康档案为社区卫生事业资金投入提供信息　医疗机构通过对健康档案的疾病分类和综合研究,了解社区患病人群的特点,研究影响人群健康的因素,调整医疗保险对社区预防保健的投入,促使医疗卫生服务从目前的单纯治病逐步走向社区家庭的预防保健,降低医药费用。

六、电子健康档案

(一) 电子健康档案的概念及发展现状

电子健康档案(electronic health record,EHR)是人们在健康相关活动中直接形成的具有保存备查价值的电子化历史记录。它是存储于计算机系统之中,面向个人提供服务,具有安全保密性能的终身个人健康档案。电子健康档案全面、连续地记录个人身体指标、体检指标、疾病史、用药史、手术史、过敏药物、家族史、吸烟史、饮酒史等的电子文档、图形信息。

2004 年,美国布什总统在致国会的国情咨文中指出:"通过电子健康档案可以避免严重的医疗差错,降低医疗成本,提高医疗服务质量,促进健康信息在更大范围内共享。"2007 年,致力于卫生信息标准开发的国际组织 HL7 宣布《电子健康档案系统功能(ANSI/HL7 EHR)》获得美国国家标准局(ANSI)正式批准,成为世界上第一个关于电子健康档案的国家标准。美国、加拿大、澳大利亚、丹麦、荷兰等国都在抓紧进行数字卫生建设,建立起国家级的电子健康档案系统。我国的电子健康档案相关研究起步较晚。2009 年 3 月,《中共中央国务院关于深化医药卫生体制改革的意见》提出:"以建立居民健康档案为重点,构建乡村和社区卫生信息网络平台。"《医药卫生体制改革近期重点实施方案(2009—2011 年)》提出:"从 2009 年开始,逐步在全国统一建立居民健康档案,并实施规范管理。"在国家新医改方案的指导下,全国各地都在加快建立电子健康档案,推行区域卫生信息化建设。为统一电子健康档案的建立,实现医疗机构间的信息互联互通、健康信息共享,2009 年卫生部公布了《健康档案基本架构与数据标准(试行)》。

(二) 电子病历与电子健康档案的区别

由于卫生信息的发展,现在很多医疗机构都实行了电子病历。电子病历又称电子医疗档案(electronic medical record,EMR),也叫计算机化的病历系统。电子病历是采用计算机手段采集、加工、存储、传输和服务的数字化患者医疗记录。它反映了患者整个医疗过程,储存了患者全部的医疗信息,包括纸张病历的医嘱、病程记录、各种检查结果、影像资料、手术记录、护理信息等内容。

电子病历和电子健康档案的内涵并不相同。它们是同一套系统的不同发展阶段,其中电子病历是实现电子健康档案的基础,而电子病历在发挥出应有的功能时也必须依赖于电子健康档案。电子健康档案与电子病历有共同之处,都是有关健康的记录。从理论上讲,电子病历也是电子健康档案的一部分。但其侧重点不同,电子病历是记录患者在住院或就诊过程中产生的与治疗相关的完整信息,而电子健康档案则保存了个人终身与健康有关(包括疾病、健康、就诊、体检和运动等)的信息。此

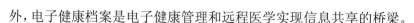

外,电子健康档案是电子健康管理和远程医学实现信息共享的桥梁。

电子健康档案经过 20 多年的发展,从以图像为基础的病历计算机存储发展到以数字化为特征的电子病历,21 世纪进入了以共享为基础的电子健康档案新阶段。国外学者将电子健康档案发展描述为 5 个水平——自动化病历、计算机病历系统、电子病历系统、电子个人档案系统、电子健康档案。该描述大致归纳了电子健康档案的发展过程。

（三）实现电子健康档案的重要意义

陈竺在 2010 年全国卫生工作会议上明确要求:"尽快制定全国卫生信息化建设规划纲要;加强信息标准化研究,完善数据标准和通讯标准体系,促进信息互认共享;抓好平台建设和连点成面工作,重点建设以居民电子健康档案为核心的区域卫生信息平台和以电子病历为基础的医院信息平台。"电子健康档案的作用不仅在社区医疗层面,对提高公共卫生服务能力和医疗进步同样具有重要意义。

1. 可以节约医疗费用 哈佛大学 CTIL 的权威研究报告声称,美国全国范围可共享的电子健康档案与区域卫生信息网络的实现每年可节约 780 亿美元的医疗费用,占全国医疗卫生总费用的 4%。

2. 可以资源共享 居民的电子健康档案最终可以经过电子授权的医疗人员和个体在任何地点、任何时间获取,一方录入,多方使用,各种记录的标准化和数字化,实现医疗机构、患者个人、卫生管理部门之间的信息共享,用来支持高质量的医疗服务。电子健康档案系统完全建立后,人们的健康信息将更简单、更快捷、更安全地被计算机管理,减少了物理资源的消耗,扩展了传播途径,提供了更系统的管理方式和查看方式,使人们更好地管理自己的健康。

3. 有利于提高卫生服务的管理 电子健康档案与区域卫生信息网络(regional health information network,RHIN)在全世界范围内正在成为医疗卫生信息化的前沿阵地。区域卫生信息系统的核心任务就是为区域内的每个人实现可共享的电子健康档案。电子健康档案除了直接为临床医疗服务外,还可以为卫生管理、疾病控制、健康服务、资源分配、远程医疗等任务服务,有利于政府合理调配卫生资源,实现卫生服务的可及性和公平性。

4. 有助于支持"循证医疗",督促医师采用标准化治疗的科学方法和经验来治疗患者。此外,这些记录一旦能够实现数据共享,便可贯穿持续医护过程,横跨医疗服务机构,跨越地理位置,从而达到有效控制医疗费用不合理的增长、减少医疗差错、提高医疗与服务质量的目的。

第四节 国家基本公共卫生服务

为促进基本公共卫生服务均等化,促进公共卫生制度的建设,我国实施国家基本公共卫生服务项目。经过实践和经验总结,国家卫生计生委 2017 年颁布了《国家基本公共卫生服务规范(第三版)》。内容包括:居民健康档案管理、健康教育、预防接种、0～6 岁儿童健康管理、孕产妇健康管理、老年人健康管理、高血压患者健康管理、2 型糖尿病患者健康管理、严重精神障碍患者管理、肺结核患者健康管理、中医药健康管理、传染病及突发公共卫生事件报告和处理及卫生计生监督协管 13 项服务规范,每项服务规范中,分别对服务对象、内容、流程、要求、工作指标及服务记录表等作出了规定。

一、国家基本公共卫生服务规范

《国家基本公共卫生服务规范(第三版)》既是基层医疗卫生机构为居民免费提供基本公共卫生服务的参考依据,也可作为各级卫生行政部门开展基本公共卫生服务绩效考核的依据。因"健康档案"有专节介绍,本节主要介绍另12项服务项目内容,详细内容请阅读《国家基本公共卫生服务规范(第三版)》原文。

(一)健康教育服务规范

1. 健康教育服务内容

(1)宣传普及《中国公民健康素养——基本知识与技能(2015年版)》,配合有关部门开展公民健康素养促进行动。

(2)对青少年、妇女、老年人、残疾人、0~6岁儿童家长等人群进行健康教育。

(3)开展合理膳食、控制体重、适当运动、心理平衡、改善睡眠、限盐、控烟、限酒、科学就医、合理用药、戒毒等健康生活方式和可干预危险因素的健康教育。

(4)开展心脑血管、呼吸系统、内分泌系统、肿瘤、精神疾病等重点慢性非传染性疾病和结核病、肝炎、艾滋病等重点传染性疾病的健康教育。

(5)开展食品卫生、职业卫生、放射卫生、环境卫生、饮水卫生、学校卫生和计划生育等公共卫生问题的健康教育。

(6)开展突发公共卫生事件应急处置、防灾减灾、家庭急救等健康教育。

(7)宣传普及医疗卫生法律法规及相关政策。

2. 服务形式及要求

(1)提供健康教育资料:发放印刷资料,每个机构每年提供不少于12种内容的印刷资料,并及时更新补充,保障使用。播放音像资料,机构正常应诊的时间内,在乡镇卫生院、社区卫生服务中心门诊候诊区、观察室、健教室等场所或宣传活动现场播放。每个机构每年播放音像资料不少于6种。

(2)设置健康教育宣传栏:乡镇卫生院和社区卫生服务中心宣传栏不少于2个,村卫生室和社区卫生服务站宣传栏不少于1个,每个宣传栏的面积不少于$2m^2$。宣传栏一般设置在机构的户外、健康教育室、候诊室、输液室或收费大厅的明显位置。每个机构每2个月最少更换1次健康教育宣传栏内容。

(3)开展公众健康咨询活动:利用各种健康主题日或针对辖区重点健康问题,开展健康咨询活动并发放宣传资料。每个乡镇卫生院、社区卫生服务中心每年至少开展9次公众健康咨询活动。

(4)举办健康知识讲座:定期举办健康知识讲座,引导居民学习、掌握健康知识及必要的健康技能,促进辖区内居民的身心健康。每个乡镇卫生院和社区卫生服务中心每月至少举办1次健康知识讲座,村卫生室和社区卫生服务站每两个月至少举办1次健康知识讲座。

(5)开展个体化健康教育:乡镇卫生院、村卫生室和社区卫生服务中心(站)的医务人员在提供门诊医疗、上门访视等医疗卫生服务时,要开展有针对性的个体化健康知识和健康技能的教育。

笔记

（二）预防接种服务规范

服务内容

（1）预防接种管理：及时为辖区内所有居住满 3 个月的 0～6 岁儿童建立预防接种证和预防接种卡（簿）等儿童预防接种档案。每半年对责任区内儿童的预防接种卡（簿）进行 1 次核查和整理，查缺补漏，并及时进行补种。

（2）预防接种：根据国家免疫规划疫苗免疫程序，对适龄儿童进行常规接种。

（3）疑似预防接种异常反应处理：如发现疑似预防接种异常反应，接种人员应按照《全国疑似预防接种异常反应监测方案》的要求进行处理和报告。

（三）0～6 岁儿童健康管理服务规范

服务内容

1.新生儿家庭访视　新生儿出院后 1 周内，医务人员到新生儿家中进行，同时进行产后访视。了解出生时情况、预防接种情况。观察家居环境，重点询问和观察喂养、睡眠、大小便、黄疸、脐部情况、口腔发育等情况。为新生儿测量体温、记录出生时体重、身长，进行体格检查，同时建立《母子健康手册》。根据新生儿的具体情况，对家长进行喂养、发育、防病、预防伤害和口腔保健指导。

2.新生儿满月健康管理　新生出生后 28～30 天，结合接种乙肝疫苗第二针，在乡镇卫生院、社区卫生服务中心进行随访。

3.婴幼儿健康管理　满月后的随访服务均应在乡镇卫生院、社区卫生服务中心进行，偏远地区可在村卫生室、社区卫生服务站进行，时间分别在 3、6、8、12、18、24、30、36 月龄时，共 8 次。在婴幼儿 6～8、18、30 月龄时分别进行 1 次血常规（或血红蛋白）检测。在 6、12、24、36 月龄时使用行为测听法分别进行 1 次听力筛查。

4.学龄前儿童健康管理　为 4～6 岁儿童每年提供一次健康管理服务。散居儿童的健康管理服务应在乡镇卫生院、社区卫生服务中心进行，集居儿童可在托幼机构进行。

5.健康问题处理　对健康管理中发现的有营养不良、贫血、单纯性肥胖等情况的儿童应当分析其原因，给出指导或转诊的建议。对心理行为发育偏异、口腔发育异常（唇腭裂、诞生牙）、龋齿、视力低常或听力异常儿童等情况应及时转诊并追踪随访转诊后结果。

（四）孕产妇健康管理服务规范

服务内容

1.孕早期健康管理　孕 13 周前为孕妇建立《母子健康手册》，并进行第 1 次产前随访。进行孕早期健康教育和指导。对孕妇健康状况评估：询问既往史、家族史、个人史等，观察体态、精神等，并进行一般体检、妇科检查和血常规、尿常规、血型、肝功能、肾功能、乙型肝炎等实验室检查。开展孕早期生活方式、心理和营养保健指导，特别要强调避免致畸因素和疾病对胚胎的不良影响；根据检查结果填写第 1 次产前检查服务记录表；对具有妊娠危险因素和可能有妊娠禁忌证或严重并发症的孕妇，及时转诊到上级医疗卫生机构，并在 2 周内随访转诊结果。

2.孕中期健康管理　孕 16～20 周、21～24 周各进行 1 次健康教育和指导。孕妇健康状况评估：通过询问、观察、一般体格检查、产科检查、实验室检查对孕妇健康和胎儿的生长发育状况进行评估，识别需要做产前诊断和需要转诊的高危重点孕妇。

对未发现异常的孕妇,除了进行孕期生活方式、心理、运动和营养指导外,还应告知和督促孕妇进行预防出生缺陷的产前筛查和产前诊断。对发现有异常的孕妇,要及时转诊。出现危急征象的孕妇,要立即转诊,并在2周内随访转诊结果。

3. 孕晚期健康管理 孕28~36周、37~40周各一次健康教育和指导。开展孕产妇自我监护方法、促进自然分娩、母乳喂养以及孕期并发症、合并症防治指导。对随访中发现的高危孕妇应根据就诊医疗卫生机构的建议督促其酌情增加随访次数。随访中若发现有高危情况,建议其及时转诊。

4. 产后访视 乡镇卫生院、村卫生室和社区卫生服务中心(站)在收到分娩医院转来的产妇分娩信息后应于产妇出院后7天内到产妇家中进行产后访视,进行产褥期健康管理,加强母乳喂养和新生儿护理指导,同时进行新生儿访视。

通过观察、询问和检查,了解产妇一般情况、乳房、子宫、恶露、会阴或腹部伤口恢复等情况。对产妇进行产褥期保健指导,对母乳喂养困难、产后便秘、痔疮、会阴或腹部伤口等问题进行处理。发现有产褥感染、产后出血、子宫复旧不佳、妊娠合并症未恢复者以及产后抑郁等问题的产妇,应及时转诊。

通过观察、询问和检查了解新生儿的基本情况。

5. 产后42天健康检查 乡镇卫生院、社区卫生服务中心为正常产妇做产后健康检查,异常产妇到原分娩医疗卫生机构检查。对产妇恢复情况进行评估。对产妇应进行心理保健、性保健与避孕、预防生殖道感染、纯母乳喂养6个月、产妇和婴幼营养等方面的指导。

(五)老年人健康管理服务规范

服务内容

每年为辖区内65岁及以上常住老年人提供1次健康管理服务,包括生活方式和健康状况评估、体格检查、辅助检查和健康指导。

1. 生活方式和健康状况评估 通过问诊及老年人健康状态自评了解其基本健康状况、体育锻炼、饮食、吸烟、饮酒、慢性疾病常见症状、既往所患疾病、治疗及目前用药和生活自理能力等情况。

2. 体格检查 包括体温、脉搏、呼吸、血压、身高、体重、腰围、皮肤、浅表淋巴结、心脏、肺部、腹部等常规体格检查,并对口腔、视力、听力和运动功能等进行粗测判断。

3. 辅助检查 包括血常规、尿常规、肝功能(血清谷草转氨酶、血清谷丙转氨酶和总胆红素)、肾功能(血清肌酐和血尿素氮)、空腹血糖、血脂(总胆固醇、甘油三酯、低密度脂蛋白胆固醇、高密度脂蛋白胆固醇)、心电图和腹部B超(肝胆胰脾)检查。

4. 健康指导 告知评价结果并进行相应健康指导。

对发现已确诊的原发性高血压和2型糖尿病等患者应纳入相应的慢性疾病患者健康管理。对患有其他疾病的(非高血压或糖尿病),应及时治疗或转诊。对发现有异常的老年人建议定期复查或向上级医疗机构转诊。进行健康生活方式及疫苗接种、骨质疏松预防、防跌倒措施、意外伤害预防和自救、认知和情感等健康指导。告知或预约下一次健康管理服务时间。

(六)高血压患者健康管理服务规范

服务内容

1. 筛查 对辖区内35岁及以上常住居民,每年为其免费测量一次血压(非同日

3 次测量）。对第一次发现收缩压≥140mmHg 和 / 或舒张压≥90mmHg 的居民在去除可能引起血压升高的因素后预约其复查，非同日 3 次血压均高于正常，可初步诊断为高血压。建议转诊到有条件的上级医院确诊并取得治疗方案，2 周内随访转诊结果，对已确诊的原发性高血压患者纳入高血压患者健康管理。对可疑继发性高血压患者，及时转诊。

2. 随访评估 对高血压患者，每年要提供至少 4 次面对面的随访。

测量血压并评估是否存在危急情况，如出现收缩压≥180mmHg 和 / 或舒张压≥110mmHg；意识改变、剧烈头痛或头晕、恶心呕吐、视力模糊、眼痛、心悸、胸闷、喘憋不能平卧及处于妊娠期或哺乳期同时血压高于正常等危急情况之一，或存在不能处理的其他疾病时，须在处理后紧急转诊。若不需紧急转诊，询问上次随访到此次随访期间的症状。随访时应测量体重、心率，计算体质指数（BMI）。询问患者疾病情况和生活方式，包括心脑血管疾病、糖尿病、吸烟、饮酒、运动、摄盐情况等。了解患者服药情况。

3. 分类干预 对血压控制满意（一般高血压患者血压降至 140/90mmHg 以下；≥65 岁老年高血压患者的血压降至 150/90mmHg 以下，如果能耐受，可进一步降至 140/90mmHg 以下；一般糖尿病或慢性肾脏病患者的血压目标可以在 140/90mmHg 基础上再适当降低）、无药物不良反应、无新发并发症或原有并发症无加重的患者，预约下一次随访时间。

对第一次出现血压控制不满意，或出现药物不良反应的患者，结合其服药依从性，必要时增加现用药物剂量、更换或增加不同类的降压药物，2 周内随访。对连续两次出现血压控制不满意或药物不良反应难以控制以及出现新的并发症或原有并发症加重的患者，建议其转诊到上级医院，2 周内主动随访转诊情况。对所有的患者进行有针对性的健康教育，与患者一起制订生活方式改进目标并在下一次随访时评估进展。告诉患者出现哪些异常时应立即就诊。

4. 健康体检 对原发性高血压患者，每年进行 1 次较全面的健康检查。

（七）2 型糖尿病患者健康管理服务规范

服务内容

1. 筛查 对工作中发现的辖区内 35 岁及以上常住居民中 2 型糖尿病患者及高危人群进行有针对性的健康教育，建议其每年至少测量 1 次空腹血糖，并接受医务人员的健康指导。

2. 随访评估 对确诊的 2 型糖尿病患者，每年提供 4 次免费空腹血糖检测，至少进行 4 次面对面随访。

测量空腹血糖和血压，并评估是否存在危急情况，如出现血糖≥16.7mmol/L 或血糖≤3.9mmol/L；收缩压≥180mmHg 和 / 或舒张压≥110mmHg；意识或行为改变、呼气有烂苹果样丙酮味、心悸、出汗、食欲减退、恶心、呕吐、多饮、多尿、腹痛、有深大呼吸、皮肤潮红；持续性心动过速（心率超过 100 次 /min）、体温超过 39℃或有其他的突发异常情况，如视力突然骤降、妊娠期及哺乳期血糖高于正常等危险情况之一，或存在不能处理的其他疾病时，须在处理后紧急转诊。2 周内主动随访转诊情况。若不需紧急转诊，询问上次随访到此次随访期间的症状。测量体重，计算体质指数（BMI），检查足背动脉搏动。询问患者疾病情况和生活方式，包括心脑血管疾病、吸烟、饮酒、运动、主食摄入情况等。并了解患者服药情况。

3. 分类干预 对血糖控制满意（空腹血糖值＜7.0mmol/L），无药物不良反应、无新发并发症或原有并发症无加重的患者，预约下一次随访。

对第一次出现空腹血糖控制不满意（空腹血糖值≥7.0mmol/L）或药物不良反应的患者，结合其服药依从情况进行指导，必要时增加现有药物剂量、更换或增加不同类的降糖药物，2周内随访。对连续2次出现空腹血糖控制不满意或药物不良反应难以控制，以及出现新的并发症或原有并发症加重的患者，建议其转诊到上级医院，2周内主动随访转诊情况。对所有的患者进行针对性的健康教育，与患者一起制订生活方式改进目标并在下一次随访时评估进展。告诉患者出现哪些异常时应立即就诊。

4. 健康体检 对确诊的2型糖尿病患者，每年进行1次较全面的健康体检。

（八）严重精神障碍患者管理服务规范

1. 服务对象 辖区内常住居民中诊断明确、在家居住的严重精神障碍患者。主要包括精神分裂症、分裂情感性障碍、偏执性精神病、双相情感障碍、癫痫所致精神障碍、精神发育迟滞伴发精神障碍。

2. 服务内容

（1）患者信息管理：在将严重精神障碍患者纳入管理时，需由家属提供或直接转自原承担治疗任务的专业医疗卫生机构的疾病诊疗相关信息，同时为患者进行一次全面评估，为其建立居民健康档案，并按照要求填写严重精神障碍患者个人信息补充表。

（2）随访评估：对应管理的严重精神障碍患者每年至少随访4次，每次随访应对患者进行危险性评估；检查患者的精神状况，包括感觉、知觉、思维、情感和意志行为、自知力等；询问和评估患者的躯体疾病、社会功能情况、服药情况及各项实验室检查结果等。

（3）分类干预：根据患者的危险性分级、社会功能状况、精神症状评估、自知力判断，以及患者是否存在药物不良反应或躯体疾病情况对患者进行分类干预。

每次随访根据患者病情的控制情况，对患者及其家属进行有针对性的健康教育和生活技能训练等方面的康复指导，对家属提供心理支持和帮助。

（4）健康体检：在患者病情许可的情况下，征得监护人与（或）患者本人同意后，每年进行1次健康检查，可与随访相结合。

（九）肺结核患者健康管理服务规范

服务内容

1. 筛查及推介转诊 对辖区内前来就诊的居民或患者，如发现有慢性咳嗽、咳痰≥2周，咯血、血痰，或发热、盗汗、胸痛或不明原因消瘦等肺结核可疑症状者，在鉴别诊断的基础上，填写"双向转诊单"。推荐其到结核病定点医疗机构进行结核病检查，1周内进行电话随访，了解是否前去就诊，督促其及时就医。

2. 第一次入户随访 乡镇卫生院、村卫生室、社区卫生服务中心（站）接到上级专业机构管理肺结核患者的通知单后，要在72小时内访视患者。具体内容如下：

（1）确定督导人员，督导人员优先为医务人员，也可为患者家属。若选择家属，则必须对家属进行培训。同时与患者确定服药地点和服药时间。按照化疗方案，告知督导人员患者的"肺结核患者治疗记录卡"或"耐多药肺结核患者服药卡"的填写方法、取药的时间和地点,提醒患者按时取药和复诊。

(2)对患者的居住环境进行评估,告诉患者及家属做好防护工作,防止传染。

(3)对患者及家属进行结核病防治知识宣传教育。

(4)告诉患者出现病情加重、严重不良反应、并发症等异常情况时,要及时就诊。

若72小时内2次访视均未见到患者,则将访视结果向上级专业机构报告。

3．督导服药和随访管理

(1)督导服药

医务人员督导:患者服药日,医务人员对患者进行直接面视下督导服药随访。

家庭成员督导:患者每次服药要在家属的面视下进行。

(2)随访评估:对于由医务人员督导的患者,医务人员至少每月记录1次对患者的随访评估结果;对于由家庭成员督导的患者,基层医疗卫生机构要在患者的强化期或注射期内每10天随访1次,继续期或非注射期内每1个月随访1次。

评估是否存在危急情况,如有则紧急转诊,2周内主动随访转诊情况。对无需紧急转诊的,了解患者服药情况(包括服药是否规律,是否有不良反应),询问上次随访至此次随访期间的症状。询问其他疾病状况、用药史和生活方式。

(3)分类干预:对于能够按时服药,无不良反应的患者,则继续督导服药,并预约下一次随访时间。患者未按定点医疗机构的医嘱服药,要查明原因。若是不良反应引起的,则转诊;若其他原因,则要对患者强化健康教育,若患者漏服药次数超过1周及以上,要及时向上级专业机构进行报告。对出现药物不良反应、并发症或合并症的患者,要立即转诊,2周内随访。提醒并督促患者按时到定点医疗机构进行复诊。

4．结案评估　当患者停止抗结核治疗后,要对其进行结案评估,包括:记录患者停止治疗的时间及原因;对其全程服药管理情况进行评估;收集和上报患者的"肺结核患者治疗记录卡"或"耐多药肺结核患者服药卡"。同时将患者转诊至结核病定点医疗机构进行治疗转归评估,2周内进行电话随访,了解是否前去就诊及确诊结果。

(十)传染病及突发公共卫生事件报告和处理服务规范

服务内容:

1．传染病疫情和突发公共卫生事件风险管理　在疾病预防控制机构和其他专业机构指导下,乡镇卫生院、村卫生室和社区卫生服务中心(站)协助开展传染病疫情和突发公共卫生事件风险排查、收集和提供风险信息,参与风险评估和应急预案制(修)订。

2．传染病和突发公共卫生事件的发现、登记　首诊医师在诊疗过程中发现传染病患者及疑似患者后,按要求填写《中华人民共和国传染病报告卡》或通过电子病历、电子健康档案自动抽取符合交换文档标准的电子传染病报告卡;如发现或怀疑为突发公共卫生事件时,按要求填写《突发公共卫生事件相关信息报告卡》。

3．传染病和突发公共卫生事件相关信息报告

(1)报告程序与方式:具备网络直报条件的机构,在规定时间内进行传染病和/或突发公共卫生事件相关信息的网络直报;不具备网络直报条件的,按相关要求通过电话、传真等方式进行报告,同时向辖区县级疾病预防控制机构报送《传染病报告卡》和/或《突发公共卫生事件相关信息报告卡》。

(2)报告时限:发现甲类传染病和乙类传染病中的肺炭疽、传染性非典型肺炎、

埃博拉出血热、人感染禽流感、寨卡病毒病、黄热病、拉沙热、裂谷热、西尼罗病毒等新发输入传染病患者和疑似患者，或发现其他传染病、不明原因疾病暴发和突发公共卫生事件相关信息时，应按有关要求于 2 小时内报告。发现其他乙、丙类传染病患者、疑似患者和规定报告的传染病病原携带者，应于 24 小时内报告。

（3）订正报告和补报：发现报告错误，或报告病例转归或诊断情况发生变化时，应及时对《传染病报告卡》和 / 或《突发公共卫生事件相关信息报告卡》等进行订正；对漏报的传染病病例和突发公共卫生事件，应及时进行补报。

4. 传染病和突发公共卫生事件的处理　①患者医疗救治和管理：按照有关规范要求，对传染病患者、疑似患者采取隔离、医学观察等措施，对突发公共卫生事件伤者进行急救，及时转诊，书写医学记录及其他有关资料并妥善保管，尤其是要按规定做好个人防护和感染控制，严防疫情传播。②传染病密切接触者和健康危害暴露人员的管理；③协助流行病学调查；④做好疫点疫区处理；⑤协助应急接种和预防性服药；⑥开展辖区宣传教育。

5. 协助上级专业防治机构做好结核病和艾滋病患者的宣传、指导服务以及非住院患者的治疗管理工作，相关技术要求参照有关规定。

（十一）卫生计生监督协管服务规范

服务内容：

1. 辖区内居民食源性疾病及相关信息报告　发现或怀疑有食源性疾病、食品污染等对人体健康造成危害或可能造成危害的线索和事件，及时报告。

2. 饮用水卫生安全巡查　协助卫生计生监督执法机构对农村集中式供水、城市二次供水和学校供水进行巡查，协助开展饮用水水质抽检服务，发现异常情况及时报告；协助有关专业机构对供水单位从业人员开展业务培训。

3. 学校卫生服务　协助卫生计生监督执法机构定期对学校传染病防控开展巡访，发现问题隐患及时报告；指导学校设立卫生宣传栏，协助开展学生健康教育。协助有关专业机构对校医（保健教师）开展业务培训。

4. 非法行医和非法采供血信息报告　协助定期对辖区内非法行医、非法采供血开展巡访，发现相关信息及时向卫生计生监督执法机构报告。

5. 计划生育相关信息报告　协助卫生计生监督执法机构定期对辖区内计划生育机构计划生育工作进行巡查，协助对辖区内与计划生育相关的活动开展巡访，发现相关信息及时报告。

二、老年人中医药健康管理服务技术规范

在《国家基本公共卫生服务规范（第三版）》的基础上，按照综合性、连续性、主动性的全科医学服务理念，中国社区卫生协会编写了《国家基本公共卫生服务技术规范》。老年人中医健康管理服务技术规范包括了健康管理服务要求、管理程序、老年人中医基本体质特征及判定方法、常用的养生保健知识、基本体质保健方法与常见症状的保健方法。

（一）老年人中医健康管理程序（图 8-1）

根据实际情况，可结合老年人健康管理的时间要求，每年至少提供一次中医健康指导，半年后至少进行一次有中医内容的随访。主要内容为：

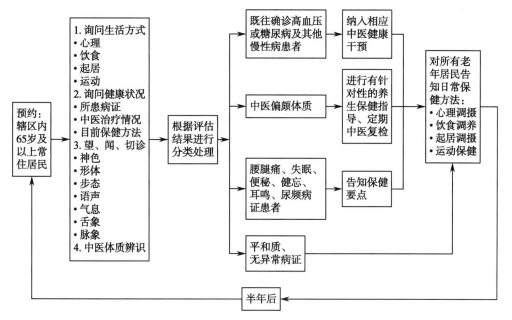

图 8-1　老年人中医健康管理服务规范流程

1. 生活方式和健康状况评估　包括心理、饮食、起居、运动和所患病证、中医治疗及目前保健方法。

2. 望、闻、切诊　包括神色、形体、步态、语声、气息、舌象、脉象。

3. 中医体质辨识。

4. 告知居民中医健康辨识的结果并进行相应干预。

（1）对发现已确诊的高血压和糖尿病患者分别纳入《高血压患者中医健康干预》《糖尿病患者中医健康干预》。

（2）对存在中医偏颇体质的居民进行有针对性的养生保健指导，建议定期进行中医复检。

（3）有常见病证的居民进行体穴、耳穴、推拿、饮食等养生保健指导，建议定期进行中医复检。

（4）告知居民进行下一次有中医内容随访的时间。

（5）对所有老年居民告知日常的心理调摄、饮食调养、起居调摄、运动保健等养生保健方法。

5. 有中医内容的随访可参照老年人中医健康管理服务的流程再次进行体质辨识后进行健康指导。

（二）老年人中医基本体质的特征

中医体质是指人体生命过程中，在先天禀赋和后天获得的基础上所形成的形态结构、生理功能和心理状态方面综合的、相对稳定的固有特质，是人类在生长、发育过程中所形成的与自然、社会环境相适应的人体个性特征。

中华中医药学于 2009 年发布了《中医体质分类与判定》，将中医体质分为 9 种基本类型：平和质、气虚质、阳虚质、阴虚质、痰湿质、湿热质、血瘀质、气郁质、特禀质，每种体质有其独自的特征。

1. 平和质

总体特征：阴阳气血调和，以体态适中、面色润泽、精力充沛等为主要特征。

形体特征：体形匀称健壮。

常见表现：面色、肤色润泽，头发稠密有光泽，目光有神，鼻色明润，嗅觉通利，唇色红润，不易疲劳，精力充沛，耐受寒热，睡眠良好，胃纳佳，二便正常，舌色淡红、苔薄白，脉和缓有力。

心理特征：性格随和开朗。

发病倾向：平素患病较少。

对外界环境适应能力：对自然环境和社会环境适应能力较强。

2. 气虚质

总体特征：元气不足，以疲乏、气短、自汗等气虚表现为主要特征。

形体特征：肌肉松软不实。

常见表现：平素语音低弱，气短懒言，容易疲乏，精神不振，易出汗，舌淡红，舌边有齿痕，脉弱。

心理特征：性格内向，不喜冒险。

发病倾向：易患感冒、内脏下垂等病；病后康复缓慢。

对外界环境适应能力：不耐受风、寒、暑、湿邪。

3. 阳虚质

总体特征：阳气不足，以畏寒怕冷、手足不温等表现为主要特征。

形体特征：肌肉松软不实。

常见表现：平素畏冷，手足不温，喜热饮食，精神不振，舌淡胖嫩，脉沉迟。

心理特征：性格内向，多沉静。

发病倾向：易患痰饮、肿胀、泄泻等病；感邪易从寒化。

对外界环境适应能力：耐夏不耐冬；易感风、寒、湿邪。

4. 阴虚质

总体特征：阴液亏少，以口燥咽干、手足心热等虚热表现为主要特征。

形体特征：体形偏瘦。

常见表现：手足心热，口燥咽干，鼻微干，喜冷饮，大便干燥，舌红少津，脉细数。

心理特征：性情急躁，外向好动，活泼。

发病倾向：易患虚劳、失精、不寐等病；感邪易从热化。

对外界环境适应能力：耐冬不耐夏；不耐受暑、热、燥邪。

5. 痰湿质

总体特征：痰湿凝聚，以形体肥胖、腹部肥满、口黏苔腻等痰湿表现为主要特征。

形体特征：体形肥胖，腹部肥满松软。

常见表现：面部皮肤油脂较多，多汗且黏，胸闷，痰多，口黏腻或甜，喜食肥甘甜腻，苔腻，脉滑。

心理特征：性格偏温和、稳重，多善于忍耐。

发病倾向：易患消渴、中风、胸痹等病。

对外界环境适应能力：对梅雨季节及湿重环境适应能力差。

6. 湿热质

总体特征：湿热内蕴，以面垢油光、口苦、苔黄腻等表现为主要特征。

形体特征：形体中等或偏瘦。

常见表现：面垢油光，易生痤疮，口苦口干，身重困倦，大便黏滞不畅或燥结，小便短黄，男性易阴囊潮湿，女性易带下增多，舌质偏红，苔黄腻，脉滑数。

心理特征：容易心烦急躁。

发病倾向：易患疮疖、黄疸、热淋等病。

对外界环境适应能力：对夏末秋初湿热气候，湿重或气温偏高环境较难适应。

7. 血瘀质

总体特征：血行不畅，以肤色晦暗、舌质紫暗等表现为主要特征。

形体特征：胖瘦均见。

常见表现：肤色晦暗，色素沉着，容易出现瘀斑，口唇暗淡，舌暗或有瘀点，舌下络脉紫暗或增粗，脉涩。

心理特征：易烦，健忘。

发病倾向：易患癥瘕及痛证、血证等。

对外界环境适应能力：不耐受寒邪。

8. 气郁质

总体特征：气机郁滞，以神情抑郁、忧虑脆弱等气郁表现为主要特征。

形体特征：形体瘦者为多。

常见表现：神情抑郁，情感脆弱，烦闷不乐，舌淡红，苔薄白，脉弦。

心理特征：性格内向不稳定，敏感多虑。

发病倾向：易患脏躁、梅核气、百合病及郁证等。

对外界环境适应能力：对精神刺激适应能力较差；不适应阴雨天气。

9. 特禀质

总体特征：先天失常，以生理缺陷、过敏反应等为主要特征。

形体特征：过敏体质者一般无特殊；先天禀赋异常者或有畸形，或有生理缺陷。

常见表现：过敏体质者常见哮喘、风团、咽痒、鼻塞、喷嚏等；患遗传性疾病者有垂直遗传、先天性、家族性特征；患胎传性疾病者具有母体影响胎儿个体生长发育及相关疾病特征。先天失常者、患遗传性疾病者，有垂直遗传、先天性、家族性特征。

心理特征：随禀质不同而情况各异。

发病倾向：过敏体质者易患哮喘、荨麻疹、花粉症及药物过敏等；遗传疾病如血友病、唐氏综合征（21 三体综合征）等；胎传性疾病如五迟（立迟、行迟、发迟、齿迟和语迟）、五软（头软、项软、手足软、肌肉软、口软）、解颅、胎惊、胎痫等。

对外界环境适应能力：适应能力差，如过敏体质者对易致过敏季节适应能力差，易引发宿疾。

（三）老年人中医体质的判定方法

1. 判定方法　回答《中医体质分类与判定表》中的全部问题，每一问题按 5 级评分，计算原始分及转化分，依标准判定体质类型（表 8-1）。

2. 判定标准　平和质为正常体质，其他 8 种体质为偏颇体质（表 8-2）。

表 8-1 老年人中医药健康管理服务记录表

请根据近一年的体验和感觉，回答以下问题	没有（根本不/从来没有）	很少（有一点/偶尔）	有时（有些/少数时间）	经常（相当/多数时间）	总是（非常/每天）
(1) 您精力充沛吗？（指精神头足，乐于做事）	1	2	3	4	5
(2) 您容易疲乏吗？（指体力如何，是否稍微活动一下或做一点家务劳动就感到累）	1	2	3	4	5
(3) 您容易气短，呼吸短促，接不上气吗？	1	2	3	4	5
(4) 您说话声音低弱无力吗？（指说话没有力气）	1	2	3	4	5
(5) 您感到闷闷不乐、情绪低沉吗？（指心情不愉快、情绪低落）	1	2	3	4	5
(6) 您容易精神紧张、焦虑不安吗？（指遇事是否心情紧张）	1	2	3	4	5
(7) 您因为生活状态改变而感到孤独、失落吗？	1	2	3	4	5
(8) 您容易感到害怕或受到惊吓吗？	1	2	3	4	5
(9) 您感到身体超重不轻松吗？（感觉身体沉重）[BMI=体重（kg）/身高^2（m^2）]	1（BMI<24）	2（24≤BMI<25）	3（25≤BMI<26）	4（26≤BMI<28）	5（BMI≥28）
(10) 您眼睛干涩吗？	1	2	3	4	5
(11) 您手脚发凉吗？（不包含周围温度低或穿得少导致的手脚发冷）	1	2	3	4	5
(12) 您胃脘部、背部或腰膝部怕冷吗？（指上腹部、背部、腰部或膝关节等，有一处或多处怕冷）	1	2	3	4	5
(13) 您比一般人耐受不了寒冷吗？（指比别人容易害怕冬天或是夏天的冷空调、电扇等）	1	2	3	4	5
(14) 您容易患感冒吗？（指每年感冒的次数）	1 每年<2次	2 每年感冒2~4次	3 每年感冒5~6次	4 每年8次以上	5 几乎每月都感冒
(15) 您没有感冒时也会鼻塞、流鼻涕吗？	1	2	3	4	5

续表

请根据近一年的体验和感觉，回答以下问题	没有（根本不/从来没有）	很少（有一点/偶尔）	有时（有些/少数时间）	经常（相当/多数时间）	总是（非常/每天）
(16) 您有口黏口腻，或睡眠打鼾吗？	1	2	3	4	5
(17) 您容易过敏（对药物、食物、气味、花粉或在季节交替、气候变化时）吗？	从来没有 1	每年 1~2 次 2	每年 3~4 次 3	每年 5~6 次 4	每次遇到上述原因都过敏 5
(18) 您的皮肤容易起荨麻疹吗？（包括风团、风疹块、风疙瘩）	1	2	3	4	5
(19) 您的皮肤在不知不觉中会出现青紫瘀斑、皮下出血吗？（指皮肤在没有外伤的情况下出现青紫一块的情况）	1	2	3	4	5
(20) 您的皮肤一抓就红，并出现抓痕吗？（指被指甲或钝物划过后皮肤的反应）	1	2	3	4	5
(21) 您皮肤或口唇干吗？	1	2	3	4	5
(22) 您有肢体麻或固定部位疼痛的感觉吗？	1	2	3	4	5
(23) 您面部或鼻部有油腻感或者油亮发光吗？（指脸上或鼻子）	1	2	3	4	5
(24) 您面色或目眶晦暗，或出现褐色斑块/斑点吗？	1	2	3	4	5
(25) 您有皮肤湿疹、疮疖吗？	1	2	3	4	5
(26) 您感到口干咽燥，总想喝水吗？	1	2	3	4	5
(27) 您感到口苦或嘴里有异味吗？（指口苦或口臭）	1	2	3	4	5
(28) 您腹部肥大吗？（指腹部脂肪肥厚）	（腹围 <80cm，相当于 2.4 尺）1	（腹围 80~85cm，2.4~2.55 尺）2	（腹围 86~90cm，2.56~2.7 尺）3	（腹围 91~105cm，2.71~3.15 尺）4	（腹围 >105cm，3.15 尺）5
(29) 您吃（喝）凉的东西会感到不舒服或者怕吃（喝）凉的东西吗？（指不喜欢吃凉的食物，或吃了凉的食物后会不舒服）	1	2	3	4	5

157

续表

请根据近一年的体验和感觉，回答以下问题	没有（根本不/从来没有）	很少（有一点/偶尔）	有时（有些/少数时间）	经常（相当/多数时间）	总是（非常/每天）
(30) 您有大便黏滞不爽、解不尽的感觉吗？（大便容易粘在马桶上）	1	2	3	4	5
(31) 您容易大便干燥吗？	1	2	3	4	5
(32) 您是否舌苔厚腻或有舌苔厚厚的感觉吗？（如果自我感觉不清楚可由调查员观察后填写）	1	2	3	4	5
(33) 您舌下静脉瘀紫或增粗吗？（可由调查员辅助观察后填写）	1	2	3	4	5

体质类型	气虚质	阳虚质	阴虚质	痰湿质	湿热质	血瘀质	气郁质	特禀质	平和质
体质辨识	1. 得分 2. 是 3. 倾向是	1. 得分 2. 是 3. 倾向是	1. 得分 2. 是 3. 倾向是	1. 得分 2. 是 3. 倾向是	1. 得分 2. 是 3. 倾向是	1. 得分 2. 是 3. 倾向是	1. 得分 2. 是 3. 倾向是	1. 得分 2. 是 3. 倾向是	1. 得分 2. 是 3. 倾向是
中医药保健指导	1. 情志调摄 2. 饮食调养 3. 起居调摄 4. 运动保健 5. 穴位保健	1. 情志调摄 2. 饮食调养 3. 起居调摄 4. 运动保健 5. 穴位保健	1. 情志调摄 2. 饮食调养 3. 起居调摄 4. 运动保健 5. 穴位保健	1. 情志调摄 2. 饮食调养 3. 起居调摄 4. 运动保健 5. 文化程度不高或视力水平低的受试者填写质量表，但不能主观引导其他的穴位保健	1. 情志调摄 2. 饮食调养 3. 起居调摄 4. 运动保健 5. 穴位保健	1. 情志调摄 2. 饮食调养 3. 起居调摄 4. 运动保健 5. 穴位保健	1. 情志调摄 2. 饮食调养 3. 起居调摄 4. 运动保健 5. 穴位保健	1. 情志调摄 2. 饮食调养 3. 起居调摄 4. 运动保健 5. 穴位保健	1. 情志调摄 2. 饮食调养 3. 起居调摄 4. 运动保健 5. 穴位保健

填表日期： 年 月 日 医师签名

笔记

表8-2　体质判定标准表

体质类型及对应条目	条件	判定结果
气虚质(2)(3)(4)(14) 阳虚质(11)(12)(13)(29) 阴虚质(10)(21)(26)(31) 痰湿质(9)(16)(28)(32) 湿热质(23)(25)(27)(30) 血瘀质(19)(22)(24)(33) 气郁质(5)(6)(7)(8) 特禀质(15)(17)(18)(20)	各条目得分相加之和≥11分	是
	各条目得分相加之和为9～10分	倾向是
	各条目得分相加之和≤8分	否
平和质(1)(2)(4)(5)(13) [其中,(2)(4)(5)(13)反向计分,即 1→5,2→4,3→3,4→2,5→1]	各条目得分相加之和≥17分,同时 其他8种体质得分均≤8分	是
	各条目得分相加之和≥17分,同时 其他8种体质得分均≤10分	基本是
	不满足上述条件者	否

注意事项

（1）信息采集：提醒受试者以一年内的感受与体验为判断依据,而非即时感受。参照括号内的描述向受试者解释其不能理解的条目,但不能主观引导受试者的选择。

（2）表格填写：逐条逐项填写,杜绝漏填。每一个问题只能选一个选项,在最符合的选项上画"√"。如出现规律性选项等情况,需要核实。

（3）体质判定：偏颇体质正向计分,平和质有4个条目反向计分（即1→5,2→4,3→3,4→2,5→1）。判定平和质时,除了达到得分条件外,同时其他8种体质得分均≤10分。当每种体质得分相加均≤8分,出现无法判断体质类型等情况,则需2周后重新填写。

（四）老年人常用的养生保健知识

老年人机体的器官组织形态和功能都发生了退行性变化,脏腑气血生理功能自然衰退,阴阳失衡；同时社会角色和地位的改变,带来心理上的变化,易产生孤独寂寞、忧郁多疑、烦躁易怒、失落等心理状态。老年人的养生保健从心理调摄、饮食调养、起居调摄、运动保健等多方面进行。应遵循顺其自然,顺应四时,强调天人合一的原则。

1. 心理调摄　老年人心理调摄的关键在于培养乐观情绪,保持神志安定。老年人可以通过欣赏音乐、习字作画、垂钓怡情等方法进行心理调摄,寓情于物,达到身心愉悦的目的。

2. 饮食调养　老年人的消化系统功能较弱,中医认为"脾胃为后天之本",尤为重视固护脾胃,通过饮食调养保持脾胃健康,对老年人生活质量提升大有益处。因此,老年人的饮食调养应以营养丰富、清淡易消化为原则,做到饮食多样化,食宜清淡、熟软,进食宜缓,食要定时、限量,少吃多餐。

3. 起居调摄　老年人的生活起居应当谨慎,做到起居规律,睡眠充足。中医提倡顺应一年四季气候消长的规律和特点来调节机体,及时增减衣物,合理安排劳寝时间,使人体与自然变化相成,以保持机体内外环境的协调统一,从而达到健康长寿的目的。老年人的居住环境以安静清洁、空气流通、阳光充足,温度、湿度适宜,生活起居方便为好。注意劳逸结合,保持良好的卫生习惯,定时大便,临睡前宜用热水泡脚。

4. 运动保健 老年人进行适量的体育锻炼可以畅通气血,强健脾胃,增强体质,延缓衰老,并可调节情志,对消除孤独垂暮、忧郁多疑、烦躁易怒等情绪有积极作用。老年人运动锻炼要遵循因人制宜、适时适量、循序渐进、持之以恒的原则,运动中应注意防止受凉感冒,避免运动损伤,防止运动过度。适合老年人的运动项目有太极拳、八段锦、慢跑、散步、游泳、乒乓球等,也可选择中医"叩齿""导引""咽津"等养生方法。但如果出现身体不适可暂时停止运动,不要勉强。一般来说,锻炼3个月后,应进行自我健康小结,总结睡眠、二便、食欲、心率、心律是否正常,适时调整。一旦发现异常情况,应及时就诊,采取措施。

(五)老年人中医基本体质的保健方法

下面所列是9种基本体质的保健方法,兼夹体质的保健方法可参照执行。

1. 平和质

(1)饮食保健:阴阳平和的老年人应丰富饮食的种类,形成多样化的饮食习惯,多吃五谷杂粮、蔬菜瓜果,少食过于油腻及辛辣之物。建议选择具有健脾、滋肾作用的食物,如小麦、黄豆、山药、豆腐、木耳、苹果等。

推荐食疗方:山药扁豆粥。山药30g,白扁豆10g,粳米50g,白糖少许。

制作:先将粳米淘洗干净,山药切片,白扁豆洗净,然后将粳米、白扁豆放入锅内,加水适量,置武火上烧沸,再用文火熬煮至八成熟时,加入山药片、白糖,继续熬煮至熟即成。本粥有补益脾胃的作用。

(2)穴位保健

选穴:足三里、气海。

定位:足三里位于外膝眼下3寸,胫骨前嵴外1横指处;气海位于前正中线上,脐下1.5寸。

操作:

点按法:用拇指或中指按压足三里、气海。足三里可以两侧穴位同时操作。每次按压操作5～10分钟,每日2次,10天为1个疗程。

艾灸法:雀啄灸法。点燃艾条后对准足三里、气海,距离皮肤约2cm,以皮肤感到温热舒适能耐受为度,每次10～15分钟,隔日1次,10天为1个疗程。

(3)经络保健:平和质的经络按摩以通畅督脉为主。首先,将按摩油均匀滴到背部正中线及两侧,自颈部到腰骶部自上而下用手掌掌面进行推擦,与颈部沿圆弧线到两侧腋窝的推擦相交替,各12次,再沿督脉及两侧第一侧线的膀胱经循行,每隔1寸左右即用拇指进行点、推、揉3～5遍后,右手五指稍微并拢,用指端自上而下对督脉、两侧竖脊肌进行叩击。

(4)运动保健:建议平和质的老年人形成良好的运动习惯,每日进行半小时至1小时的有氧运动。推荐保健运动为八段锦、太极剑以及太极拳。

(5)注意事项:应持之以恒地保持良好的生活起居习惯。不宜食后即睡,保持充足的睡眠时间。

2. 气虚质

(1)饮食保健:气虚体质的老年人应多吃具有益气健脾作用的食物,如粳米、小米、黄米、大麦、黄豆、白扁豆、豇豆、豌豆、土豆、白薯、红薯、山药、胡萝卜、香菇、鲫鱼、鹌鹑、鹅肉、羊心、羊肚、莲子、蘑菇、芡实、栗子、人参等。少吃具有耗气作用的食物，如槟榔、空心菜等。

推荐食疗方：①黄芪童子鸡：童子鸡1只，生黄芪15g，葱、姜、盐、黄酒适量。制作：取童子鸡1只洗净，用纱布袋包好生黄芪，取一根细线，一端扎紧袋口，置于锅内，另一端则绑在锅柄上。在锅中加姜、葱及适量水煮汤，待鸡熟后，拿出黄芪包，加入盐、黄酒调味即可食用。本汤具有补气补虚作用。②山药粥：山药30g，粳米180g。制作：将山药和粳米一起入锅加清水适量煮粥，煮熟即成。此粥可在每日晚饭时食用。本粥具有补中益气、益肺固精的作用。

（2）穴位保健

选穴：足三里、关元、气海、神阙。

定位：关元位于前正中线上脐下3寸；气海位于前正中线上，脐下1.5寸；神阙位于脐窝中央。

操作：艾灸法。平躺，借助温灸盒，对每个穴位进行温灸，每个穴位时间10分钟，隔日1次，10天为1个疗程。

（3）运动保健：气虚体质的老年人应避免剧烈的体育活动。太极拳和八段锦比较适合这类群体。推荐：呼气提肛法。明代"养生十六宜"指出"谷道宜常撮"。谷道指肛门。首先吸气收腹，收缩并提升肛门，停顿2～3秒之后，再缓慢放松呼气，如此反复10～15次。八段锦的"两手攀足固肾腰"和"攒拳怒目增气力"加做1～3遍。

（4）注意事项：①注意保暖：气虚质者卫阳不足，易于感受外邪，应注意保暖，不要劳汗当风，防止外邪侵袭；②避免劳累：劳则气耗，气虚质者尤当注意不可过于劳作，以免更伤正气。

3. 阳虚质

（1）饮食保健：阳虚体质的老年人应多吃甘温益气的食物，如牛羊狗肉、葱、姜、蒜、花椒、鳝鱼、韭菜、辣椒、胡椒等。少食生冷寒凉食物，如黄瓜、藕、梨、西瓜等。

推荐食疗方：当归生姜羊肉汤。当归20g，生姜30g，羊肉500g，料酒、食盐适量。

制作：生姜冲洗干净清水浸软，切片备用；羊肉剔去筋膜，放入开水锅中略烫，除去血水后捞出，切块备用；当归、生姜、羊肉放入砂锅中，加清水、料酒、食盐，旺火烧沸后撇去浮沫，再改用小火炖至羊肉熟烂即成。本汤具有温中补血、祛寒止痛的功效，尤其适合冬天服用。

（2）穴位保健

选穴：足三里、命门、肾俞。

定位：命门位于后正中线，第2腰椎棘突下凹陷中；肾俞位于第2腰椎棘突下，旁开1.5寸。

操作：艾灸法。俯卧，借助温灸盒，对穴位进行温灸，时间10～15分钟，隔日1次，10天为1个疗程。

耳穴选穴：肾穴。

定位：肾穴在对耳轮上下脚分叉处下方。

操作方法：将王不留行贴于肾穴上，用胶布固定，每穴用拇、示指对捏，以中等力量和速度按压40次，达到使耳廓轻度发热、发痛。每日自行按压3～5次，每次3～5分钟。两耳穴交替贴压，3～5天一换，10天为1个疗程。

（3）推拿保健：采用摩擦腰肾法。以两手平掌的鱼际、掌根，或两手虚拳的拳眼、拳背着力，同时做上、下、左、右摩擦两侧腰骶部。每次 15 分钟，每天 2 次，10 天 1 个疗程。做坐式八段锦的"闭气搓手热，背后摩精门，左右辘轳转，两脚放舒伸。翻掌向上托，弯腰攀足频"。

（4）运动保健：阳虚体质的老年人在运动中应注意避风寒，不宜大汗，适合做一些温和的有氧运动如慢走、太极剑、太极拳等。八段锦的"背后七颠百病消"和"两手攀足固肾腰"加做 1～3 遍。

（5）注意事项：阳虚质者耐春不耐秋冬，秋冬季要适当暖衣温食以养护阳气，尤其要注意腰部和下肢保暖，每天以热水泡脚为宜。夏季暑热多汗，也易导致阳气外泄，使阳气虚于内。建议尽量避免强力劳作和大汗，也不可恣意贪凉饮冷。多在阳光充足的情况下适当进行户外活动，不可在阴暗潮湿寒冷的环境下长期工作和生活。

4. 阴虚质

（1）饮食保健：阴虚体质的老年人可以多吃甘凉滋润的食物，如黑大豆、黑芝麻、蚌肉、兔肉、鸭肉、百合、豆腐、豆浆、猪头、猪髓、燕窝、银耳、木耳、甲鱼、牡蛎肉、鱼翅、麻油、番茄、葡萄、柑橘、荸荠、香蕉、梨、苹果、桑椹、柿子、甘蔗等。少吃羊肉、狗肉、辣椒、葱、蒜等性温燥烈之品。

推荐食疗方：莲子百合煲瘦肉。莲子（去心）15g，百合 20g，猪瘦肉 100g，盐适量。

制作：用莲子（去心）、百合、猪瘦肉，加水适量同煲，肉熟烂后用盐调味食用。本汤具有清心润肺、益气安神的功效。

（2）穴位保健

选穴：三阴交、太溪。

定位：三阴交位于内踝尖上 3 寸，胫骨后缘；太溪位于足内侧，内踝后方，内踝尖与跟腱之间的凹陷处。

操作方法：用拇指或中指按压三阴交和太溪，两侧穴位同时操作。每次按压操作 5～10 分钟，每日 2 次，10 天为 1 个疗程。

耳穴选穴：肝穴、肾穴。

定位：肾穴位于对耳轮上下脚分叉处下方；肝穴位于耳甲艇的后下方。

操作方法：将王不留行贴于肾穴及肝穴上，用胶布固定，每穴用拇、示指对捏，以中等力量和速度按压 40 次，达到使耳廓轻度发热、发痛。每日自行按压 3～5 次，每次 3～5 分钟。两耳穴交替贴压，3～5 天一换，10 天为 1 个疗程。

（3）运动保健：阴虚体质的老年人应保证每天半小时至 1 小时的有氧运动，可选慢走、游泳、太极拳等，可做搅海、漱津，即齿常叩、津常咽。八段锦的"五劳七伤往后瞧"和"两手攀足固肾腰"加做 1～3 遍。

（4）注意事项：熬夜、剧烈运动、高温酷暑的工作生活环境等能加重阴虚倾向，应尽量避免。

5. 痰湿质

（1）饮食保健：痰湿体质的老年人饮食应以清淡为原则，多吃具有健脾、化痰、祛湿功用的食物，如薏苡仁、菌类、紫菜、竹笋、冬瓜、萝卜、金橘、芥末等。少吃肥肉、甜及油腻的食物。

推荐食疗方：薏苡仁冬瓜汤。薏苡仁 30g，冬瓜 150g。

制作：薏苡仁、冬瓜，置锅中慢火煲 30 分钟，调味后即可饮用。本汤具有健脾、益气、利湿的功效。

（2）穴位保健

选穴：足三里、丰隆、水道。

定位：丰隆位于外踝尖上 8 寸，胫骨前嵴外 2 横指；水道位于下腹部，脐中下 3 寸，距前正中线 2 寸。

操作方法：用拇指或中指按压丰隆、水道，丰隆两侧穴位同时操作。每次按压操作 5～10 分钟，每日 2 次，10 天为 1 个疗程。

（3）经络保健：将并拢的示指、中指、无名指按压中脘、气海、关元、天枢各 30 秒至 1 分钟（中脘：前正中线上，脐上 4 寸，或脐与胸剑联合连线的中点处；气海：前正中线上，脐下 1.5 寸；关元：前正中线上，脐下 3 寸；天枢：脐中旁开 2 寸）。

（4）运动保健：痰湿体质的老年人每人应有规律的有氧运动，合理的饮食习惯，控制体重。八段锦的"双手托天理三焦"和"调理脾胃须单举"加做 1～3 遍。

（5）注意事项：痰湿体质的人耐热能力差，所以要尽量避免在炎热和潮湿的环境中锻炼。运动环境宜温暖宜人，不要在寒冷的环境中锻炼。痰湿体质的人一般体重较大，运动负荷强度较高时，要注意运动的节奏，循序渐进地进行锻炼，保障人身安全。

6. 湿热质

（1）饮食保健：湿热体质的老年人应提倡饮食清淡，多吃甘寒、甘平、清利湿热的食物，如薏苡仁、莲子、茯苓、红小豆、绿豆、冬瓜、丝瓜、葫芦、苦瓜、黄瓜、西瓜、白菜、芹菜、卷心菜、莲藕、空心菜、苋菜等。少吃胡桃仁、鹅肉、羊肉、狗肉、鳝鱼、香菜、辣椒、花椒、酒、饴糖、胡椒、蜂蜜等甘酸滋腻之品，以及火锅、烹炸、烧烤等辛温助热食品。

推荐食疗方：薏苡仁绿豆粥。薏苡仁 30g，绿豆 30g，大米 50g。将薏苡仁、绿豆和大米一起入锅加清水适量煮粥，煮熟即可。此粥可在每日早晚食用。本粥具有清利湿热的作用，特别适合夏天食用。

（2）穴位保健

选穴：阴陵泉、阳陵泉。

定位：阴陵泉位于胫骨内侧踝下方凹陷处；阳陵泉位于小腿外侧，当腓骨头前下方凹陷处。

操作方法：用拇指或中指按压阴陵泉、阳陵泉，两侧穴位同时操作。每次按压操作 5～10 分钟，每日 2 次，10 天为 1 个疗程。

（3）运动保健：湿热体质的老年人每天应有规律的有氧运动，如游泳、爬山、慢走、太极拳、八段锦等。八段锦的"摇头摆尾去心火"和"调理脾胃须单举"加做 1～3 遍。

（4）注意事项：不宜熬夜，或过度疲劳。要保持二便通畅，防止湿热郁聚。注意个人卫生，预防皮肤病变。

7. 血瘀质

（1）饮食保健：血瘀体质的老年人建议多吃具有活血化瘀的食物，如黑豆、黄豆、香菇、茄子、油菜、羊血、芒果、木瓜、海藻、海带、紫菜、萝卜、胡萝卜、金橘、橙子、柚子、桃子、李子、山楂、醋、玫瑰花、绿茶、红糖、黄酒、葡萄酒、白酒等具有活血、散结、行气、疏肝解郁作用的食物。少吃肥猪肉等滋腻之品。应戒烟限酒。

推荐食疗方：黑豆川芎粥。川芎 6g，黑豆 20g，粳米 50g，红糖适量。

制作：川芎用纱布包裹，和黑豆、粳米一起水煎煮熟，加适量红糖，分次温服。本粥具有活血化瘀、行气止痛的功用。

（2）穴位保健

选穴：血海、内关。

定位：屈膝，血海在髌骨内上缘上 2 寸，当股四头肌内侧头的隆起处。内关位于腕横纹上 2 寸，掌长肌腱与桡侧腕屈肌腱之间。

操作方法：用拇指或中指按压血海、内关，两侧穴位同时操作。每次按压操作 5～10 分钟，每日 2 次，10 天为 1 个疗程。

（3）运动保健：血瘀体质的老年人每天应有规律的有氧运动，避免剧烈以及过量的体育运动。可采用"步行健身法"，通过步行运动，促进全身血液的运行，有活血化瘀的功效。八段锦的"左右开弓似射雕"和"双手托天理三焦"加做 1～3 遍。

（4）注意事项：血得温则行，得寒则凝。血瘀质者要避免寒冷刺激。日常生活中应注意动静结合，不可贪图安逸，加重气血郁滞。气为血帅，故亦需注意情志舒畅，勿恼怒郁愤。

8. 气郁质

（1）饮食保健：气郁体质的老年人建议多吃小麦、高粱、蒿子秆、香菜、葱、蒜、萝卜、洋葱、苦瓜、黄花菜、海带、海藻、橘子、柚子、槟榔、玫瑰花、梅花等行气、解郁、消食、醒神之品。睡前避免饮茶、咖啡等提神醒脑的饮料。

推荐食疗方：菊花玫瑰茶。杭白菊 4 朵，玫瑰花 2 朵，90℃水沏，可以经常服用。

（2）穴位保健

选穴：太冲、膻中。

定位：太冲位于足背，第 1、2 跖骨结合部之前凹陷中；膻中位于胸部，当前正中线上，平第 4 肋间，两乳头连线的中点。

操作方法：用拇指或中指按压太冲、膻中，太冲两侧穴位同时操作。每次按压操作 5～10 分钟，每日 2 次，10 天为 1 个疗程。

（3）经络按摩：选取足厥阴肝经的循行路线，进行经络敲打，每次敲打 1 个来回，每日 2 次，10 天为 1 个疗程。

（4）运动保健：建议气郁体质的老年人每天有半小时至 1 小时的有氧运动。可选择下棋、打牌、瑜伽等体娱游戏，以促进人际交流。八段锦的"左右开弓似射雕"和"双手托天理三焦"加做 1～3 遍。

（5）注意事项：气郁日久易致血行不畅，衣着方面宜选择宽松透气性好的款式，还应注意鞋袜也不宜约束过紧，否则易影响气血运行，出现肢体麻木或发凉等症状。居室环境宽敞明亮，温度、湿度适宜。

9. 特禀质

（1）饮食保健：特禀体质的老年人饮食宜清淡、均衡、粗细搭配适当、荤素配伍合理。少吃荞麦、蚕豆、白扁豆、牛肉、鹅肉、鲤鱼、虾、蟹、茄子、酒、辣椒、浓茶、咖啡等辛辣、腥发及含致敏物质的食品。

推荐食疗方：黄芪山药粥。黄芪 10g，山药 50g，大米 100g。将黄芪、山药、大米一起入锅加清水适量煮粥，煮熟即成。本粥有健脾益气的作用。

164

（2）穴位保健

选穴：足三里、关元、神阙、肾。

定位：足三里位于外膝眼下 3 寸，胫骨前嵴外 1 横指处；关元位于前正中线上，脐下 3 寸；神阙位于脐窝中央；肾俞位于第 2 腰椎棘突下，旁开 1.5 寸。

操作：①点按法：用拇指或中指按压足三里，两侧穴位同时操作，每次按压操作 5～10 分钟，每日 2 次，10 天为 1 个疗程。②艾灸法：对足三里、关元、神阙、背俞进行温灸，可以借助温灸器，每次 10～15 分钟即可，隔日 1 次，10 天为 1 个疗程。

（3）经络按摩：选取足少阴肾经的循行路线，进行经络敲打，每次敲打 1 个来回，每日 2 次，10 天 1 个疗程。

（4）运动保健：建议特禀体质的老年人每天有半小时至 1 小时的有氧运动。注意避风寒。

（5）注意事项：避免过敏原的刺激，生活环境中接触的物品如枕头、棉被、床垫、地毯、窗帘、衣橱易附有尘螨，可引起过敏，应常清洗、日晒。外出也要避免处在花粉及粉刷油漆的空气中，以免刺激而诱发过敏病症。

三、0～6 岁儿童中医药健康管理服务技术规范

依据《国家基本公共卫生服务技术规范》，0～6 岁儿童中医药健康管理服务技术规范包括服务要求、管理程序、儿童中医诊断方法、儿童日常中医保健知识及常见中医保健适宜技术和方法。

（一）儿童中医健康管理程序

根据各地区实际情况，可结合预防接种程序的时间要求，至少在 6 个月至 1 岁期间、1 岁至 3 岁期间、3 岁至 6 岁期间各进行一次中医健康指导（至少 3 次），主要内容为：

1. 运用中医四诊合参方法对儿童健康状态进行辨识，以望诊为主。

2. 提供儿童饮食调养、起居活动等指导，传授足三里、涌泉等常用穴位按揉，以及腹部推拿、捏脊等适宜居民自行操作的中医技术。

3. 对各年龄段儿童常见疾病或潜在因素有针对性地提供中医干预方案或给予转诊建议。

4. 记录在健康档案中。图 8-2 和图 8-3 为 0～36 个月儿童和 3～6 岁儿童中医健康管理可以选择的时间以及服务的基本流程。

（二）儿童中医诊断方法

儿童中医诊方法包括望、闻、问、切等四诊，根据儿童的生理特点，以望诊为主。

1. 望面色　儿童正常面色为红润有光泽。面色萎黄，多为脾虚；面色苍白，多为血虚或寒证；面色发红，多为热证。若眼周发暗、面部有白斑为异常。若面呈青色，多为寒证、痛证、瘀证或惊风先兆，建议转诊。

2. 望形态　望形态包括望形体和望形态，即观察儿童形体的胖瘦强弱和动静姿态。

重点察看以下几方面：

（1）囟门：前囟 1 岁半前闭合为正常。若前囟迟闭、突起、凹陷均为异常。

（2）头发：头发柔润光泽为正常。若头发稀疏、干枯、脱落、有枕秃为异常。

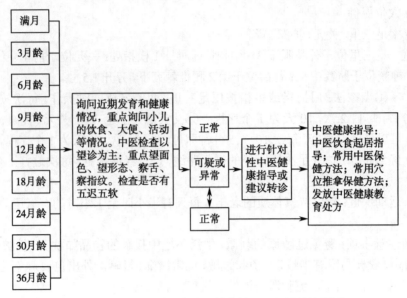

图 8-2　0～36 个月儿童中医健康管理服务规范流程图

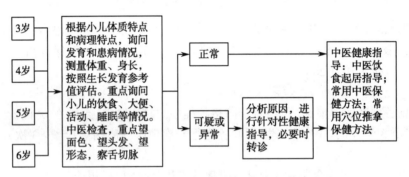

图 8-3　3～6 岁儿童中医健康管理服务规范流程图

（3）体态：姿态活泼、胖瘦适中为正常。若多动不宁或蜷曲少动、形体消瘦或肥胖为异常。

3．察舌　舌体柔软，伸缩自如，舌质淡红润泽，舌苔薄白为正常。若舌质红、淡白胖大、紫暗有瘀斑，舌苔黄、厚腻、剥脱为异常。

4．察指纹　3 岁以下小儿须察指纹。小儿指纹是指示指桡侧的浅表静脉。指纹分三关：自虎口向指端，第 1 节为风关，第 2 节为气关，第 3 节为命关（图 8-4）。

看指纹时应将小儿抱于光亮处，医师用左手示指、中指固定患儿腕关节，拇指固定其示指末端，用右手拇指在小儿示指桡侧命关向风关轻轻推几次，使指纹显露。正常小儿的指纹为淡紫隐隐，风关以内。若指纹淡红、青紫，达气关以上，推之涩滞为异常。若指纹达命关，而非一向如此，则提示病情危重。

5．察大便　正常儿童的大便应该是色黄而干湿适中，日行 1～2 次。对婴儿而言，母乳喂养，大便呈

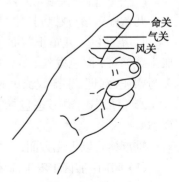

图 8-4　小儿指纹

卵黄色,稠而不成形;牛奶、羊奶喂养,大便呈淡黄白色,质地较硬,有臭味,1日3次左右,均属正常。

若大便干结成球,排便困难,数日一行,或大便清稀,夹有未消化食物或黏液,一日数次,均为异常。

(三)儿童日常中医保健知识

小儿处于不断的生长发育过程中,五脏六腑的功能不够完善,尤其表现为肺、脾、肾三脏不足,较成年人容易患病,因此应加强儿童日常保健。

1. 0~3岁儿童日常保健

(1)饮食调养:婴幼儿脾胃功能较薄弱,食物宜细、软、烂、碎,营养均衡。养成良好饮食习惯,避免偏食、纵儿所好、乳食无度。

(2)起居调摄

1)婴儿衣着要宽松,不可紧束而妨碍气血流通,影响骨骼发育。婴幼儿衣着应寒温适宜,避免过暖。

2)婴幼儿要有足够的睡眠,注意逐步形成夜间以睡眠为主、白天以活动为主的作息习惯。

3)经常带孩子到户外活动,多晒太阳,增强体质,增加对疾病的抵抗力。

2. 4~6岁儿童日常保健

(1)饮食调养

1)食物品种应多样化,以谷类为主食,同时进食牛奶、鱼、肉、蛋、豆制品、蔬菜、水果等多种食物,注意荤素搭配。

2)要培养小儿良好的饮食习惯,进餐按时,相对定量,不多吃零食,不挑食,不偏食。培养独立进餐的能力。

(2)起居调摄

1)养成良好的生活习惯,包括作息规律、定时排便。

2)根据气温变化,及时增减衣服。

(3)运动保健

1)保证每天有一定时间的户外活动,接受日光照射,呼吸新鲜空气。

2)加强锻炼,适当运动,如跳绳、拍球等。

3. 儿童饮食宜忌

(1)大便干结:宜进食绿色蔬菜(芹菜、白菜、萝卜等)、水果(香蕉、苹果、火龙果等)、粗粮(玉米、燕麦等);忌食香燥、煎炸、辛辣、油腻食品。

(2)腹泻:宜进食薏苡仁、山药等;忌食生冷、油腻食品。

(3)食欲减退:宜进食扁豆、莲子、山楂等;忌食寒凉、煎炸、甜腻食品。

(四)儿童常见中医保健适宜技术和方法

1. 常用推拿方法

(1)揉脾经

主治:腹泻、便秘、痢疾、食欲减退、黄疸等。

位置:拇指末节螺纹面(图8-5)。

操作:操作者一手握住小儿手掌,另一手的拇指螺纹面按住小儿拇指螺纹面,顺时针或逆时针方向揉100~300次。

（2）揉肺经

主治：感冒、发热、咳嗽、胸闷、气喘、虚汗、脱肛等。

位置：无名指末节螺纹面（图8-5）。

操作：操作者一手握住小儿手掌，另一手的拇指螺纹面按住小儿无名指螺纹面，顺时针或逆时针方向揉100～300次。

（3）揉板门

主治：食积、腹胀、食欲减退、呕吐、腹泻、气喘、嗳气等。

位置：手掌的大鱼际隆平面（图8-5）。

操作：操作者一手握住小儿手掌，另一手的拇指端按揉小儿大鱼际100～300次。

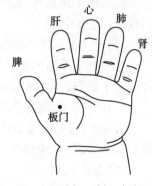

图8-5　脾经、肺经、板门

（4）摩腹

主治：消化不良、腹痛、腹胀、恶心、呕吐等。

位置：腹部。

操作：操作者用手掌掌面或示指、中指、无名指指面附着于小儿腹部，以腕关节连同前臂做环形有节律的移动的方法，称为摩法。摩3～5分钟。

（5）推七节骨

主治：泄泻、便秘、脱肛、遗尿等。

位置：腰骶部正中，第4腰椎至尾骨末端处（图8-6）。

操作：操作者用拇指桡侧面或示指、中指指面自下而上或自上而下直推100～300次。向上推为推上七节骨，向下推为推下七节骨。

（6）揉足三里

主治：腹胀、腹痛、腹泻、呕吐、下肢痿软无力等。

位置：外膝眼下3寸，胫骨前嵴外1横指处（图8-7）。

操作：操作者用拇指端按揉100～300次。

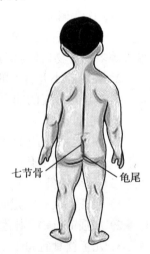

图8-6　七节骨

（7）捏脊

主治：发热、惊风、夜啼、疳积、腹泻、呕吐、腹痛、便秘等。

位置：背脊正中旁开1寸，大椎至尾骨末端处（图8-8）。

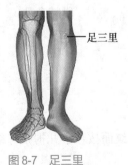

图8-7　足三里

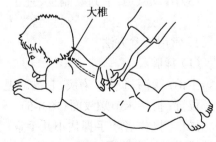

图8-8　捏脊

操作：双手的中指、无名指、小指握成空拳状，手心朝上，示指半屈，拇指伸直并对准示指的前半段，各指要自然。施术时应从儿童尾椎下的长强穴开始（由于长强不易取穴，实际操作时可从尾骨下开始），术者用双手的示指与拇指合作，在示指向前轻推患儿皮肤的基础上与拇指一起将儿童的皮肤捏拿起来，然后沿着督脉，自下而上，左右两手交替合作，按照推、捏、捻、放的先后顺序，自尾椎下的长强穴向上捏拿至脊背上端的大椎穴，这叫捏 1 遍，如此捏 6 遍。在第 5 遍捏拿儿童脊背时，在患儿督脉两旁的脏腑俞穴处，用双手的拇指与示指合作分别将脏腑俞穴的皮肤，用较重的力量在捏拿的基础上，提拉一下。捏拿第 6 遍结束后，用双手的拇指指腹部在患儿腰部的肾俞穴处，在原处揉动的动作中，用拇指适当地向下施以一定的压力，揉按结合。

2. 推拿注意事项

（1）操作前需准备滑石粉、爽身粉或润肤油等介质。

（2）操作者应双手保持清洁，指甲修剪圆润，防止操作时划伤小儿皮肤。

（3）天气寒冷时，要保持双手温暖，可搓热后再操作，以免凉手刺激小儿，造成紧张，影响推拿。

（4）推拿手法应柔和，争取小儿配合。

（5）局部皮肤破损、骨折早期不宜推拿。

3. 常见症状儿童保健推拿

（1）大便干：揉脾经、摩腹、推下七节骨。宜在清晨或饭前进行。

（2）腹泻：揉脾经、摩腹、推上七节骨。宜在清晨或饭前进行。

（3）食欲减退：揉脾经、揉板门、捏脊。宜在清晨或饭前进行。

（4）腹胀：推脾经、摩腹、捏脊。宜在清晨或饭前进行。

（5）夜寐不安：摩腹、揉足三里、捏脊。宜在睡前或下午进行。

（6）出汗：多揉肺经、揉脾经、捏脊。宜在饭前进行。

（7）反复感冒：推肺经、揉足三里、捏脊。宜在饭前进行。

（8）尿床：揉足三里、推上七节、捏脊。宜在睡前或下午进行。

第五节　国家基本药物制度

为规范我国基层用药，建立国家基本药物制度，根据《中共中央国务院关于深化医药卫生体制改革的意见》和《国务院关于印发医药卫生体制改革近期重点实施方案（2009—2011 年）的通知》，2009 年卫生部、国家发展改革委、工业和信息化部、监察部、财政部、人力资源和社会保障部、商务部、食品药品监管局、中医药局制定了《关于建立国家基本药物制度的实施意见》。此外，2009 年，卫生部等部门印发《国家基本药物目录管理办法（暂行）》；2009 年，卫生部、国家中医药管理局组织编写了《国家基本药物临床应用指南（基层部分）》和《国家基本药物处方集（基层部分）》；2018 年 9 月 30 日，卫生部发布《国家基本药物目录》（2018 年版）。这些文件是推行基本药物理念所必需的基础性技术文件，是实施基本药物制度的重要载体，有力地推进了国家基本药物制度建设的顶层设计和在基层医疗卫生机构的稳步实施。

一、国家基本药物制度

（一）基本药物的概念

20世纪70年代，世界卫生组织提出了"基本药物（essential medicine）"的理念，经历实践应用以后，于2002年更确切地定义为：指满足人群优先卫生保健需要，在任何时候有足够数量和适宜剂型，个人和社区能够承担其价格的药品。世界卫生组织制定了基本药物的遴选标准和程序，每2年更新一次基本药物示范目录（WHO Model List of Essential Medicines），至2019年已是第21版，为促进世界各国药物的公平、可及、安全、有效和合理使用起到了广泛的指导作用，得到全球的认可。

在我国，基本药物是指适应基本医疗卫生需求，剂型适宜，价格合理，能够保障供应，公众可公平获得的药品。政府举办的基层医疗卫生机构全部配备和使用基本药物，其他各类医疗机构也必须按规定使用基本药物，以保证人民群众基本用药和切实减轻用药负担。

（二）基本药物制度主要内容

国家基本药物制度是国家对基本药物的遴选、生产、流通、使用、定价、报销、监测评价等环节实施有效管理的制度，是与我国公共卫生、医疗服务、医疗保障体系相衔接的。

建立基本药物制度，包含一系列相关制度建设，如国家制定和发布基本药物目录，在保持数量相对稳定的基础上，实行国家基本药物目录动态调整管理；完善国家药品储备制度；加强基本药物购销合同管理；建立基本药物优先和合理使用制度；加强基本药物质量安全监管；加强基本药物制度绩效评估等。另外，在药品生产流通、产品质量、服务保障、招标投标、生产经营企业等方面也有相关规定。

基本药物制度还包括控制药品的价格和销售。国家制定基本药物全国零售指导价格；对政府举办的医疗卫生机构必须配备使用的基本药物，实行省级集中网上公开招标采购和零差率销售。此外，患者也可凭处方到零售药店购买基本药物。

二、国家基本药物目录

（一）基本药物目录的内容

国家基本药物目录是医疗机构配备使用药品的依据。目录包括两部分：基层医疗卫生机构配备使用部分和其他医疗机构配备使用部分。

《国家基本药物目录》2018年版目录分为化学药品和生物制品、中成药、中药饮片三个部分。其中，化学药品和生物制品417种，中成药268种，共计685种。2018年版目录具有以下特点：一是增加了品种数量，能够更好地服务基层医疗卫生机构，推动各级各类医疗卫生机构全面配备、优先使用基本药物；二是优化了结构，补充抗肿瘤和血液病用药等类别，注重与常见病、多发病特别是重大疾病以及妇女、儿童用药的衔接；三是规范了剂型、规格，初步实现标准化。

（二）基本药物目录管理办法

为规范基本药物的涵盖范围和遴选原则，建立遴选调整管理机制，国家专门制定了《国家基本药物目录管理办法》。

《国家基本药物目录管理办法》对基本药物的定义、分类、范围和应用作了界定；

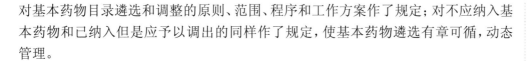

对基本药物目录遴选和调整的原则、范围、程序和工作方案作了规定；对不应纳入基本药物和已纳入但是应予以调出的同样作了规定，使基本药物遴选有章可循，动态管理。

三、国家基本药物处方集与临床应用指南

（一）处方集与临床应用指南主要内容

《国家基本药物处方集》分为总论和各论。总论介绍了药物作用、不良反应、药物应用原则，以及处方管理等内容。各论首先描述某类药物或个别品种在作用或应用方面的共性和特性，结合与该类药有关疾病关系密切的选药、用药、不良反应等问题进行了简明、重点的叙述。其次，对该类的药物品种分项论述，项目包括【通用名称（中、英文）】【药理学】【适应证】【禁忌证】【不良反应】【注意事项】【药物相互作用】【用法和用量】【制剂和规格】等，既有原则性的规范，又有实际的应用指导。

《国家基本药物临床应用指南》分为"化学药品和生物制品""中成药"两册，以基层常见病、多发病为重点，突出《国家基本药物目录》中收载的药品对基层常见病、多发病的药物治疗，主要提供了疾病概述、诊断要点、药物治疗、注意事项4个部分的内容，其中"药物治疗"部分对治疗疾病可供使用的基本药物的用法用量、疗程等作了详细的介绍。

（二）处方集与临床应用指南的意义

《国家基本药物处方集》和《国家基本药物临床应用指南》是为了指导和规范基层医务人员合理使用基本药物治疗基层常见病、多发病而编写的，对指导临床实践、促进安全用药、合理用药具有重要意义。既是帮助基层医务人员了解和形成科学规范的用药观念，指导他们针对疾病选择基本药物，了解各类基本药物的药理作用、适应证、禁忌证、不良反应和注意事项等专业知识，同时也是引导患者正确用药的专家意见，是国家建立和实施基本药物制度的重要技术指南。

四、社区卫生服务药事管理

（一）医疗机构的药品管理

基层医疗机构药品的采购要依据国家基本药物制度的规定参与招标采购或由政府配送；必须建立和执行进货检查验收制度，验明合格证明及其他标识，对不合要求的，不得收货；制定和执行药品保管、销售、发放等制度，采取必要措施，保护药品的质量和安全；规定药剂人员调配处方必须核对，不得擅自更改处方等。

加强特殊药品的管理。特殊药品包括麻醉药品、精神药品、医疗用毒性药品和放射性药品。这些药品若使用不当，会对人体健康和社会造成严重危害。所以，国家对这些药品实行特殊管理，要严格执行。

（二）药品不良反应管理

药品不良反应（adverse drug reaction）是指合格药品在正常用法用量下出现的与用药目的无关或意外的有害反应。依据我国《药品不良反应报告和检测管理办法》，国家实行药品不良反应报告制度。基层医疗机构应建立相关管理制度，负责本单位药品不良反应的收集、报告和管理工作。

笔记

（三）中药饮片及中成药管理

基层医疗卫生机构中药饮片的采购、验收、保管、调剂、临方炮制、煎煮等，应按照《医院中药饮片管理规范》《医疗机构中药煎药室管理规范》等有关规定进行管理，保证中药饮片和煎煮中药的质量；基层医疗卫生机构应开展中药饮片处方点评工作，促进中药饮片合理应用；规范医师处方行为，确保中成药类基本药物的合理使用。各级食品药品监管部门应加强中药生产和经营企业中药质量监管，进一步规范中药采购程序，指导基层医疗卫生机构通过合法途径和程序采购中药饮片、中成药，保证中药质量，确保用药安全。基层医疗机构应规范设置中药房，配备中药饮片 250 种以上，中成药 60 种以上，提供煎药服务；中药房面积应当与基层医疗卫生机构规模和业务需求相适应。

学习小结

1. 学习内容

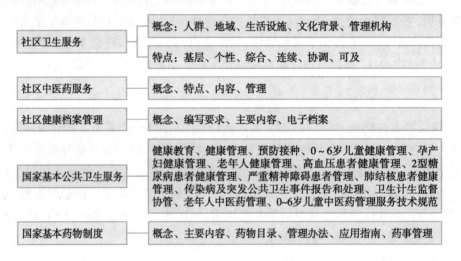

社区卫生服务	概念：人群、地域、生活设施、文化背景、管理机构
	特点：基层、个性、综合、连续、协调、可及
社区中医药服务	概念、特点、内容、管理
社区健康档案管理	概念、编写要求、主要内容、电子档案
国家基本公共卫生服务	健康教育、健康管理、预防接种、0～6岁儿童健康管理、孕产妇健康管理、老年人健康管理、高血压患者健康管理、2型糖尿病患者健康管理、严重精神障碍患者管理、肺结核患者健康管理、传染病及突发公共卫生事件报告和处理、卫生计生监督协管、老年人中医药管理、0~6岁儿童中医药管理服务技术规范
国家基本药物制度	概念、主要内容、药物目录、管理办法、应用指南、药事管理

2. **学习方法** 本章的学习要结合新医改"重心下调、关口前移"的战略要求，关心当前医改的重点内容和热点问题，在条件允许的情况下，可通过到社区卫生服务机构的实习教学，审核对社区中医药服务的感性认识。

（魏晓娜 郑 峰）

复习思考题

1. 社区卫生服务的特点有哪些？
2. 社区中医药服务的主要内容是什么？
3. 国家基本公共卫生服务包括哪些内容？有何重要意义？
4. 老年人中医基本体质特征有几种类型？各型独自的特征是什么？
5. 儿童常见中医保健推拿方法有哪些？主治什么病症？
6. 什么是基本药物？国家基本药物制度的主要内容是什么？

笔记

╔══════════════╗
第九章
╚══════════════╝

全科医学教育

 学习目的

通过了解医学教育与全科医学教育的基本框架和特点，增强主动学习全科医学的自觉性。

学习要点

全科医学教育体系，中医全科医学教育的基本理念，中医类别全科医师规范化培养的基本内容。

第一节　现代医学教育体系

医学教育是培养医学实践者的教育活动，或者是培养医师的过程。从在医学院校教育开始，到毕业后临床住院医师和专科医学培训为阶段。世界各地医学教育和培训制度不尽相同。

一、医学教育的模式

现代医学教育的奠基人是美国医学教育家 Abraham Flexner。1909 年，Flexner 受美国卡耐基基金会委托，对北美 155 所医学院校现场调查，发表了著名的《美国和加拿大的医学教育：致卡耐基基金会关于教育改革的报告》。报告使美国的医学教育发生了革命性的变革，各州按照报告提出的医学教育标准对 155 所院校进行院校认证，之后关闭了一半不合格的医学院，开启了美国的医学教育从带徒培训向以大学为基础的现代医学教育模式的转变。这个报告提出的医学教育模式为医学是基于大学的教育，包括 2 年的科学基础教育和 2 年的临床实习教育，这奠定了百年以来北美医学教育的基本模式。Flexner 的报告对世界医学教育的促进无疑是巨大的，是现代医学教育的里程碑。但也存在着其自身难以克服的不足：一是在促进了医学院向学术型的转化的同时，也导致基础医学同临床实践分离，而向着纯科学化方向偏离；二是注重以实验研究的手段来探讨人们的健康与疾病问题，缺乏整体医学观念，造成了医学与公共卫生学的分裂；三是对实验医学的过分重视而忽视了人文科学的作用，医学的人文属性依然是当前医学发展的重要方向。

从世界范围来看，医学教育模式可分为北美模式和欧亚模式。北美的研究生式教育模式医学院招收具有学士学位的理工科（4年制）毕业生，再读4年医学课程，考试合格者授予博士学位；另一类是欧亚的本科式的教育模式，医学院校招收高中毕业生，读5～6年的医学课程，考试合格者授予医学学士学位。不论哪种模式，所有国外医学生的学程都不包括毕业后医师训练。

二、医学教育的特点

医学教学过程的基本特点，就是那些不但具有必然性和稳定性，而且对教学过程的性质、方向和结果具有决定作用的本质联系。

（一）社会性

医学的研究、服务对象是人，而人是世界上最复杂的生物体。再者，医学关乎人的生命和健康，是专业性很强的实践性科学，具有投入大、培养周期长的特点。所以，医学是非常特殊的职业，医学教育具有特殊性，是极其复杂的教育。人生活在社会中，社会政治、经济、文化、技术等因素又是发展的，那么医学教育要随着社会的需要而发展。

（二）互动性

教师教的活动起主导作用，教师的教以学生的主动学习为基础。医学教育实践性强，加强实践教学这块"短板"，强化实践教学环节，切实落实早临床、多临床、反复临床的教学要求，提高医学生临床实践能力。

（三）综合性

教学主要包括学生、教学目的、课程、方法、环境、反馈、教师等要素。在实际教学活动过程中，要正确运用教学诸要素的合力规律和教学最优化原则，力求在各要素之间建立最佳联系、产生最大合力、收到最佳的教学效果。

（四）终身性

按照世界医学教育联合会（World Federation for Medical Education，WFME）的分析，医学教育是培养医学人才的三阶段连续统一体的终身教育过程，即在校基本医学教育-毕业后住院医师教育-继续医学教育的医学教育连续统一体。医学院校要在办好院校教育，不断提高人才培养质量的基础上，充分发挥学科和人才优势，加强各类医师培训和卫生人才培训基地的建设，积极承担住院医师培训任务，开展医学继续教育，努力形成医学院校教育，毕业后住院医师教育，继续医学教育分工明确、相互沟通、彼此衔接的现代化医学教育体系。

三、医学教育的方法

医学院校积极开展以学生为中心、以自主学习为内容的教学方法改革，注重科学思维和学习能力的培养，在基础的教学方法——讲授法、讨论法、自学指导法之上，应用以问题为导向的启发式、研讨式的教学方法，主要包括以下几方面：

（一）以问题为基础的学习

以问题为基础的学习（problem based learning，PBL）模式，是由美国神经病学教授巴罗斯（Barrows）于1969年在加拿大麦克玛斯特大学（McMaster University）首先试行的一种新的教学模式，针对学生在自学中所涉及的各种问题，以培养学生解决实际问题的能力为目标，边实践边学习的一种教学模式。通过问题的提出、讨论和解决，促进学生自主学习、交流和批判性思维等能力的培养。以学生小组讨论的形式，通过解决问题来学习,在教师指导下强调问题解决。坚持实践性、应用性的目标取向,方法上强化讨论,通过基于解决问题为目的的实践活动进行直接学习,充分调动学生学习的积极性和主动性,增强学生的参与意识,培养学生发现问题、解决问题的临床能力。

之后,荷兰国立林葆大学、澳大利亚纽卡斯尔大学、美国新墨西哥大学和哈佛大学医学院等 40 余所院校陆续采用以问题为基础的教学模式,围绕临床问题进行课程优化整合。经过多年的使用,该教学模式被认为是一种培养学习者自主学习知识和提高临床思维技能的非常有效的方法。

（二）以社区为基础的教学模式

为适应社区卫生保健事业的发展,不少国家亦开始实施面向社区的医学教育和家庭医学课程,广泛吸收医师参加教学活动。以社区为基础的教学模式,是 WHO 推荐的一种为适应和满足社区初级卫生保健需要,致力于实现"人人享有卫生保健"全球目标的医学教育模式。20 世纪 60～70 年代以来,国内外多所医学院校积极开展社区导向医学教育的探索和实践,以培养社区需求的卫生人才为目标,强调学生自主学习、早期接触社区卫生实践。

（三）疾病教学螺旋模式

德国柏林洪堡大学、柏林自由大学等提出的疾病教学螺旋模式,是按各类疾病从症状观察 - 器官系统的结构功能 - 生命过程各时期生理变化 - 疾病的发生、发展与转归 - 临床实习 - 与患者的交际 - 伦理观念的基本教学螺旋组织教学。此外,据英国丹地迪医学教育中心的研究总结,有些国家还应用了以职业素质为导向（professionalism-oriented）、以能力为基础（compentency-based）及以职责为基础（task-based）等教学模式,代表了医学教育教学方法改革的一种趋势。

（四）多媒体、网络辅助教学模式

随着教育信息和传播技术的迅速发展,医学教育方法日益超时空化,网络教学的广泛应用正在不断改变着教师传授知识的方式、学生学习的方式。把多媒体、网络与其他教学手段结合起来,进行计算机、网络辅助教学,生动、形象的画面有助于改善教学效果,提高学生的逻辑思维能力。

（五）标准化患者模拟教学

标准化患者模拟教学是能够真实再现各种临床环境,使教学双方产生身临其境的感受;提高临床分析问题、解决问题的能力;缩小理论与实践间的差距,增强医学生的学习效果,提高临床教学质量。当然,模拟系统并不能完全代替临床实践,模拟人的身体结构不同于真人结构,在熟练模拟操作基础上进行临床实践,由简单到复杂,由基础到高端,循序渐进,才能达到预期效果。美国阿肯色大学医学院和中国香港大学医学院等学校大量应用人体模型和标准化患者进行临床技能培训和考核,体现了对患者的尊重、同情和理解。

第二节　国外全科医学教育

进入 21 世纪以来,全科医学在世界各国得到了很好的发展,已经被视为与其他医学专业同等重要的一门专科医学。全科医学教育作为医学教育的重要组成部分,为培养合格全科医师,推动全科医学发展发挥着基础性的作用。

全科医学教育的核心就是要使医学生建立整体医学观、掌握系统整体的方法论和全科医学的基本原则，从而使他们站在人文医学的高度和完整的人水平上来认识和解决个人、家庭和社区的健康问题。在这一点上，西方国家均形成了有着各自特点的全科医学教育发展的历史，且其历史发展轨迹中有许多是值得借鉴的地方。

一、国外全科医学教育发展历史

（一）医学院校全科医学教育的开端

现代全科医学教育起源于英国，早在 18 世纪初就有类似于现代全科医师服务的家庭医师。但直到 20 世纪初，大多数医学院校还没有或很少有正式的全科医学教学项目。选择全科医学的医师常常被认为是二流医师，缺少其专业性，因此选择全科医学的医学生也很少，且医学院校里最早的全科医学教学方法是非正式的项目。

1967 年，英国医学总会（General Medical Council，GMC）建议所有医学院校开展全科医学教学。早期的全科医学系倾向于以实践教育为基础，更多的内容是与社区诊所建立密切联系，把全科诊所作为与医学院校开展全科医学教学的场所之一。具备教学条件并承担教学任务的全科诊所可以得到专门的政府资金支持，在这种情况下，全科医学的教师队伍迅速扩大，设立全科医学系的医学院校逐步增加。1986 年，英国所有的医学院校均设立了独立的或者是作为分支的全科医学系。

全科医学有着自己独特的研究领域和服务内容，能更好地体现医学教育和服务的整体性、系统性，强调以人为中心的健康照顾，且在医学院校中开展全科医学教育教学，是对医学教育目标内容、方法手段等的有效整合，能让医学生更好地理解生物 - 心理 - 社会医学模式。1980 年，GMC 对基础医学教育目标进行评估分析表明，如果不采用全科医学教学资源，将影响医学教育目标达到合理的水平。1993 年，GMC 回顾 50 年来的医学教育后，倡导主动学习，强化沟通能力，强调在医疗决策时要充分考虑患者和社会的价值取向，增强交流技巧的学习，重新整合医学教育核心课程，并鼓励增加社区为基础的教学。1994 年，世界卫生组织（WHO）与世界全科医师组织（WONCA）在联合会议工作报告中认为，为了满足民众的需要，卫生保健系统、医学界、医学院校和其他医学教育机构必须进行根本性的变革。每所医学院校都应该把基层健康服务的长期持续性教学作为本科生课程的一个组成部分。全科医师可以提供家庭医学的基本教育，以及在其他专科医师教学中进行一个全科角度的教学，并向学生提供榜样以利其明智地选择职业前途。

全科医学在交流技巧、课程设置、社区教学等方面具有独特的优势，能够符合这些要求。因此，许多医学院校逐步增加了全科医学教学内容和时间。同时，全科医学逐步发展了一些具有自身特点的教学方法，如案例式教学、角色扮演、标准化患者教学等。本科生利用社区诊所进行的教学可以是以社区为导向的，内容上可以进行以全科医学为基础的教学，也可以进行专科教学。全科医学为基础指用社区诊所的患者作为临床教学示范或教授一些有关全科的内容，专科教学主要涉及儿科、心理咨询科、产科。针对本科生的以社区为基础的全科医学教学主要是使学生在正式进入临床前进行早期临床接触，教授学生一些有关全科医学的临床技巧，让学生了解除全科医师以外的其他社区卫生服务体系的构成及工作程序，以便学生在职业选择时选择全科医学。

（二）全科医学毕业后教育的兴起

第二次世界大战结束后，英国建立了世界上最早的国家卫生保健体系——国民健康服务（National Health Service，NHS）。在很长的一段时间里，英国 NHS 在覆盖范围、公平性和成本投入等方面显现了独到的优势，为改善英国国民健康水平发挥了至关重要的作用。在 NHS 中，全科医师可以自行开业，为所有注册居民提供基本医疗服务和私人诊疗服务，患者到专科医院就诊需要通过全科医师，全科医学被赋予初级保健重任，全科医师成为卫生保健体系和医疗保险体系的"守门人"。NHS 规定所有国民需要指定自己的全科医师，但在当时的全科医师几乎都是单独开业，而且没有针对他们工作进行系统的培训，缺少师资选拔的相关标准，教学方法手段上不能满足全科医疗需要，培训质量更是没有有效监督，直接导致了全科医师的水平参差不齐。

1952 年，英国全科医学的专业学术组织——全科医师学会（College of General Practitioners，CGP）成立，为全科医师之间提供了互相交流的平台，从而全科医师的教育、培训、研究等工作相继展开，全科医学逐步发展成为一门独立的临床医学专科。1967 年，全科医师学会被授予"皇家"头衔，成为皇家全科医师学会（Royal College of General Practitioners，RCGP），全科医学毕业后教育也被确定为 5 年，与其他专业大致相同。在随后的 20 年间，各种全科职业培训项目在英国展开。1976 年，英国议会通过了《国家健康服务职业培训法案》。该法案要求进入全科医学必须经过 3 年职业培训。1982 年，该法案对职业培训作出了更加详细的规定，包括至少 1 年在教学诊所进行全科医学实践，2 年在教学医院内选择的科室中轮转，还规定教学诊所必须保证学员和教师的培训时间。1996 年，全科医学职业培训评估标准建立，包括书面知识、解决问题的能力、交流技巧、临床能力、书写能力以及带教教师的评估报告等 6 个部分。1997 年，该标准成为完成全科医学从业培训的强迫性条件。

随着全科医学逐渐发展，全科医师终身需要定期的继续医学教育的观念慢慢地被接受。1952 年，RCGP 认为良好的职业有赖于其知识不断更新，与时俱进，所以要求其会员接受继续医学教育。其后，一系列正式措施的施行，使得全科医学继续教育得以快速发展。

二、国外全科医学教育发展现状

全科医学作为一门专科医学教育，按照卫生服务需求的不同和教育教学目标的差异，各国在教育发展模式上不尽相同，但从整体上来看，都已确立起较为明确的教学目标及规范化的培训方式，有着完善的社区实践教学体系、严格的导师带教与考核制度，形成了较为完整的全科医师教育与培训体系。

从医学教育体系的角度来看，国外的全科医学教育同其他医学教育一样，也分为院校教育、毕业后教育和继续教育 3 个阶段。在院校教育阶段，医学生一般不确定专业方向，在教学内容中会加入医学人文和全科医学的基本内容，重点掌握全科医学的基本概念、基本原则，熟悉全科医学诊疗的基本思维，以及基于社区的疾病预防、慢病管理和人际交流的知识和技能，借助全科医学教育，帮助学生更好地理解生物 - 心理 - 社会医学模式，引导学生去基层卫生机构就业。毕业后教育阶段才正式进入全科医学的专业训练，达到要求并通过考核者可以获得全科医学专科领域的从业资格。继续教育阶段则是全科医师在执业过程中，根据其岗位胜任能力的需要，参加相应的继续教育项目；项目涵盖了全科医师专业医疗实践过程中的知识、技术、态度和行为等所有领域，以期提高和维持全科医师执业水平，而且继续教育项目也是全科医师评价和再认证的重要指标之一。

（一）全科医学教育目标

从总体上看，国外全科医学教育目标主要包括3个方面：一是职业态度。重点是培养全科医师的医学人文精神和职业道德，经过伦理学、社会学及行为科学的教育，培养充满爱心、重视良好的医患关系、负责照顾人群和个体健康的基层全科医师。二是医疗技术。将深度上的现代各个专科医学和广度上的全科医学知识、技能有机整合，培养能胜任连续性、综合性、协调性服务于社区居民，实施以家庭为单位健康照顾的全科医师，使其擅长处理社区常见的健康问题，特别强调健康维护和疾病预防，并保持知识和技能的不断更新。三是岗位胜任能力。经过良好的全科医疗管理及团队合作的训练，不断完善基层卫生服务的人力资源结构，提高基层医疗保健体系中的服务能力和水平。

全科医学的特定教学目标包括了5个方面，分别是：与应诊相关的目标（各种相关知识、技能、态度）；与服务的具体情境相关的目标（考虑个人的社区环境和卫生服务提供的习惯、服务体系的利用、符合成本效益原则等）；与服务的组织相关的目标（连续性协调性医疗的组织、与其他医务人员的合作等）；与职业价值观和性质相关的目标（态度、价值观、责任等）；与业务发展相关的目标（形成终生学习的观念、自我评价和质量保证、适当的教学和研究、医学信息的批判性评价、把研究结果用于服务等）。

（二）院校全科医学学科教育

目前，在美国、加拿大、英国等许多国家，几乎所有的医学院校都设有家庭医学教学部，主要负责为在校本科医学生开设全科医学相关课程，同时，也承担全科医师住院医师规范化培训训练项目的指导和教学工作。

全科医学学科教育针对医学院校的所有学生，其目的是让所有的医学生都了解全科医学的思想、观念、原则及其核心知识与技能，培养他们对家庭医学的兴趣。对于学科教育的目的，一方面是让他们能了解并认同全科医师工作，即使将来以专科医师为职业，也能与全科医师密切合作；另一方面，是培养他们对全科医学的兴趣，培养其毕业后选择全科医学教育、研究和服务作为自己的终生职业的信念。当然，全科医学的思想、原则、技能也同样适用于其他专科医师，可以加强医学生对医学目的、模式和发展方向的理解，提高其基本素质与服务水平，因即便医学生毕业后选择其他专科的住院医师训练项目，这一阶段的培训对他们依然是必不可少的。

各国医学院校中开展全科医学学科教育的时限不等，一般在4~10周，开设的形式各异。如澳大利亚将全科医学教育作为连续性的课程对本科生开设，学生在不同的学期内可以在大学学习相关的理论课程、到城市全科医学诊所见习、到农村医院了解常见健康问题的诊疗情况等。在英国，有的院校在第一学期的第一周就会被安排到社区医院中，而且之后的每个学期都会去，理论教学与实践教学是整合在一起的。这样，学生面对的就不仅仅是疾病，而是病患，且全科医师的服务态度也会在职业生涯最早期的时候形成。在医学生的第3学年开始接触全科医学，医学生每周有半天时间在全科医学教师的社区诊所学习交流技巧，获得一些初级保健的知识；在第4学年，医学生开始学习研究技巧、对自己感兴趣的研究内容，在全科医学教师的指导下，自行设计并完成研究学习方案；在第 5 学年，医学生将连续 3 周在全科医学教师工作的诊所进行学习，重点放在如何从患者的角度考虑问题、如何协商治疗计划及医疗保健服务等。全科医学学习成为医学生提升医患沟通能力的最重要途径。

不难看出，各国医学生中开展的全科医学教育的内容各异，但多集中在全科医学的基本概念与基本理论、临床思维、医患关系与人际沟通技巧等方面。对医学生开展全科医学教育的形式分为必修课程和选修课程，不同国家或地区开设的阶段不同，但多数国家放在临床实习阶段开设，教学的方式多选择在全科医疗诊所见习或实习，如此可以使学生实际体会到全科医学学科的真正内涵。

（三）毕业后全科医学教育

全科医师规范化培训属于全科医学的毕业后教育，是指医学生完成高等医学院校的本科教育后，接受的全科医学专业和建立家庭医学住院医师训练的项目培训。全科医学住院医师培训是全科医学教育的核心，也是全科专科医师培养的关键环节，在全科医学教育体系建设比较成熟的国家，都开展了此项培训。它多由大学的全科 / 家庭医学系负责组织实施。培训基地包括能够训练临床诊疗技能的大型综合性医院和能够训练全科医学诊疗思维和社区群体照顾的社区全科医疗诊所或医疗中心。

培训方式分为：①医院各科轮转，一般占总学时的三分之二；②社区全科 / 家庭医疗诊所实习，一般在医院各科轮转后安排，也可与医院轮转有所交叉，一般占总学时的三分之一；③长期穿插性小组讨论或学习，它贯穿在整个住院医师训练项目的过程中，通常每周 1～2 个半天，地点多在社区诊所，主持学习的老师多以全科 / 家庭医师为主，并辅以其他学科的教师共同带教。

在全科 / 家庭医学住院医师训练项目的各阶段都有相应的目标和要求，学习结束、达到要求并通过专科学会考试者，方可获得毕业证书与全科 / 家庭医师专科学会会员资格。

（四）全科医师的继续教育

全科医学继续教育在很多国家都作为全科医师终身学习的主要方式，而且为促使全科医师始终能够担得起照顾居民健康的责任，他们在全科医师资格再认定程序中对其参加继续教育项目有严格的科目规定和学分要求。如美国家庭医疗专科委员会（ABFM）规定：对于已获得家庭医学专科医师资格的家庭医师，要求每 7 年必须参加美国家庭医疗委员会（ABFP）的专业资格再认定考试，而取得继续医学教育学分则是参加再认证考试的必要条件。其专业资格重新认定的目的是保持家庭医师的学术水平和先进性。英国、澳大利亚、加拿大等国家的继续医学教育一般由全科 / 家庭医师学会负责组织实施，形式各异，包括一些单独为全科医师设立的全科医学继续医学教育项目、参加国际国内的学术会议、各种专题讲座、研讨会、科研活动、住院医师带教、网上学习等。在全科 / 家庭医师的住院医师培训中，行为科学、人文社会科学的内容大大超过了专科医师；流行病学观点与方法也得到突出的强调。某些特定专业，如老年医学、精神医学、急诊医学、临床营养学、运动医学、皮肤科学、康复医学、替代医学等，由于其在社区卫生服务中的重要作用，而成为广大全科 / 家庭医师热门的继续医学教育的备选科目。

（五）全科医师专业化训练

全科医师专业化训练是定位于住院医师训练和继续教育之间的一种特殊的专业

化教育,其目的是培养全科医师特殊的专业能力,以利于从事特殊医疗照顾或成为称职的家庭医学教师。训练内容以老年医学、运动医学、科学研究项目设计及实施、师资的基本技能培训等常见。

此训练项目的培训时限多为 1～2 年,经费多来自政府、大学、基金会的支持或医师个人。参加的学员多为有志成为全科 / 家庭医学教师的全科 / 家庭医师。有的国家还把该项目与研究生学位教育整合,在学员完成训练项目合格后,发给家庭及社区医学硕士学位证书。

第三节　我国全科医学教育体系

一、我国全科医学教育发展

20 世纪 80 年代后期,全科医学引入我国,1989 年在首都医科大学建立了第一个全科医学培训中心。1993 年 11 月中华医学会全科医学分会成立,标志着我国全科医学学科的诞生。作为我国最早开设全科医学教育的院校,首都医科大学将全科医师培训与学位教育接轨,制定了全科医师规范化"5 + 3"和"3 + 2"模式综合实施方案。2000 年,复旦大学公共卫生学院联合复旦大学附属中山医院,开办了以正规本科生为对象的全科医师培训班;2010 年 7 月,上海市全面开展住院医师规范化培训,全科医学作为一门学科,探索全科医学住院医师规范化培训与临床医学专业硕士学位 / 四证合一的培训体系建设。2011 年 5 月,北京大学医学部成立全科医学学系。

1999 年,山东中医药大学率先在全国高等中医药院校设立中医学专业(全科医学方向),并被山东省教育厅确定为试点专业,标志着我国中医全科医学院校教育的开始。2009 年,国家中医药管理局中医类别全科医师岗位指定教材《中医全科医学概论》出版。2010 年,上海率先开展中医类别全科住院医师规范化培训,中医全科作为一门学科,探索中医全科住院医师规范化培训与临床医学专业硕士学位 / 四证合一的培训体系建设,中医全科医学的学科构架初步形成。2011 年,国家中医药管理局设立中医全科医学重点学科。2012 年,上海市中医药学会中医全科分会成立;2016 年,中华中医药学会全科医学分会成立。中医全科医学学科的内涵和外延不断丰富和完善。

二、全科医学教育的相关政策

从 1997 年开始,政府陆续出台了一系列政策和文件,我国全科医学教育的发展得以全面提速。1997 年,《中共中央、国务院关于卫生改革与发展的决定》明确指出要"加快发展全科医学,培养全科医生"。1999 年 12 月,卫生部召开了"全国全科医学教育工作会议",标志着我国全科医学教育工作正式启动,进入一个规范化快速发展的新阶段。1999 年,卫生部印发《全科医师规范化培训大纲(试行)》《全科医师规范化培训试行办法》。2002 年初,卫生部印发《关于发展全科医学教育的意见》。一系列文件的颁布,进一步明确了我国全科医学教育发展的目标,着力构建全科医学教育体系基本框架。随即,在大中城市积极开展以在职人员转型培训为重点的医学教育改革与医药卫生体制改革紧密结合,为基层卫生事业的发展提供了全科医学人才保证,形成了我国基层卫生服务人才体系的基本框架。

2009 年，颁布了《中共中央国务院关于深化医药卫生体制改革的意见》，新医改全面启动，提出"强基层、保基本、建机制"的基本原则，以公平可及、群众受益为出发点和立足点，把基层卫生服务发展作为医改的重中之重。2010 年，国务院六部委下发《以全科医生为重点的基层医疗卫生队伍建设规划》，提出："健全基层医疗卫生人才培养制度。逐步完善基层医疗卫生人员的学校教育、毕业后教育和继续教育制度，到 2020 年，通过多种途径培养 30 万名全科医生。"2011 年，教育部和卫生部再次联合召开全国医学教育改革工作会议，贯彻落实教育规划纲要、人才规划纲要；同年，国务院下发《国务院关于建立全科医生制度的指导意见》，要求"到 2020 年……基本实现城乡每万名居民有 2～3 名合格的全科医生，全科医生服务水平全面提高，基本适应人民群众基本医疗卫生服务需求"，提出"为基层培养大批'下得去、留得住、用得好'的合格全科医生，是提高基层医疗卫生服务水平的客观要求和必由之路"。2016 年，全国卫生与健康大会提出，我国卫生工作方针是"以基层为重点，以改革创新为动力，预防为主，中西医并重，将健康融入所有政策，人民共建共享"。2017 年，国务院办公厅印发的《关于深化医教协同进一步推进医学教育改革与发展的意见》中，把全科医师列为紧缺人才，要求"加强面向全体医学生的全科医学教育"。

在我国全科医学事业发展的过程中，始终把中医药作为我国基层卫生事业发展最具有优势的内容，坚持发挥全科医学中国特色和中医学全科特色，使中医全科医学成为用中国式办法解决我国人民群众健康问题的重要举措。2006 年，《国务院关于发展城市社区卫生服务的指导意见》就明确提出，要"发挥中医药和民族医药在社区卫生服务中的优势与作用。加强社区中医药和民族医药服务能力建设，合理配备中医药或民族医药专业技术人员，积极开展对社区卫生服务从业人员的中医药基本知识和技能培训，推广和应用适宜的中医药和民族医药技术"。在《关于加强城市社区卫生人才队伍建设的指导意见》中，将全科医师技术资格考试设立了中医类别。2009 年，《中共中央国务院关于深化医药卫生体制改革的意见》中，要求"在基层医疗卫生服务中，大力推广中医药适宜技术"。在具体的配套文件《国务院关于扶持和促进中医药事业发展的若干意见》中，对"大力加强综合医院、乡镇卫生院和社区卫生服务中心的中医科室建设，积极发展社区卫生服务站、村卫生室的中医药服务"进行了细化。近些年来，基层中医药发展得到前所未有的重视，《"健康中国 2030"规划纲要》中要求"在乡镇卫生院和社区卫生服务中心建立中医馆、国医堂等中医综合服务区，推广适宜技术，所有基层医疗卫生机构都能够提供中医药服务"。2017 年 7 月 1 日实施的《中华人民共和国中医药法》中规定"政府举办的综合医院、妇幼保健机构和有条件的专科医院、社区卫生服务中心、乡镇卫生院，应当设置中医药科室。县级以上人民政府应当采取措施，增强社区卫生服务站和村卫生室提供中医药服务的能力"，同时要求"国家加强对中医医师和城乡基层中医药专业技术人员的培养和培训"，从法律的高度为基层中医药发展提供了保障。

三、中医全科医学教育

（一）开展中医全科医学教育的意义

中医学从建立之初发展至今，其基本理论与诊疗方法一直十分重视整体性、全面性和实用性，蕴含着丰富的全科医学思想，可以说"全科"是中医学理论体系和临床实践的核心特征。中医学所具有的这种特征是中医全科医学产生的内部因素，而现代全科医学的快速发展，则为这种特征的全面提升提供了外部环境。同时，当今社区卫生服务的发展，尤其是中医进社区、进农村、进家庭的客观要求，也迫切需要中医教育从全科的角度进行重新审视。正是因为中医临床各科之间存在着兼通性，学习中医全科医学可以在对临床各科进行深入细化研究的基础上，从更高层面去理解和把握中医学的综合性，从而扭转中医学分科越来越细的现状。因此，开展中医全科医学教育对中医学教育有着更为深刻的现实意义。

对全体中医类专业开展中医全科医学教育，其目的是使学生了解中医全科医学的思想、观念、原则以及核心知识和技能，了解中医全科医学概念形成的背景与现实意义，理解中医全科医学与中医学的异同；培养学生对中医全科医学的兴趣，真正理解以人为中心以及防治结合的医疗照顾新观念；希望他们将来能认同中医类别全科医师的工作，与全科医师密切合作；更希望他们毕业后能选择中医全科医疗服务、中医全科医学研究作为自己的终身职业。

中医全科医学教育体现了"更全科，更中医；更传统，更现代"的培养理念。"更全科"不单是指内外妇儿各科的综合，更包含了医学理念上的整体性、服务方法上的多样性、服务内容上的全面性、服务技能上的适宜性；"更中医"是坚持文化经典传统是中医特有的精神内核，是创新不离宗的根本，只有坚守住全科的根，中医发展才能枝繁叶茂。"更传统"是深厚中医经典功底，确立传统中医思维，"悟道明理得法、精医懂药会针"，提升传统中医药服务能力和水平。"更现代"是协调传统中医和现代医学的关系，借助现代科学的优势，把中医继承好、发展好。

（二）中医类别全科医师规范化培养

1. 基本定义 中医全科医学是整合中医学和全科医学的综合性中医学临床二级学科。中医类别全科医师是指通过中医全科医学培养，掌握中医学、全科医学的基本理论、基本知识和基本技能，能运用中医学和全科医学的诊疗思维模式，主要在基层提供预防保健、常见病多发病诊疗和转诊、患者康复和慢性疾病管理、健康管理等一体化服务的综合程度较高的中医执业医师。

2. 培养对象 拟在基层医疗卫生机构从事全科医疗工作的中医学（含中西医结合）专业本科及以上学历毕业生，或已从事中医临床医疗工作并取得中医执业医师资格证书，要求接受培养的人员；中医类别临床医学（全科）硕士专业学位研究生。

3. 培养时间 中医类别全科医师规范化培养时间为3年，实际培养时间不少于33个月。因特殊情况不能按期完成各项培养任务者，允许申请延长培养年限。

中医类别全科医师规范化培养以提高中医临床和公共卫生实践能力为主，在省级及以上中医药管理部门会同有关部门认定的培养基地进行。参加培养人员在培养基地临床各科及公共卫生、基层实践平台逐科（平台）轮转。

4. 培养目标 为基层医疗机构培养具有高尚职业道德和良好专业素质，掌握中医全科医学的基本理论、基本知识和基本技能，熟悉社区常见病、多发病的中西医诊断、治疗、预防和随访工作，能够熟练运用中医适宜技术开展社区卫生服务，以人为中心、以维护和促进健康为目标，向个人、家庭与社区居民提供综合性、协调性、连续性的基本医疗和预防保健服务的合格中医类别全科医师。

5. 培养方法 中医类别全科医师规范化培养以提高临床和公共卫生实践能力为

主,具体办法由各地按照国家有关部门的要求制订。

中医类别全科医师规范化培养分理论学习(1个月)、临床轮训(26个月)、基层实践(6个月)3个部分。

理论学习由省级中医药管理部门统一组织,各培养基地具体实施,采用面授和远程教学相结合的方式进行集中授课。

临床轮训期间,参加临床培养基地中主要临床科室的培养,接受临床基本技能训练,同时学习相关专业理论知识;基层实践阶段主要在有条件的社区卫生服务中心、乡镇卫生院和专业公共卫生机构等实践基地进行。轮训期间,学员参加临床培养基地中主要临床科室的医疗工作。内科轮转时间为10个月,其中安排病房时间不少于8个月,可安排三级学科病房、综合内科病房或全科医学科,管理床位数不少于5张,其余时间安排在内科门诊。

基层实践由各省级中医药管理部门结合具体情况自行安排。可以集中安排,也可以分段安排;可以放在第3年,也可以穿插在中间。

6.跟师学习 学员在临床轮训期间和基层实践期间,以双向选择为原则,选择临床学术专长具有特色,从事中医临床工作8年以上、主治以上医师进行跟师学习。各省级中医药管理局组织专家对指导老师进行资格认定后,由各培养基地正式聘其为中医类别全科医师规范化培养指导老师。学员每周临床跟师学习半天,以门诊为主。

7.培养考核 培养考核以培养标准和培训方案为指南,重点考核学员临床基本能力训练水平和效果,并对其中医思维能力、独立工作能力、某一专科特长能力、职业素养和医德风尚进行综合评价,并以此进一步引导和规范相关培训内容。

培养考核包括过程考核和结业考核。学员培训结束时,过程考核合格者需参加省级中医药管理部门统一组织的结业考核,完成全部考核,各项考试、考核合格者,由省级中医药管理部门颁发国家卫生健康委员会、国家中医药管理局统一印制的相应合格证书。

学习小结

1. 学习内容

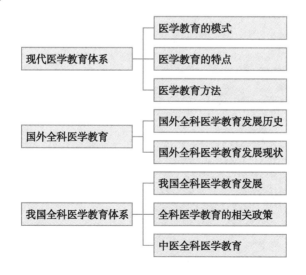

2. **学习方法** 通过理论学习,熟悉现代医学教育体系以及国内外全科医学教育体系;掌握医学教育的模式、特点与方法;通过文献资料阅读,了解国外全科医学教育发展历史与发展现状;掌握我国全科医学教育发展历程及相关政策,熟悉中医全科医学教育开展的意义及中医全科医师规范化培养模式。

(郭 栋 张 敏)

复习思考题

1. 现代医学教育具备哪些特点?
2. 谈谈你对中医全科医师规范化培养的了解。

第十章

社区常见健康问题的中医药认识与照顾

> **学习目的**
>
> 通过本章的学习，了解中西医全科医学对社区常见健康问题的认识，掌握社区常见健康问题的防治原则及管理方法，为临床实践奠定基础。
>
> **学习要点**
>
> 社区常见健康问题的中医全科认识；亚健康状态、高血压、冠心病、糖尿病、脑血管病的诊断要点、防治原则、双向转诊指征；社区常见健康问题的管理流程及方法。

第一节　社区常见健康问题的中医全科认识

社区常见的健康问题以慢性疾病为主，开展社区卫生服务是实现慢性疾病防治的最佳途径，慢性疾病的防治工作应以健康教育和健康促进为主要手段，努力提高群众自我保健意识，从而达到预防与控制慢性疾病的最终目标。

中医全科医学认为，要解决社区常见健康问题，必须以中医学的整体观念和辨证论治理论、全科医学的生理 - 心理 - 社会整体系统论为指导，进行预防、诊疗、养生、康复、健康教育等全方位的照顾。

2016 年 2 月，国务院印发了《中医药发展战略规划纲要（2016—2030 年）》，明确了中医药发展的指导思想、基本原则和发展目标，提出"到 2020 年，实现人人基本享有中医药服务……到 2030 年，中医药治理体系和治理能力现代化水平显著提升，中医药服务领域实现全覆盖，中医药健康服务能力显著增强，在治未病中的主导作用、在重大疾病治疗中的协同作用、在疾病康复中的核心作用得到充分发挥"；"推动建立融入中医药内容的社区健康管理模式，开展高危人群中医药健康干预"。2016 年 8 月，国家中医药管理局发布《中医药发展"十三五"规划》，把"大力发展中医医疗服务""促进中西医结合工作"列入"十三五"的重点任务，提出全面提升中医医疗服务质量，加强基层医务人员常见病、多发病中医适宜技术方法培训推广，提升基层运用西医和中医两种手段综合服务能力。这就需要加强中医全科医务人员对社区常见健康问题的认识。

笔记

一、社区常见健康问题

社区常见健康问题多处于早期未分化阶段，往往与生理、心理、社会等因素交互影响，多处于慢性疾病的稳定期，具有隐蔽性。社区常见健康问题主要有慢性疾病和亚健康状态等。

（一）慢性疾病

1. 慢性疾病的定义　慢性疾病是指起病隐匿，病程长且病情迁延不愈的一类疾病，并不是特指某个疾病。社区中的慢性疾病主要是指以心脑血管病（高血压、冠心病、脑卒中等）、糖尿病、恶性肿瘤、慢性呼吸系统疾病（慢性阻塞性肺疾病、慢性支气管炎、肺气肿等）、精神异常和精神病等为代表的一组疾病。

2. 慢性疾病的特点　社区慢性疾病往往病程较长，病因复杂，健康损害和社会危害严重，并具有不可逆、并发症多、致残致死率高等特点；需要长期的预防、治疗、护理及特殊康复训练，一般无法彻底治愈，给个人和社会造成较大的经济负担。

3. 慢性疾病的病因　慢性疾病多是由于不良的社会生活方式引起的，包括生物遗传因素、环境因素、生活行为因素和卫生服务因素。数据显示，吸烟、过量饮酒、不合理饮食、缺少体育锻炼、超重、精神紧张、环境污染等占了几乎所有病患的根源。其病因大致可分为 3 类：环境危险因素、行为危险因素和宿主危险因素。其发生与流行不是单个因素引起，往往是多个危险因素综合交互和协同作用的结果。

（1）不合理膳食：食物中脂肪过多、维生素缺乏、食物中纤维素的含量不足与慢性疾病的发生有直接关系。还有吸烟、饮酒，吸烟可以引起心脑血管病、肿瘤、慢性阻塞性肺疾病等很多慢性疾病；饮酒与很多癌症、肝脏疾患、心血管疾病有关。据报告，大量饮酒的人群中，肝癌的死亡率可增加 50%；在中度严重饮酒者中，高血压的患病率远高于正常人群；酗酒可以增加脑出血的危险性。

（2）肥胖与超重：肥胖与超重可以引起很多疾病，如冠心病、高血压、脑卒中、糖尿病等。在超重者中，高血压的患病率是正常体重的 4 倍。在癌症中，与超重密切相关的为停经后的乳腺癌、子宫内膜癌、膀胱癌与肾癌。

（3）缺少体力活动：由于现代交通工具的不断更新、工作与生活条件的改善，人们体力活动的时间逐渐减少，强度日益减弱。缺乏体力活动是慢性疾病的主要危险因素之一。体力活动减少可使人体超重、营养分布不均衡，导致冠心病、高血压、脑卒中、糖尿病、癌症、骨质疏松、龋病等的发生。

（4）不良的心理社会因素：心理、精神和社会因素对慢性疾病的发生也有很大影响。长期压抑和不满，过于强烈的忧郁、悲哀、恐惧、愤怒，遭受巨大心理打击而不能及时自拔等，可诱发癌症。

（5）遗传与体质因素：几乎所有慢性疾病的发生都有遗传和体质因素的参与。遗传是癌症、心脑血管病、糖尿病、慢性阻塞性肺疾病、精神疾病的重要危险因素。

（二）亚健康状态

1. 亚健康状态的定义　亚健康状态是指人体处于健康和疾病之间的一种状态。处于亚健康状态者，不能达到健康的标准，表现为一定时间内的活力降低、功能和适应能力减退的症状，但不符合现代医学有关疾病的临床或亚临床诊断标准。亚健康状态的表现是多种多样的，可分为躯体、心理、社会交往能力方面的不适。

2. 亚健康状态的特点　亚健康的人有多种异常的表现和体验,而通过常规的物理、化学检查方法不能检出阳性结果,难以作出疾病的诊断。某些疾病的临床前期表现,如已有心脑血管、呼吸系统、消化系统和某些代谢性疾病的症状,而尚未形成确凿的病理改变,在医学上不能定义为疾病的状态;一时难以明确临床病理意义的"症",如疲劳综合征、神经衰弱、忧郁症、围绝经期综合征等;又如某些重病、慢性疾病已临床治愈进入恢复期,而表现为虚弱及种种不适;衰老引起的结构老化与生理功能减退所出现的虚弱症状。

3. 亚健康状态的病因　亚健康状态是由于生理、心理、社会三方面因素导致机体的神经系统、内分泌系统、免疫系统整体协调失衡、功能紊乱而致。

(1)心理因素:精神与心理因素对亚健康的发病起重要作用。随着现代科学技术的发展,生活节奏加快,心理压力增加。当心理压力超出人的承受能力时,心理脆弱的人往往会产生一系列不适症状,如易怒、易激动、焦虑、烦躁、头晕、头痛、失眠、多梦、记忆力减退、精神不振等。

(2)生理因素:由于生活不规律、熬夜、吸烟、饮酒、高热量高脂肪饮食、缺乏运动,导致人体各系统的生理功能紊乱、衰退、综合体能下降,致使脏腑功能状态失调,出现各种系统的症状。如神经系统出现头晕、头痛、失眠、多梦、记忆力减退、精神不振等;循环系统出现心悸、胸闷、胸部隐痛、临界高血压等;消化系统表现有食欲不振、胃部隐痛、腹部胀满、消化不良、便秘等症状;呼吸系统呈现憋气、气短、喉部干涩或有堵塞感等症状;或出现代谢、感官、免疫、运动问题,如体重超标、肥胖或偏瘦、无汗或自汗、耳鸣、听力减退、眼干涩或酸胀、免疫力降低、易感冒、肌肉酸痛、精神不振,以及体力"透支"等。

(3)社会因素:日益加剧的生存压力,使得人的生存发展与社会压力之间的系统平衡出现失调。当这种压力超出了人的承受能力时,可导致亚健康甚至疾病。这种亚健康状态表现为社会适应能力下降、人际关系不协调、家庭关系不和睦等。

二、中医对常见健康问题的认识

中医学理论认为,阴阳平衡为健康。人体的阴气平顺,阳气固守,两者互相调节,维持相对平衡,则达到健康状态。当人体在某种致病因素作用下,生理活动异常,气血阴阳平衡协调关系被破坏,导致"阴阳失调",且人体无法调整恢复时,可出现亚健康状态。平衡失调进一步加剧,则发展为某种疾病。这种从平衡到失衡的变化,是一个由健康到不健康的动态过程。亚健康状态就是这个过程中的一个阶段。

(一)社区常见健康问题的病因

中医学认为,自然界气候变化、地域水土失宜、情志失调、饮食劳倦等都属于致病因素,并认为致病因素作用于人体所伤五脏及其所属、临床证候表现皆是以整体联系为基础的。如情志活动归属五脏而称五志,情志过用则会伤及五脏,如"怒伤肝""喜伤心""思伤脾""悲伤肺""恐伤肾"。又因心主神明,为"五脏六腑之大主,精神之所舍",故情志所伤,虽五脏各有所属,但是总关乎于心。

(二)社区常见健康问题的病机

1. 阴阳失调　阴阳平衡的调节能力下降,出现阴阳失调,或阳虚阴盛、或阴虚阳亢、或阴阳两虚等。如长期四肢发凉,畏寒怕冷,经常感冒,不敢纳凉饮冷,大便稀溏等，是阳虚阴盛的表现，可用温热性的食物或药物进行调理。

2．气机失常　气机升降出入失常，能影响脏腑、经络、气血、阴阳等各方面的功能活动，从而产生多种健康问题。气机失常多与肝相关，因肝主疏泄，主要包括调情志，畅气血，促进胆汁分泌、排泄以助脾胃运化。肝的气机失常，则易引发一系列亚健康状态，如肝经本身的症状胁胀、口苦、嗳气等，消化系统症状腹胀、纳呆、恶心等，精神系统症状烦躁易怒或精神抑郁等。

3．脏腑气血失调　脏腑气血是各脏腑生理活动的物质基础。脏腑气血紊乱或虚衰，也会引发各种亚健康状态。如心气不足，会出现心悸气短、神疲乏力、不耐疲劳等。

（三）社区常见健康问题的防治

1．防治原则　重视预防，"未病先防，既病防变，愈后防复"，既是中医"治未病"的重要内容，又是中医药在社区健康照顾中的重要原则。

2．防治措施　慢性疾病的预防重于治疗，普及健康知识是关键中的关键。针对个体存在的可控制的危险因素，指导其采取相应的健康措施，包括改善生活方式、消除不利于心理和身体健康的行为和习惯等，以预防和控制慢性疾病的发病危险。如提出有针对性的建议：合理膳食，减少饱和脂肪的摄入，每日每人钠盐摄入量不超过6g，多吃新鲜水果蔬菜，限制酒精的摄入量，避免高度和烈性酒，适量运动，循序渐进控制体重，鼓励参加各种活动来进行自我调节和放松心情，获得患者的认同，提高参与程度，实行自我管理等。

第二节　社区中医药服务的常用适宜技术

社区中医药服务的常用适宜技术主要是指针灸、推拿、拔罐、贴敷等，这些治疗技术，既能体现中医药简、便、廉、验的治疗特色，又是社区受欢迎的、群众易接受的。

一、针灸

（一）针灸的作用特点

针灸是通过针刺、艾灸等方法刺激体表经络腧穴，以疏通经气，调节人体脏腑功能，从而达到防病治病目的的治疗方法。

针灸具有调和阴阳、扶正祛邪、疏通经络的作用，具有适应证广、应用方便、较为经济安全、对很多疾病疗效显著等优点，已经成为世界上许多国家医疗手段的组成部分之一。

（二）社区常见病的针灸

1．坐骨神经痛　本病以腰或臀、大腿后侧、小腿后外侧及足外侧出现放射性、电击样、烧灼样疼痛为主症。

治则：疏经通络、行气止痛。以足太阳、足少阳经脉为主。

处方：

（1）足太阳经型：秩边、承扶、殷门、委中、承山、昆仑。

（2）足少阳经型：环跳、风市、膝阳关、阳陵泉、悬钟、足临泣。

加减：有腰骶部疼痛者，加肾俞、大肠俞、腰阳关、腰夹脊、阿是穴，疏调腰部经络之气；与天气变化有关者，加灸大椎、阿是穴，温经止痛；气滞血瘀者，加膈俞、合谷、太冲，化瘀止痛。

操作：毫针刺，用泻法。以沿腰腿部足太阳、足少阳经向下放射感为度，不宜多次重复。

2．虚脱　虚脱是临床危急证候，以面色苍白、冷汗淋漓、四肢逆冷、烦躁不安或神情淡漠，甚则昏迷、二便失禁、脉微欲绝为主要特征。常见于西医学各种原因引起的休克中。本病属于中医"脱证"范畴，以亡阴、亡阳为主要表现，为阴阳气血严重耗损，机体正气严重亏损的综合反映，是全科医师紧急处理后转诊的对象。

治则：回阳固脱、调节阴阳。取任脉、督脉经穴为主。

处方：神阙、关元、百会。

操作：神阙隔盐灸；关元、气海、大椎、百会以灸为主。

3．面瘫　本病以口角歪斜为主要特点。常在睡眠醒来时，发现一侧面部肌肉板滞、麻木、瘫痪，额纹消失，眼裂变大，露睛流泪，鼻唇沟变浅，口角下垂歪向健侧，病侧不能皱眉、蹙额、闭目、露齿、鼓腮；部分患者初起时有耳后疼痛，还可出现患侧舌前2/3味觉减退或消失、听觉过敏等症。

治则：活血通络、疏调经筋。以手足阳明经、手少阳三焦经及局部取穴为主。

处方：阳白、四白、颧髎、颊车、地仓、翳风、合谷、风池。

加减：抬眉困难，加攒竹；人中沟歪斜，加水沟；鼻唇沟浅，加迎香；恢复期，加足三里。

操作：面部腧穴均行平补平泻法，恢复期可加灸法；在急性期，面部穴位手法不宜过重，肢体远端的腧穴行泻法且手法宜重；在恢复期，合谷行平补平泻法，足三里施行补法。

4．带状疱疹　本病由感受风火或湿毒之邪引起，发病前常伴有轻度发热、疲倦乏力、食欲不振、全身不适等症状，亦可不发生前驱症状而直接出现皮疹。皮疹多排列成带状，出现于身体的某一侧，好发于肋间神经、颈神经、三叉神经及腰神经分布区域。神经痛为本病的特征之一，但疼痛程度不一，且与皮疹严重程度无一定的关系，通常儿童及青年疼痛较轻，病程也较短。

治则：清热利湿、活血通络。取局部穴位为主。

处方：皮损局部、夹脊穴。

加减：肝经郁热，加外关、太冲；脾经湿热，加阴陵泉、三阴交、血海。

操作：刺络拔罐。皮损局部围刺、毫针或三棱针点刺加拔罐。

5．痛经　痛经是指在经期或经行前后出现周期性小腹疼痛，或痛引腰骶，甚则剧痛晕厥为主要临床表现的月经病，临床以青年妇女较为多见。

治则：调气和血止痛。取任脉、足厥阴肝经为主。

处方：关元、三阴交、太冲。

加减：气血瘀滞，加合谷、次髎；气血不足，加血海、脾俞、足三里。

操作：针灸并用。非发作期也可用艾炷隔姜灸。月经来潮前3天开始治疗。

二、推拿

（一）推拿的作用原理

推拿是通过手法作用于人体体表的特定部位，以调节机体达到治疗效果的一种

189

治疗方法。其作用原理如下。

1．活血散瘀，消肿止痛　推拿对于伤筋病症有良好的疗效，通过推拿手法可以行气活血、舒筋通络，从而达到消肿止痛的作用。

2．理筋整复，松解粘连　运用推拿手法可以通过力学的直接作用来纠正筋出槽、骨错缝，使得脱位的关节整复，撕裂的软组织对位，滑脱的肌腱理顺，破裂突出的纤维环还纳等纠正解剖位置的异常，从而达到理筋整复的目的。

3．舒筋通络，解除痉挛　通过推拿手法强迫伸展有关的关节，牵拉紧张痉挛的肌束，从而使紧张或痉挛的肌肉充分拉长，进而解除其紧张痉挛，并且通过对压痛点的治疗，可以提高局部组织痛阈、改善因创伤性炎症所造成的软组织粘连、纤维化、瘢痕化等病理变化，从而消除了肌紧张的病理基础，以达到标本兼治的作用。

4．调理脏腑，平衡阴阳　通过推拿作用于体表的相应部位，即可通过经络而发挥其调整脏腑功能的作用，使脏腑阴阳达到平衡。

（二）社区常见病的推拿

1．慢性腰肌劳损　主要是指腰骶部肌肉、筋膜等软组织慢性损伤。有长期腰痛史，反复发作。腰骶部一侧或两侧酸痛不舒，时轻时重，缠绵不愈。根据劳损的不同部位，可有较广泛的压痛，且压痛一般不甚明显。酸痛在劳累后加剧，休息后减轻，并与气候变化有关。腰腿活动一般无明显障碍，但活动时有牵制不适感。在急性发作时，各种症状均显著加重，并可有肌痉挛、腰脊柱侧弯、下肢牵掣作痛等症状出现。兼受风湿者，患部喜热怕冷，局部皮肤粗糙或感觉较迟钝。

取穴：肾俞、腰阳关、大肠俞、八髎、秩边、委中、承山及腰臀部阿是穴。

手法：㨰、按、揉、点压、弹拨、擦及被动运动。

操作方法：

（1）患者俯卧位，医者站于一侧，先用㨰、按、揉法沿两侧膀胱经由上而下往返施术3～5遍，用力由轻到重；然后用双手拇指按揉肾俞、腰阳关、大肠俞、八髎等穴，以酸胀为度；点压、弹拨手法施术于痛点及肌痉挛处，反复3～5遍；并配合腰部后伸被动运动数次。

（2）患者仰卧位，双下肢主动屈曲。医者立其侧，一前臂横架于患者两下肢的膝盖下方，并使手扶住患者下肢外侧作固定，另一手握小腿远端，左右旋转摇动骨盆和腰骶关节5～10次。患者侧卧，以患侧在上为例，患侧腿屈曲，肩稍向后仰，健侧腿伸直，令患者肌肉放松。医者站患者对面，一手拿患者肩部，另一手臂压髂前上棘处，前后摇动，幅度由小到大，一般可摇晃3～5分钟。

（3）患者俯卧位，医者先用㨰、揉法在腰臀及大腿后外侧依次施术，往返3～5遍，并点按秩边、委中、承山等穴，然后用小鱼际直擦腰背两侧膀胱经，横擦腰骶部，以透热为度，最后用五指并拢，腕部放松，有节律地叩打腰背及下肢膀胱经部位，用力由轻到重，以患者能忍受为度。

2．失眠　失眠是指以经常不能获得正常的睡眠为特征的一种病证。轻者入眠困难，或眠而不酣，时寐时醒，醒后不能再寐，严重者可整夜不眠。本证常兼见头痛、头晕、心悸、健忘等症。

（1）头面及颈肩部操作

取穴：印堂、神庭、睛明、攒竹、太阳、角孙、风池、肩井等穴。

手法：一指禅推法、揉法、抹法、按法、扫散法、拿法。

操作：先用一指禅推法或揉法，从印堂开始向上至神庭，往返5～6次。再从印堂向两侧沿眉弓至太阳穴往返5～6次，然后用一指禅推法沿眼眶周围治疗，往返3～4次。再从印堂沿鼻两侧向下经迎香沿颧骨，至两耳前，往返2～3次。治疗过程中以印堂、神庭、睛明、攒竹、太阳为重点；沿上述治疗部位用双手抹法治疗，往返5～6次，抹时配合按睛明、鱼腰，用扫散法在头两侧胆经循行部位治疗，配合按角孙；从头顶开始用五指拿法，到枕骨下部转用三指拿法，配合按、拿两侧肩井。时间约10分钟。

（2）腹部操作

取穴：中脘、气海、关元。

手法：摩法、按法、揉法。

操作：顺时针方向摩腹，同时配合按揉中脘、气海、关元，时间约6分钟。

（3）背部操作

取穴：心俞、肝俞、胃俞、小肠俞、肾俞、八髎。

手法：擦法、按法、揉法。

操作：按、揉心俞、肝俞、胃俞、小肠俞、足三里。每穴约1分钟。横擦肾俞、命门、骶部八髎穴，以透热为度，再直擦背部督脉，以透热为度。

3．头痛　头痛是患者的一个自觉症状。引起头痛的病因可归纳为外感和内伤两类。外感头痛有风寒头痛、风热头痛、暑湿头痛；内伤头痛有肝阳上扰头痛、痰浊头痛、血虚头痛、肾亏头痛和血瘀头痛。临床上，外感头痛以风寒头痛为多见；内伤头痛以肝阳上扰头痛为多见。推拿除了对颅内疾病中的脑脓肿、脑血管疾病急性期、颅内占位性疾病、脑挫裂伤、外伤性颅内血肿等不宜治疗外，对其他疾病引起的头痛，一般均能缓解症状，其中尤以对偏头痛、肌收缩性头痛、感冒头痛及高血压头痛疗效更为显著。

（1）颈项部操作

取穴：风池、风府、天柱及项部两侧膀胱经。

手法：一指禅推法、拿法、按法。

操作：患者坐势。用一指禅推法沿项部两侧膀胱经上下往返治疗3～4分钟，然后按风池、风府、天柱等穴。再拿两侧风池，沿项部两侧膀胱经自上而下操作4～5遍。

（2）头面部操作

取穴：印堂、头维、太阳、鱼腰、百会等穴及前额部。

手法：一指禅推法、揉法、按法、拿法。

操作：患者坐势。用一指禅推法从印堂开始，向上沿前额发际至头维、太阳，往返3～4遍，配合按印堂、鱼腰、太阳、百会等穴，然后用五指拿法从头顶拿至风池，改用三指拿法，沿膀胱经拿至大椎两侧，往返4～5次。

4．胃脘痛　胃脘痛是以上腹胃脘反复性疼痛为主要表现的消化道病证。临床证型可分为病邪阻滞和脏腑失调两类。一般病邪阻滞者多为急性疼痛；脏腑失调者多为慢性疼痛。病邪阻滞者治疗较易收效。

（1）胃脘部操作

取穴：中脘、气海、天枢、足三里。

手法：摩、按、揉、一指禅推法。

操作：患者仰卧位。医者坐于患者右侧，先用轻快的一指禅推法、摩法在胃脘部

笔记

治疗,使热量渗透于胃腑,然后按、揉中脘、气海、天枢等穴,同时配合按揉足三里。时间10分钟。

(2)背部操作

取穴:以背部脊柱两旁沿膀胱经顺序而下,至三焦俞,重点在肝俞、脾俞、胃俞、三焦俞。

手法:一指禅推法、按法、揉法。

操作:患者俯卧位。用一指禅推法,从背部脊柱两旁沿膀胱经顺序而下至三焦俞,往返4～5次,然后用较重的按、揉法于肝俞、脾俞、胃俞、三焦俞。时间约5分钟。

(3)肩臂及胁部操作

取穴:肩井、手三里、内关、合谷及两胁部。

手法:拿、搓、按、抹。

操作:患者取坐势,拿肩井循臂肘而下,在手三里、内关、合谷等穴做较强的刺激。然后搓肩臂使经络通畅,再搓抹其两胁,由上而下往返数次。

5.便秘　便秘是指大便秘结不通,排便时间延长,或虽有便意,而排便困难。一般表现为大便干燥,排便困难,经常3～5日甚至7～8日才大便1次;有部分患者,大便次数正常,但粪质干燥,坚硬难排;或少数患者,时有便意,大便并不干燥,但排出艰难。便秘日久,常可引发其他症状,部分患者,由于腑气不通,浊气不降,可引起腹胀,甚至腹痛,头晕头胀,食欲减退,睡眠不安等症。长期便秘,会引起痔疮、肛裂。

(1)腹部操作

取穴:中脘、天枢、大横、关元。

手法:一指禅推法、摩法。

操作:以轻快的一指禅推法在中脘、天枢、大横治疗,每穴约1分钟。然后以顺时针方向摩腹约8分钟。

(2)背部操作

取穴:肝俞、脾俞、肾俞、大肠俞、八髎、长强。

手法:一指禅推法、摩法。

操作:用轻快的一指禅推法或擦法沿脊柱两侧从肝俞、脾俞到八髎往返治疗,时间约5分钟。然后用轻柔的按、揉在肾俞、大肠俞、八髎、长强治疗,往返2～3遍。

6.落枕　落枕又称失枕,多数患者是由睡眠姿势不当,枕头过高或过低,头部滑落于枕下,使颈部斜向一侧而得。多数患者早晨起床后,即感颈部疼痛强硬不适,活动受限,并且颈痛加重,头多歪向一侧。主要表现为颈项强迫体位,呈僵硬状态,颈部活动受限往往局限于某个方位,不能做点头、仰头、转头活动,转头时常与上身同时转动,以腰部代偿颈部旋转活动,疼痛可向肩背部放射。病患处肌肉挛缩明显伴压痛,个别患者压痛部位可摸到条索状,有明显的压痛点,压痛点可出现在肌肉起止点,颈部前屈或向健侧旋转可牵拉受损肌肉加重疼痛。

取穴:列缺、后溪、风池、肩井、阿是穴。

手法:擦法、指揉法、拿法、弹拨法。

操作:

(1)患者取坐位,医师立于其后侧或患侧。颈项疼痛较甚者,可先指揉列缺、后溪诸穴。在远端穴位做指揉法的同时,可嘱患者头部自主地向各个方向缓缓地活动约1~2分钟。

（2）在颈项疼痛周围用轻擦法，逐步向主痛部位移动，待患者病痛稍有缓解后，一手继续施以擦法，而另一手要扶住患者的前额、下颌或头部缓缓地做颈部前屈、后伸、左右侧屈和左右旋转的被动运动，约5分钟。

（3）继续以上体位，指揉风池、肩井、阿是诸穴，尤其是阿是穴在指揉时要轻重交替，同样要配合颈部的各项被动运动，约5分钟。指揉法和擦法可交替应用。

（4）在颈痛有所减轻、活动功能有所改善的基础上，可对有痉挛的肌肉施以弹拨法，力量由轻到重，幅度由小到大，要因人而施，在患者能忍受的情况下对痉挛的肌肉弹拨3~5次；而后再局部施鱼际揉法以缓解手法之痛。

三、其他

（一）拔罐

拔罐疗法，或称吸筒疗法，古称角法，是一种以罐为工具，以热力排除罐内空气，造成负压，使之吸附于腧穴或应拔部位的体表，造成皮肤充血、瘀血现象的方法。最初多用火来吸拔，故民间多称打火罐。可分为闪罐法、留罐法和走罐法。

拔罐具有通经活络、祛邪止痛等作用，适用于各种急慢性软组织损伤、风湿痛、感冒、咳嗽、腰背痛、痛经、胃脘痛、疮疡初期未溃时，以及局部皮肤麻木或功能减退等。

如治疗感冒轻证，可在背部膀胱经第一侧线从上往下，先用闪罐法，再用走罐法治疗。

（二）三棱针

三棱针古称锋针，是一种用不锈钢制成，针长约6cm，针柄稍粗呈圆柱形，针身呈三棱状，尖端三面有刃，针尖锋利的针具。用三棱针刺破人体的一定部位，放出少量血液，达到治疗疾病目的的方法，叫三棱针法。

三棱针放血疗法具有通经活络、开窍泄热、消肿止痛等作用。其适用范围较为广泛，凡各种实证、热证、瘀血、疼痛等均可应用。较常用于某些急症和慢性疾病，如昏厥、高热、中暑、中风闭证、咽喉肿痛、目赤肿痛、顽癣、疔痈初起、扭挫伤、痔证、痔疮、顽痹、头痛、丹毒、指（趾）麻木等。

如治咽喉肿痛，选穴：少商、商阳。操作：三棱针点刺出血。初起每日1~2次，后期每日或隔日1次。

（三）刮痧

刮痧是指应用光滑的硬物器具如牛角、砭石、陶瓷、玉石等或用手指，在人体表面特定部位反复进行刮、挤、揪、捏、刺等物理刺激，造成皮肤表面出痧，以防治疾病的方法。刮痧之前，为了防止划破皮肤，需要在皮肤表面涂一层润滑剂。

刮痧疗法具有解表祛邪、开窍醒脑、调畅气血、清热解毒、疏经活络、行气止痛、运脾和胃、化浊去湿、急救复苏等功效。对感冒、发热、头痛、中暑、哮喘、心绞痛、颈椎病、高血压、神经性头痛、肩周炎、坐骨神经痛、乳腺增生、小儿消化不良等许多疾病具有防治作用。

肩关节周围炎的刮痧：

（1）刮肩上部：从后发际两侧凹陷处的风池穴向肩井穴、肩髃穴方向刮拭，每侧刮拭20~30次为宜。风池穴、肩井穴可采用点压法、按揉法。

（2）刮肩胛内侧：从后发际天柱穴向大杼穴、膈俞穴方向刮拭（膀胱经）。每侧从颈上一直刮至肩胛内侧膈俞穴以下，宜用直线刮法、重手法刮拭，每侧刮拭20～30次为宜。切记不可由上向下刮，以免伤及肩胛冈上的皮肤。

（3）刮肩后部：先用直线轻刮法由内向外刮拭肩胛冈上下，然后用弧线刮法刮拭肩关节后缘的腋后线，每一部位刮拭20～30次为宜。臑俞、肩贞穴点压按揉。

（4）刮肩前部：采用弧线刮法刮拭腋前线，每侧从上向下刮拭20～30次为宜。

（5）刮肩外侧：术者一手握住患者前臂手腕处，使上肢外展45°，刮拭肩关节外侧的三角肌正中及两侧缘，用重刮法、直线刮法刮拭，每侧刮拭10～20次为宜。锁骨头及肩前端要轻柔，避免损伤。

（6）刮前臂：刮三角肌的时候，向下延伸至肘关节以远，经过曲池、手三里和尺泽等处刮10～20次。刮后向上逐渐抬高，并使前臂背伸，检查肩关节因粘连所引起的痛点，在痛点处加强刮痧，以提高效果。

（四）穴位贴敷

穴位贴敷是指在一定穴位上贴敷药物，通过药物和穴位的共同作用以治疗疾病的一种外治方法。根据药物性质、贴敷部位、时机等，又有"天灸""敷脐疗法""三伏灸"等的不同。

穴位贴敷适应证广，既可治疗某些慢性疾病，又可治疗一些急性病证。治疗的疾病主要有感冒、咳嗽、哮喘、不寐、胃脘痛、泄泻、呕吐、便秘、食积、胁痛、头痛、眩晕、面瘫、腰腿痛、遗精、阳痿、月经不调、痛经、子宫脱垂、乳痈、乳核、疮疡肿毒、喉痹、牙痛、口疮、疟疾、关节肿痛、跌打损伤、小儿夜啼、厌食、遗尿、流涎等。此外，还可用于防病保健。

目前研究比较深入的是冬病夏治穴位贴敷，又称"三伏灸""三伏贴"。此疗法源于中医学"春夏养阳，秋冬养阴，以从其根"的思想。药物组成以白芥子、延胡索、甘遂、细辛、生姜作为基本处方。主治上，中国针灸学会和中国中医科学院组织牵头的国家"十一五"科技支撑计划"冬病夏治穴位贴敷操作规范研究"课题组重点推荐：①慢性咳嗽、慢性支气管炎、支气管哮喘、慢性阻塞性肺疾病；②变应性鼻炎、慢性鼻窦炎、慢性咽喉炎；③小儿体虚易感冒者，反复呼吸道感染者。近年也有专家探索将其用于骨关节炎等疾病的治疗。

第三节　社区常见健康问题的中医药照顾

一、亚健康状态

（一）亚健康状态的识别

亚健康状态的人群主要表现为易疲劳、体能下降、社会适应能力减退、精神状态不佳、各种身体不适症状等，可持续或间断出现。亚健康状态的表现是多种多样的，可分为躯体、心理、社会交往能力等方面的不适。①躯体症状，表现有疲乏无力、肌肉及关节酸痛、头昏头痛、心悸胸闷、睡眠紊乱、食欲不振、脘腹不适、便溏便秘、性功能减退、怕冷怕热、易于感冒、眼部干涩等；②心理症状，可表现为情绪低落、心烦意乱、焦躁不安、急躁易怒、恐惧胆怯、记忆力下降、注意力不能集中、精力不足、反应迟钝等;③社会交往能力下降,如表现为人际关系不协调、人际交往频率降低或人际关系紧张等,不能较好地承担相应的社会角色,工作、学习困难,不能正常地处理好人际关系、家庭关系,难以进行正常的社会交往等。

上述 3 条中的任何 1 条持续发作 3 个月以上,并且经系统检查排除可能导致上述表现的疾病者,目前可分别被判断为处于躯体亚健康、心理亚健康、社会交往亚健康状态。

（二）亚健康状态的预防

预防工作是社区全科医师工作的重点。预防亚健康的发生有以下几方面措施。

1. 保持良好的心理状态 亚健康多由过度紧张和压力过大造成。各种诱发因素引起脑应激疲劳和认知功能下降、生物节律受到破坏、睡眠质量下降、免疫功能下降,导致疾病的发生机会增加,因此要正确地看待压力,学会放松,调节心理,维护心理平衡,让自我从紧张疲劳中解脱出来;树立切实可行的目标,防止由于自我期望值过高、无法实现而导致心理压力。

2. 改变不良生活方式 高盐、高脂和高热量饮食,大量吸烟和饮酒及久坐不运动均是造成亚健康的常见原因。因此,应保证营养均衡,合理膳食,戒烟限酒,控制能量摄入,荤素搭配合理,加强膳食纤维的摄入,保持大便通畅,适量运动,培养兴趣爱好,增加户外活动,保证充足的睡眠。

3. 适当休息 感到疲劳时,要适当休息,充分放松,远离环境污染。

（三）亚健康状态的中医体质辨识与调节

中医学认为,体质是指人类个体生命过程中,在先天遗传和后天获得的基础上所形成的形态结构、生理功能和心理状态等方面综合的、相对稳定的固有特性。在生理上表现为功能、代谢以及对自然社会环境的适应能力等方面的个体差异,在病理上表现为对某些致病因素的易罹性和病理过程中疾病发展的倾向性。而亚健康状态的形成,往往与中医体质尤其是病理性体质密切相关。病理性体质的形成多是机体在某些致病因素作用下,产生了阴阳偏盛偏衰或气血亏损,或气血瘀滞,或有某些病理性产物的积聚,导致机体对某种致病因素的易感性。因此,机体在受到致病因素刺激后,是否形成亚健康状态,形成后能否发病,能否自行向愈,很大程度上取决于体质类型。对于亚健康状态的个体进行中医体质辨识并调节,可以在一定程度上改善亚健康状态或预防疾病的发生。

依据中华中医药学会《中医体质分类与判定》标准,可将体质分为以下 9 种基本类型,除平和质外,均常表现为亚健康状态。

1. 平和质

（1）总体特征:阴阳气血调和,以体态适中、面色红润、精力充沛等为主要特征。①形体特征:体形匀称健壮。②常见表现:面色、肤色润泽,头发稠密有光泽,目光有神,嗅觉通利,唇色红润,精力充沛,耐受寒热,睡眠良好,胃纳佳,二便正常,舌色淡红,苔薄白,脉和缓有力。③心理特征:性格随和开朗。④发病倾向:平素患病较少。⑤对外界环境适应能力:对自然环境和社会环境适应能力较强。

（2）调节:饮食有节制,劳逸适度,避免不良生活习惯。

2. 气虚质

（1）总体特征:元气不足,以疲乏、气短、自汗等气虚表现为主要特征。①形体

195

特征：肌肉松软不实。②常见表现：平素语音低弱，气短懒言，容易疲乏，精神不振，易出汗，舌淡红，舌边有齿痕，脉弱。③心理特征：性格内向，不喜欢冒险。④发病倾向：平素体质虚弱，易患感冒；易患内脏下垂、虚劳等病；病后康复缓慢。⑤对外界环境适应能力：不耐受寒邪、风邪、暑邪、湿邪。

（2）调节：多食用具有益气健脾作用的食物，如山药、白扁豆等；起居方面谨避风寒，不要过劳；药物调治方面，可适当服用六君子丸、玉屏风合剂等。

3. 阳虚质

（1）总体特征：阳气不足，以畏寒怕冷、手足不温等虚寒表现为主要特征。①形体特征：多形体白胖，肌肉不健壮。②常见表现：平素畏冷，手足不温，喜热饮食，精神不振，舌淡胖嫩，脉沉迟。③心理特征：性格多沉静、内向。④发病倾向：易患痰饮、肿胀、泄泻等病；发病多为寒证，感邪易从寒化。⑤对外界环境适应能力：耐夏不耐冬；易感风、寒、湿邪。

（2）调节：饮食方面忌食生冷，平时可多食牛肉、羊肉等温阳之品；起居方面注意保暖；药物调治方面，可平和补阳，如适当服用理中丸等。

4. 阴虚质

（1）总体特征：阴液亏少，以口燥咽干、手足心热等虚热表现为主要特征。①形体特征：体形偏瘦。②常见表现：手足心热，口燥咽干，鼻微干，口渴喜冷饮，大便干燥，舌红少津少苔，脉细数。③心理特征：性情急躁，外向好动，活泼。④发病倾向：易患有阴亏燥热的病变，感邪易从热化，易表现为阴亏症状。⑤对外界环境适应能力：耐冬不耐夏；不耐受暑、热、燥邪。

（2）调节：多食水果、鸭肉、银耳、绿豆、冬瓜等甘凉滋润之品，少吃辛辣，少食羊肉、韭菜、辣椒、葵花籽等性温燥烈之品。药物调治方面，可适当服用六味地黄丸等。

5. 痰湿质

（1）总体特征：痰湿凝聚，以形体肥胖、腹部肥满、口黏苔腻等痰湿表现为主要特征。①形体特征：体形肥胖、腹部肥满松软。②常见表现：面部皮肤油脂较多，多汗且黏，胸闷，痰多，容易困倦，口黏腻或甜，喜食肥甘甜黏，舌体胖大，苔腻，脉滑。③心理特征：性格偏温和、稳重，多善于忍耐。④发病倾向：易患消渴、中风、胸痹等病证。⑤对外界环境适应能力：对梅雨季节及潮湿环境适应能力差。

（2）调节：饮食应以清淡为主，可多食冬瓜薏苡仁红豆粥等；起居方面要多运动锻炼；药物调理可服用参苓白术散或香砂养胃丸以健脾祛湿。

6. 湿热质

（1）总体特征：湿热内蕴，以面垢油光、口苦、苔黄腻等湿热表现为主要特征。①形体特征：形体中等或偏瘦。②常见表现：平素面垢油光，易生痤疮，常口苦口干，身重困倦，大便黏滞不畅或燥结，小便短黄，男性易阴囊潮湿，女性易带下增多，舌质偏红，苔黄腻，脉滑数。③心理特征：性格多急躁易怒。④发病倾向：易患疮疖、黄疸、热淋等病证。⑤对外界环境适应能力：对于湿热环境，尤其是夏末秋初之湿热交蒸气候较难适应。

（2）调节：饮食宜清淡，要少甜少酒、少辣少油，可多食赤小豆、绿豆、芹菜、冬瓜、丝瓜、黄瓜、藕等甘寒祛湿之品。药物调理可服用二妙丸、龙胆泻肝丸、清胃黄连丸等以清热祛湿。

7.血瘀质

（1）总体特征：血行不畅，以肤色晦暗、舌质紫暗等血瘀表现为主要特征。①形体特征：胖瘦均见。②常见表现：肤色晦暗，或有色素沉着，容易出现瘀斑，易患疼痛，口唇暗淡，舌暗或有瘀点，舌下络脉紫暗或增粗，脉涩。③心理特征：易急躁、健忘。④发病倾向：易患癥瘕痛证、血证及中风等病。⑤对外界环境适应能力：不耐受寒邪。

（2）调节：少食寒凉、油腻之品，多食山楂、醋、玫瑰花等活血行气之品；宜多运动，可参加各种舞蹈、健身操、徒步走健身活动等；药物调理可服用逍遥丸、血府逐瘀颗粒等以调理气血。

8.气郁质

（1）总体特征：气机郁滞，以神情抑郁、忧虑脆弱等气郁表现为主要特征。①形体特征：形体瘦者为多。②常见表现：神情多抑郁，情感脆弱，常烦闷不乐，舌淡红，苔薄白，脉弦。③心理特征：性格内向不稳定、敏感多疑。④发病倾向：易患郁证、脏躁、百合病、失眠、梅核气等病证。⑤对外界环境适应能力：对精神刺激适应能力较差；不喜欢阴雨天气。

（2）调节：多食黄花菜、海带、山楂、玫瑰花等具有行气、解郁、消食、醒神作用的食物；注意调节情绪，多参加群众性的体育运动项目，学会发泄，勿太敏感；药物调理可服用逍遥丸、舒肝丸等。

9.特禀质

（1）总体特征：先天失常，以生理缺陷、过敏反应等为主要特征。①形体特征：无特殊，或有畸形，或有先天生理缺陷。②常见表现：过敏体质者常见哮喘、风团、咽痒、鼻塞、喷嚏等。③心理特征：因禀质特异情况而不同。④发病倾向：过敏体质者易患哮喘、荨麻疹、花粉症及药物过敏等。⑤对外界环境适应能力：适应能力差，如过敏体质者对过敏季节适应能力差，易引发宿疾。

（2）调节：避免食用或接触过敏物质，少食荞麦（含致敏物质荞麦荧光素）、蚕豆等；居室宜保持室内清洁，被褥、床单要经常洗晒，可防止对尘螨过敏；药物调理可服用益气固表之玉屏风颗粒。

（四）亚健康状态的中医防治

1.亚健康的中医保健　根据中医学理论，亚健康状态的发生是由于先天不足、劳逸失度、起居失常、饮食不当、情志不遂、居处不慎、年老体衰等因素，引起机体阴阳、气血、脏腑、营卫的不平衡现象，可以应用中医学"治未病"的理论指导亚健康的中医药干预。

亚健康者以中医理论为指导进行辨证调摄，可采取以下保健措施。

（1）气功、推拿治疗：气功治疗可通过调畅气机、疏通经络、培养正气、补益元神、平衡阴阳、协调脏腑等作用，使人体精、气、神功能恢复，躯体达到宁静、平和状态。推拿治疗是根据整体观念和辨证施治原则，运用一系列特定手法作用于人体相应穴位或部位，刺激经络和腧穴，通过经络、腧穴的调节作用以促使人体气血流通，调整机体的生理功能，从而增强人体的抗病能力，达到防治亚健康状态的目的。

（2）太极拳：为低强度持续性运动，可扩张周围血管，给心脏以温和的锻炼。太极拳动中取静，要求肌肉放松，"气沉丹田"，有类似气功的作用。

（3）运动干预：运动可以活动肌肉、筋骨、关节，能疏通经络、振奋阳气、畅行气血、增强体质。适量运动是缓解紧张压力，预防和消除疲劳的重要手段，并使人心情舒畅；长期运动可促进新陈代谢，增强体质，是预防亚健康的有效方法之一。

（4）心理疏导与行为指导：对于存有精神心理不适，或社会交往困难的亚健康者，可根据具体情况给予心理疏导或认知行为方面的指导。

2. 亚健康的辨证论治　根据中华中医药学会发布的《亚健康中医临床指南》，亚健康可辨证分为 8 型论治。

【肝气郁结证】

证候：胸胁满闷，喜太息，周身窜痛不适，时发时止，情绪低落和／或急躁易怒，咽喉部异物感，月经不调，痛经，舌苔薄白，脉弦。

治法：疏肝解郁。

代表方：柴胡疏肝散加减。

【肝郁脾虚证】

证候：胸胁满闷，喜太息，周身窜痛不适，时发时止，情绪低落和／或急躁易怒，咽喉部异物感，周身倦怠，神疲乏力，食欲不振，脘腹胀满，便溏不爽，或大便秘结，舌淡红或暗，苔白或腻，脉弦细或弦缓。

治法：疏肝解郁，健脾和胃。

代表方：逍遥散加减。

【心脾两虚证】

证候：心悸胸闷，气短乏力，自汗，头晕头昏，失眠多梦，食欲不振，脘腹胀满，便溏，舌淡苔白，脉细或弱。

治法：补益气血，调养心脾。

代表方：归脾汤加减。

【肝肾阴虚证】

证候：腰膝酸软，疲乏无力，眩晕耳鸣，失眠多梦，烘热汗出，潮热盗汗，月经不调，遗精早泄，舌红少苔，或有裂纹，脉细数。

治法：滋肾养肝。

代表方：杞菊地黄丸加减。

【肺脾气虚证】

证候：胸闷气短，疲乏无力，自汗畏风，易于感冒，食欲不振，腹胀便溏，舌淡，苔白，脉细或弱。

治法：补肺健脾，益气固表。

代表方：玉屏风散加减。

【脾虚湿阻证】

证候：神疲乏力，四肢困重，困倦多寐，食欲不振，腹胀便溏，面色萎黄或白，舌淡苔白腻，脉沉细或缓。

治法：益气健脾，渗湿止泻。

代表方：参苓白术散加减。

【肝郁化火证】

证候：头胀头痛，眩晕耳鸣，胸胁胀满，口苦咽干，失眠多梦，急躁易怒，舌红苔黄，脉弦数。

治法：疏肝泄热。

代表方：丹栀逍遥散合左金丸加减。

【痰热内扰证】

证候：心悸心烦，焦虑不安，失眠多梦，便秘，舌红苔黄腻，脉滑数。

治法：理气化痰，清热泻火。

代表方：温胆汤加减。

3．亚健康的其他治法

（1）心理调节：针对个体情况开展心理疏导与行为指导。对于存有精神心理不适或社会交往困难的亚健康者，可根据具体情况给予心理疏导或认知行为方面的指导。

（2）运动疗法：体育锻炼、有氧健身操、太极拳等。

（3）饮食疗法：根据营养的缺乏情况，给予适当的营养素补充剂、保健食品；根据患者的辨证分型可给予药膳，如偏于肺脾气虚者，可予黄芪党参粥：黄芪 40g、党参 30g、山药 30g、半夏 10g、粳米 150g。黄芪、党参、半夏煎汁去渣代水，与山药、粳米同煮为粥，加入适量白糖，连服数月，有补益脾肺之功。偏于肝郁或肝火亢盛者，可予玫瑰花、金银花泡水代茶饮。

（4）音乐疗法：是通过生理和心理两个方面的途径来治疗疾病。

1）性情急躁的患者宜听节奏慢、让人思考的乐曲，可以调整心绪，克服急躁情绪。

2）悲观、消极的患者宜多听宏伟、粗犷和令人振奋的音乐。

3）记忆力衰退的患者最好常听熟悉的音乐。

4）睡眠差、经期、经前期的人最适宜听抒情音乐。

5）产妇宜多听带有诗情画意、轻松幽雅和抒情性强的古典音乐和轻音乐。

（5）针刺疗法

1）体针：肝火上炎者，取穴风池、行间；痰湿内阻者，取穴丰隆、足三里、三阴交；瘀血内阻、阴虚阳亢者，取穴太溪、肝俞；阴阳两虚者，取穴关元、肾俞。实证针用泻法，虚证针用补法。

2）耳针：取穴皮质下、脑、心、肾、神门、交感、肝、内分泌、眼、心。每次选取 3～4 穴，毫针轻刺激或王不留行贴压，每日 1 次，两耳交替。

（五）亚健康患者的双向转诊

1．转出　亚健康状态是患者在一定时间内出现的机体活力降低、功能和适应能力减退的症状，若症状发生急剧变化，应及时去医院进行疾病排查。

2．转入　患者在经上级医院诊治后诊断明确、治疗方案确定、病情平稳的情况下，可转入社区卫生服务机构进一步治疗。转入后由社区医师对患者进行评估、分类管理。

（六）社区亚健康管理流程

依据《亚健康中医临床指南》，社区医师通过建立和完善居民健康档案，对本社区居民进行评估和分类管理。

1．评估与分类

（1）既往无任何疾病的患者

1）本次经医院测定检验、检查指标在正常范围。

2）本次测定有心理、生理或社会因素的亚健康的发生。

（2）既往曾被其他医院确诊为亚健康的人群

1）心理、生理或社会因素控制理想：症状平稳、用药后无不良反应；原有症状没有进一步发展、控制良好；未出现新的症状。

2）心理、生理或社会因素控制不理想：出现新的症状或原有症状加重。

（3）随访：出现新的症状或原有症状加重，应定期进行跟踪回访，密切关注每位亚健康者的身心健康状况，做到早发现、早预防、早调理、早康复。

2．亚健康的管理　非亚健康的居民，定期测量血压、心率；可疑亚健康的居民，及时复查，必要时建议其到上级医院就诊以明确诊断；已确诊的亚健康患者，纳入社区亚健康病例管理。

（1）既往无亚健康疾病史、本次测定正常者，定期监测，进行生活行为方式指导。

（2）既往被其他医院确诊为亚健康、本次症状减轻者，继续按照原治疗方案执行，满1个月时随访。如本次测定症状加重，则应重新评价并做出处理，并在2周内随访。

1）评价患者是否建立合理的饮食计划，是否保持规律膳食，建议患者尽量少食用高盐、高糖、高油食品。

2）倡导健康生活方式，帮助患者改变不良生活习惯，如戒烟戒酒，坚持适度的体育活动，作息规律，根据个体情况制订每天的锻炼、休息时间，做到劳逸结合；建议保持健康良好的心理状态，不断提高心理素质，培养多方面兴趣，正确对待工作生活的压力，有效缓解紧张情绪；建立良好的社会沟通网络。

3）根据是否出现了新的症状或原有症状加重，确定是否转诊。

（3）随访亚健康患者：目的是最大限度地减少疾病发生，提高患者生活质量。全科医师有接近社区居民、开展随访的便利条件，对随访对象应做以下处理：①健康宣教，普及亚健康的基本知识，使患者懂得健康的生活行为方式，可有效降低疾病的危险性。②建议保持健康良好的心理状态，不断提高心理素质，培养多方面兴趣，正确对待工作生活的压力，有效缓解紧张情绪。若出现新的症状或原有症状加重，应立即复诊。③建立健康档案、填写随访记录、按照健康管理技术要求对患者进行全面体格检查，如有新的症状或原有症状加重，应及时联系转诊。每年随访1次，告知患者及家属下次随访的时间。

二、高血压

高血压（hypertension）是以血压升高为主要临床表现，伴或不伴有多种心血管危险因素的综合征，是多种心、脑血管疾病的重要病因和危险因素，影响心、脑、肾等重要脏器的结构与功能，最终导致其功能衰竭，迄今仍是心血管疾病死亡的主要原因之一。根据病因，临床可分为原发性高血压和继发性高血压。通常提到的高血压一般指原发性高血压。

（一）高血压的识别

1．高血压的诊断（参见《中国高血压防治指南（2018年修订版）》）　在未使用降压药物的情况下，非同日3次测量诊室血压，收缩压（SBP）≥140mmHg和/或舒张压（DBP）≥90mmHg。收缩压≥140mmHg和舒张压＜90mmHg为单纯收缩期高血压。患者既往有高血压史，目前正在使用降压药物，血压虽然低于140/90mmHg，仍应诊断为高血压。

2. 高血压的分级　　根据血压升高水平,又进一步将高血压分为 1 级、2 级和 3 级(表 10-1)。

表 10-1　血压水平分类和定义

类别	收缩压(mmHg)		舒张压(mmHg)
正常血压	<120	和	<80
正常高值	120~139	和/或	80~89
高血压	≥140	和/或	≥90
1 级高血压(轻度)	140~159	和/或	90~99
2 级高血压(中度)	160~179	和/或	100~109
3 级高血压(重度)	≥180	和/或	≥110
单纯收缩期高血压	≥140	和	<90

注:当收缩压与舒张压分属于不同级别时,以较高的分级为准。

3. 高血压的危险分层　　单纯的血压水平并不能完全表明患者的心血管绝对危险水平,因而结合患者血压水平、危险因素、靶器官损害、伴发临床疾病情况,将高血压分为低危、中危、高危和很高危 4 个层次(表 10-2)。影响高血压患者心血管预后的重要危险因素见表 10-3。

表 10-2　血压升高患者心血管风险水平分层

其他心血管危险因素和疾病史	血压(mmHg)			
	SBP 130~139 和/或 DBP 85~89	SBP 140~159 和/或 DBP 90~99	SBP 160~179 和/或 DBP 100~109	SBP≥180 和/或 DBP≥110
无		低危	中危	高危
1~2 个其他危险因素	低危	中危	中/高危	很高危
≥3 个其他危险因素,靶器官损害,或 CKD 3 期,无并发症的糖尿病	中/高危	高危	高危	很高危
临床并发症,或 CKD≥4 期,有并发症的糖尿病	高/很高危	很高危	很高危	很高危

注:CKD,慢性肾脏疾病。

(二)高血压的预防与常用药物治疗

1. 高血压的危险因素

(1)高钠、低钾膳食:人群中,钠盐(氯化钠)摄入量与血压水平和高血压患病率呈正相关,而钾盐摄入量与血压水平呈负相关。

(2)超重和肥胖:人群中体质指数(BMI)与血压水平呈正相关,身体脂肪的分布与高血压发生也有关。腹部脂肪聚集越多,血压水平就越高。

(3)饮酒:过量饮酒是高血压发病的危险因素,人群高血压患病率随饮酒量增加而升高。虽然少量饮酒后短时间内血压会有所下降,但长期少量饮酒可使血压轻度升高;过量饮酒则使血压明显升高。

表 10-3 影响高血压患者心血管预后的重要因素

心血管危险因素	靶器官损害	伴发临床疾病
高血压（1～3 级）	左心室肥厚	脑血管病
男性 > 55 岁；女性 > 65 岁	心电图：Sokolow-Lyon 电压 > 3.8mV 或 Cornell 乘积 >244mV•ms 超声心动图 LVMI：男≥115g/m^2，女≥95g/m^2	脑出血，缺血性脑卒中，短暂性脑缺血发作
吸烟或被动吸烟		心脏疾病
糖耐量受损（2 小时血糖 7.8～11.0mmol/L）和 / 或空腹血糖异常（6.1～6.9mmol/L）		心肌梗死史，心绞痛，冠状动脉血运重建，慢性心力衰竭，心房颤动
	颈动脉超声 IMT≥0.9mm 或动脉粥样斑块	肾脏疾病
血脂异常	颈 - 股动脉脉搏波速度≥12m/s（* 选择使用）	糖尿病肾病
TC≥5.2mmol/L（200mg/dl）或 LDL-C≥3.4mmol/L（130mg/dl）或 HDL-C<1.0mmol/L（40mg/dl）	踝 / 臂血压指数 < 0.9（* 选择使用）	肾功能受损包括 eGFR < 30ml/（min•1.73m^2）血肌酐升高：男性≥133μmol/L（1.5mg/dl）女性≥124μmol/L（1.4mg/dl）蛋白尿（≥300mg/24h）
早发心血管病家族史（一级亲属发病年龄 < 50 岁）	估算的肾小球滤过率降低 [eGFR 30～59ml/（min•1.73m^2）] 或血清肌酐轻度升高：男性 115～133μmol/L（1.3～1.5mg/dl）	
腹型肥胖（腰围：男性≥90cm，女性≥85cm）或肥胖（BMI≥28）	女性 107～124μmol/L（1.2～1.4mg/dl）	外周血管疾病
高同型半胱氨酸血症（≥15μmol/L）		视网膜病变
	微量白蛋白尿：30～300mg/24h 或白蛋白 / 肌酐比：≥30mg/g（3.5mg/mmol）	出血或渗出，视乳头水肿
		糖尿病
		新诊断：空腹血糖：≥7.0mmol/L（126mg/dl），餐后血糖：≥11.1mmol/L（200mg/dl）已治疗但未控制：糖化血红蛋白（HbA1c）：≥6.5%

注：TC：总胆固醇；LDL-C：低密度脂蛋白胆固醇；HDL-C：高密度脂蛋白胆固醇；LVMI：左心室重量指数；IMT：颈动脉内膜中层厚度；BMI：体质指数。

（4）精神紧张：长期精神过度紧张也是高血压发病的危险因素。长期从事高度精神紧张工作的人群高血压患病率增加。

（5）其他危险因素：高血压发病的其他危险因素包括缺乏体力活动等。

2. 高血压的预防 开展人群高血压筛查，建立 35 岁以上人群首诊测血压制度，提高高血压筛查和高血压早诊早治的比例。积极开展社区健康教育，提高社区高血压患者的高血压知晓率和行为改变率，增强高血压患者自我管理的意识和效果，降低高危人群中的危险因素水平。

（1）一级预防：主要是针对高危人群和整个社区服务的范围所采取的措施，也是预防疾病的根本手段。

1）调整心理：改变行为方式，培养对自然环境和社会的良好适应能力，避免惊恐、过度紧张、焦虑、易怒等不良情绪，可避免神经内分泌功能紊乱，防止小动脉痉挛，从而维持稳定的血压。

2）合理膳食：①限制钠盐，增补钾盐。提供定量盐勺，WHO 建议成人每日盐的摄入量应小于 6g，适当减少钠盐的摄入量，可减少体内的钠水潴留，有助于降低血压。提倡摄入含钾、钙丰富而含钠低的食物，如土豆、茄子、海带、莴笋、牛奶、酸牛奶、虾皮等。②控制能量的摄入，防止体重超标。③限制脂肪的摄入，适量增加蛋白质摄入量。正常成人每日蛋白质的摄入量不少于每千克体重 1g。增加含蛋白质较高而脂肪较少的鱼类、禽类的摄入。④多吃新鲜蔬菜、水果。

3）适量运动：指导高血压人群进行规律运动（每周 3～5 天、每天不少于 30 分钟），帮助患者选择适宜的运动方式和运动强度。最好是有氧运动，如散步、慢跑、太极拳、骑自行车和游泳等。

4）戒烟限酒：吸烟是心脑血管病的主要危险因素。应大力宣传吸烟的危害，未患高血压者，戒烟可预防其发生；已患高血压者，戒烟有利于降压。大量饮酒会导致动脉硬化，加重高血压；饮少量红酒对人体是有益的。

（2）二级预防：二级预防是针对高血压患者采取的，以阻止或延缓高血压发展为目的的措施。强调"三早"，即早发现、早诊断和早治疗，防止和减缓高血压进展。

高血压起病隐匿，进展缓慢，早期可无症状，约有 20% 患者在体格检查时才发现血压升高。所以，要加强对社区居民的卫生宣传和教育，提高自我检查、早期发现、及时就诊的意识。高血压的检查只能依靠血压测量，一般建议 3～20 岁的人群每年测量一次血压；25 岁以上的成年人每次就诊时均应测量血压；收缩压、舒张压接近临界值的人，应适当增加测量血压的次数；已患高血压的患者，无论采取药物治疗或非药物治疗，都要经常测量血压，动态掌握血压情况；有高血压家族史的高危人群，每年至少测量 2～4 次。

（3）三级预防：三级预防是针对高血压重症的抢救，预防其并发症的产生和死亡。引导高血压患者注意饮食，坚持服药，定期到上级医院检查，并持之以恒。一经确诊为高血压重症，要予以必要的处理，在保证患者安全的情况下及时转诊。

3．高血压的常用药物　常用降压药物包括血管紧张素转化酶抑制剂（ACEI）、血管紧张素Ⅱ受体阻滞剂（ARB）、β 受体阻滞剂、钙通道阻滞剂（CCB）、利尿剂、α 受体阻滞剂等，以及由上述药物组成的固定配比的复方制剂。

（三）社区高血压的中医照顾

1．高血压的中医保健　高血压与中医"眩晕"相似，根据相关临床症状亦可归属于"头痛""中风"等范畴。中医学认为，眩晕主要与情志失调、饮食不节、久病劳伤、先天禀赋不足等因素有关，病位在心、肝、脾、肾，基本病性为本虚标实，肝肾阴虚为本，肝阳上亢、痰浊内蕴为标。

高血压患者可采取以下保健措施：

（1）气功疗法：以松静功为主，要领是"体松、心静、气沉"。体质较佳者可练站桩功，较差者以坐位练功。

（2）太极拳：为低强度持续性运动，可扩张周围血管，给心脏以温和的锻炼。太极拳动中取静，要求肌肉放松，"气沉丹田"，有类似气功的作用。

（3）医疗体操：练习太极拳有困难者可教以舒展放松、配合呼吸的体操，可采用太极拳的模拟动作,分节进行。

(4)按摩或自我按摩:按揉风池、太阳及耳穴,掐内关、神门、合谷、足三里,可助降压和消除症状。

2. 高血压的辨证论治　参考 2008 年中华中医药学会发布的《中医内科常见病诊疗指南》,高血压可辨证为 7 型论治。

【肝火上炎证】

证候:以头晕胀痛、面红目赤、烦躁易怒为主症,兼见耳鸣、胁痛口苦、便秘、溲黄等症,舌红苔黄,脉弦数。

治法:清肝泻火。

代表方:龙胆泻肝汤加减。

【痰湿内阻证】

证候:以头重如裹为主症,兼见胸脘痞闷、纳呆恶心、呕吐痰涎、身重困倦、少食多寐等症,苔腻,脉滑。

治法:化痰祛湿,和胃降浊。

代表方:半夏白术天麻汤加减。

【瘀血内阻证】

证候:以头痛如刺、痛有定处为主症,兼见胸闷心悸、手足麻木、夜间尤甚等症,舌质暗,脉弦涩。

治法:活血化瘀。

代表方:通窍活血汤加减。

【阴虚阳亢证】

证候:以眩晕、耳鸣、腰酸膝软、五心烦热为主症,兼见头重脚轻、口燥咽干、两目干涩等症,舌红,少苔,脉细数。

治法:平肝潜阳,清火息风。

代表方:天麻钩藤饮加减。

【肾精不足证】

证候:以心烦不寐、耳鸣腰酸为主症,兼见心悸健忘、失眠梦遗、口干口渴等症,舌红,脉细数。

治法:滋养肝肾,益精填髓。

代表方:左归丸加减。

【气血两虚证】

证候:以眩晕时作、短气乏力、口干心烦为主症,兼见面白、自汗或盗汗、心悸失眠、纳呆、腹胀便溏等症,舌淡,脉细。

治法:补益气血,调养心脾。

代表方:归脾汤加减。

【冲任失调证】

证候:妇女月经来潮或围绝经期前后出现头痛、头晕等主症,兼见心烦、失眠、胁痛、全身不适等症,血压波动,舌淡,脉弦细。

治法:调摄冲任。

代表方:二仙汤加减。

3．高血压的其他治法

（1）心理调节：一些高血压患者多在发现自己的血压升高后，思想负担总会变重，心情紧张，情绪很不稳定，整天忧心忡忡；一些高血压患者有强烈的竞争意识，易紧张，好冲动，情绪不稳、心理压力较大。针对此类个体情况应开展心理疏导与行为指导，改变生活认识，不要总跟比自己强的人比，做事留有余地，培养业余爱好，不断增加生活情趣，寄情于花草树木，都有助于缓解心理压力。

（2）运动疗法：体育锻炼、太极拳。适量的体力活动、锻炼有助于高血压人群保持血压平稳。但要注意的是，每个参加运动的人特别是中老年人在运动前进行身体状况评估，以决定运动种类、强度、频度和持续运动时间，具体运动应包括有氧、伸展及增强肌力练习3类，具体项目可选择步行、慢跑、有氧健身操、太极拳、门球等。

（3）饮食疗法：根据患者的辨证分型可给予药膳或代茶饮。常用的代茶饮药物有杭白菊、钩藤、生山楂、决明子、荷叶、玉米须、葛根、槐花。芹菜性甘、凉，对肝阳上亢的高血压患者有降低和平稳血压作用。例如：阴虚阳亢证者，可取菊花适量，加沸水浸泡后代茶饮；肾精不足者，可取枸杞、胡桃肉、黑芝麻，加沸水浸泡后代茶饮。

（4）中药泡脚：肝阳上亢的高血压患者可用钩藤、夏枯草、桑叶、菊花煎煮后取汁3 000ml泡脚。泡脚水的温度以30～38℃为宜，泡洗过程中宜对脚部进行适当按摩。

（5）音乐疗法：治疗高血压，选用情调悠然、节奏徐缓、旋律清逸、风格高雅、词曲隽永的古曲或轻音乐。

（6）针刺疗法：针灸对高血压有一定疗效，可采用体针或耳针疗法。

1）体针：主穴百会、曲池、合谷、太冲、三阴交。肝火上炎者，加风池、行间；痰湿内阻者，加丰隆、足三里；瘀血内阻者，加血海、膈俞；阴虚阳亢者，加太溪、肝俞；肾精不足者，加关元、肾俞。实证针用泻法，虚证针用补法。

2）耳针：取穴皮质下、降压沟、脑、心、肾、神门、交感、肝、内分泌、眼。每次选取3～4穴，毫针轻刺激或王不留行贴压，每日1次，两耳交替。

（四）社区高血压患者的双向转诊

1．转出　依据《中国高血压基层管理指南（2014年修订版）》，全科医师对危重症高血压患者进行急救后，应根据病情不同而合理地转往最近、适合的上级医院，以便进一步检查及治疗。社区高血压患者的转诊分为紧急转诊和一般转诊。

（1）紧急转诊

1）转诊指征：①收缩压≥210mmHg和/或舒张压≥120mmHg；②中青年高血压患者血压骤然升高，舒张压≥130mmHg，头痛、视力减退、视网膜出血渗出和视盘水肿；③高血压患者短暂收缩压急剧升高，出现剧烈头痛、心悸、气急、烦躁、恶心、呕吐、面色苍白或潮红、视力模糊等症状者；④高血压患者出现头痛、呕吐、意识障碍或烦躁、一过性失明、失语、偏瘫等症状者。

2）高血压危重症的处理：对高血压危重症患者，要在吸氧、监护和必要处理的前提下，用救护车转至上级医院的急诊科进一步诊治。

迅速降压：静脉给药，迅速使血压降至160/100mmHg以下。可选用硝普钠50～100mg加入5%葡萄糖注射液500ml中静脉滴注，注意避光，10μg/min；或硝酸甘油25mg加入5%葡萄糖注射液500ml中，以5～10μg/min静脉滴注；或静脉注射乌拉地尔25mg；或乌拉地尔50～100mg加入0.9%氯化钠注射液100ml中静脉滴注；或

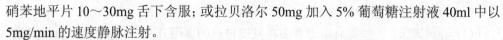

硝苯地平片 10～30mg 舌下含服；或拉贝洛尔 50mg 加入 5% 葡萄糖注射液 40ml 中以 5mg/min 的速度静脉注射。

降低颅内压：呋塞米 20～80mg 静脉注射或 20% 甘露醇 250ml，静脉滴注。

制止抽搐：地西泮注射液 10～20mg 缓慢静脉推注或苯巴比妥注射液 0.1～0.2mg 肌内注射。

（2）一般转诊：社区卫生机构需上级医院对患者病情重新作出诊断及治疗建议。

转诊指征：①规律用药治疗，随访 2 次，血压未能达标；②以往血压控制理想，再度出现血压升高时，经降压治疗难以控制；③血压波动大，临床处理后疗效不明显；④患者服用降压药物出现不良反应，经调整药物仍不能改善；⑤在随访的过程中出现了新的靶器官损害，需进一步明确诊断者。

2. 转入　经上级医院诊治，患者诊断明确、治疗方案确定、病情平稳，转入社区卫生服务机构进一步治疗。转入后由社区医师对患者进行评估，分类管理。

（五）社区高血压管理流程

依据《中国高血压基层管理指南（2014 年修订版）》，社区医师通过建立和完善居民健康档案，对本社区居民进行评估和分类管理。

1. 评估与分类

（1）既往未被确诊为高血压的患者

1）本次测定血压在正常范围。

2）本次测定血压高于正常，高血压分级在 1、2 级，无危险因素，或 1～2 个危险因素。

（2）既往曾被其他医院确诊为高血压的患者

1）血压控制理想：即收缩压 <140mmHg，且舒张压 <90mmHg。患者病情平稳，用药后无不良反应；原有并发症没有进一步发展，控制良好；未发现新的并发症。

2）血压控制不理想：属于高血压 1、2 级，经降压药物治疗，收缩压≥140mmHg 或舒张压≥90mmHg。又分为：有 3 个或 3 个以上危险因素或糖尿病，或靶器官损害；无并发症和无用药后不良反应；有药物不良反应；出现新的并发症或原有并发症加重。

（3）随访：主要针对高血压 1、2 级，有 3 个以上危险因素，或糖尿病，或靶器官损害，有并发症的高危、极高危患者。

2. 高血压的管理　未患高血压的居民，定期测量血压；可疑高血压的居民，及时复查，必要时建议其到上级医院就诊以明确诊断；已确诊的高血压患者，纳入社区高血压病例管理。

（1）既往无高血压，本次血压测定正常者，定期监测，进行生活行为方式指导；本次血压测定高于正常者，3 天内复查，若仍高则转往上级医院确诊。若确诊为原发性高血压，则纳入社区高血压病例管理；若未确诊则告知其每 3 个月至少监测血压 1 次。

（2）既往被其他医院确诊为高血压，本次血压达标者，继续按照原治疗方案执行，满 1 个月时随访。如本次测定血压未达标，则应重新评价做出处理，并 2 周内随访。

1）根据是否规律用药，判断药效，调换不同类降压药物，或调整剂量。

2）根据是否出现难以耐受的不良反应，调换不同类降压药。

3）根据是否出现了新的并发症或原有并发症加重，确定是否转诊。

（3）随访高血压患者：目的是最大限度地减少心脑血管及肾脏并发症，降低病死率和病残率,提高患者生活质量。全科医师有接近社区居民、开展随访的便利条件,对随访对象应做以下处理:①健康宣教,普及高血压的基本知识,使患者懂得健康的生活行为方式,可有效降低血压,并使心血管疾病的危险性降低。②告知患者及家属高血压危重症的常见症状,如剧烈头痛、恶心呕吐、视物模糊、心前区闷痛、心悸怔忡、肢体麻木或水肿等。若有此类症状应立即复诊。③建立健康档案,填写随访记录,按照中老年健康管理技术要求对患者进行全面体格检查,如有新的并发症或原有并发症加重,应及时联系转诊。④有合并症者,按照相关疾病诊疗规范处理。⑤每年随访 1 次,告知患者及家属下次随访的时间。

三、冠心病

冠状动脉粥样硬化性心脏病(coronary atherosclerotic heart disease)是指因冠状动脉粥样硬化使血管腔狭窄、阻塞,或 / 和冠状动脉痉挛导致心肌缺血缺氧或坏死而引起的心脏病,统称冠状动脉性心脏病(coronary artery heart disease,CHD),简称冠心病。

(一)冠心病的识别

1. 冠心病的分类　1979 年,WHO 将冠心病分为无症状性心肌缺血、心绞痛、心肌梗死、缺血性心肌病和猝死 5 型,目前仍沿用。

近年来,临床医学家趋于将本病分为急性冠脉综合征(acute coronary syndrome,ACS)和慢性冠脉病(chronic coronary artery disease,CAD)。慢性冠脉病包括稳定型心绞痛、冠脉正常的心绞痛(如 X 综合征)、无症状性心肌缺血和缺血性心力衰竭(缺血性心肌病)。急性冠脉综合征包括不稳定型心绞痛(unstable angina pectoris,UAP)、非 ST 段抬高心肌梗死(non-ST segment elevation myocardial infarction,NSTEMI)和 ST 段抬高心肌梗死(ST segment elevation myocardial infarction,STEMI),也有将冠心病猝死包括在内者。UAP、NSTEMI、STEMI 这三种疾病的共同病理基础均为不稳定粥样斑块,故统称 ACS。

2. 心绞痛

(1)症状特点:典型心绞痛有以下 5 个特点:①部位:疼痛主要位于胸骨后及心前区。②性质:胸痛常为压迫、憋闷或紧缩感,也可有烧灼感,偶可伴濒死感、恐惧。发作时常迫使患者停止原来活动,直至症状缓解。③诱因:发作常由劳累、情绪激动所诱发,受寒或饱餐、吸烟、心动过速、休克等亦可诱发。④持续时间:疼痛出现后常逐步加重,历时短暂,一般为 1~5 分钟,很少超过 15 分钟。⑤缓解方法:去除诱因、休息、含服硝酸甘油(1~2 分钟,偶至 5 分钟)后可迅速缓解。

按指南分为稳定型心绞痛和不稳定型心绞痛:

1)稳定型心绞痛:①部位:典型的心绞痛部位是在胸骨后或左前胸,范围常不局限,可以放射到颈部、咽部、颌部、上腹部、肩背部、左臂及左手指内侧,也可以放射至其他部位。心绞痛还可以发生在胸部以外如上腹部、咽部、颈部等。②性质:常呈紧缩感、绞榨感、压迫感、烧灼感、胸憋、胸闷或有窒息感、沉重感,有的患者只述为胸部不适,主观感觉个体差异较大,但一般不会是针刺样疼痛。③持续时间:呈阵发性发作,持续数分钟,一般不会超过 10 分钟,也不会转瞬即逝或持续数小时。④诱发因素及缓解方式:慢性稳定型心绞痛的发作与劳力或情绪激动有关,停下休息即可

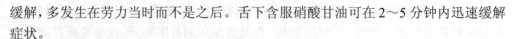

缓解，多发生在劳力当时而不是之后。舌下含服硝酸甘油可在 2～5 分钟内迅速缓解症状。

2）不稳定型心绞痛：①静息性心绞痛：心绞痛发作在休息时，并且持续时间通常在 20 分钟以上；②初发心绞痛：1 个月内新发心绞痛，可表现为自发性发作与劳力性发作并存，疼痛分级在Ⅲ级以上；③恶化劳力性心绞痛：既往有心绞痛病史，近 1 个月内心绞痛恶化加重，发作次数频繁、时间延长或痛阈降低（心绞痛分级至少增加 1 级，或至少达到Ⅲ级）；④变异型心绞痛：特点是一过性 ST 段抬高，多数自行缓解，不演变为心肌梗死，但少数可演变成心肌梗死。

（2）辅助检查

1）心电图发现心肌缺血是诊断心绞痛最常用的检查方法：①心绞痛发作时心电图对明确心绞痛诊断有较大帮助：大多数患者可出现典型的缺血性改变，即以 R 波为主的导联中，出现 ST 段压低≥0.1mV，有时出现 T 波倒置，发作缓解后恢复。平时有 T 波持续倒置的患者，发作时可变为直立，即所谓"假性正常化"。变异型心绞痛发作时可见相关导联 ST 段抬高，缓解后恢复。②静息心电图：约半数心绞痛患者在正常范围，部分患者可有 ST 段下移及 T 波倒置，可有陈旧性心肌梗死的改变，也可出现各种心律失常。③心电图运动负荷试验：无发作时心电图和静息心电图无改变的患者可考虑做心电图运动负荷试验以激发心肌缺血性改变。通常使用分级踏板或蹬车运动。心电图改变主要以 ST 段水平型或下斜型压低≥0.1mV（J 点后 60～80ms）持续 2 分钟作为阳性标准。心肌梗死急性期、有不稳定型心绞痛、明显心力衰竭、严重心律失常或急性疾病者，禁做运动试验。④心电图连续监测：连续记录 24 小时心电图（动态心电图），可从中发现 ST-T 改变和各种心律失常，出现时间可与患者的症状和活动状态相对照。心电图中显示缺血性 ST-T 改变而当时并无心绞痛者，称为无痛性心肌缺血。

2）冠状动脉造影对冠心病具有确诊价值，可使左、右冠状动脉及其主要分支清楚地显影，可发现狭窄性病变的部位并估计其程度。一般认为，管腔直径狭窄 70%～75% 以上会严重影响血供，50%～70% 者也具有一定意义。

3）超声心动图可探测到缺血区心室壁的运动异常，冠状动脉内超声显像可显示血管壁的粥样硬化病变。

4）放射性核素检查：①做放射性核素心肌显像时，心肌摄取显像剂的量在一定条件下与冠状动脉血流成正比，静脉注射核素后，进行心肌显像，可见到可逆性灌注缺损，提示相关心肌缺血，而心肌梗死则表现为缺损持续存在。运动负荷或者药物负荷试验（常用双嘧达莫、腺苷或多巴酚丁胺）有助于检出静息时无缺血表现的患者。②放射性核素心腔造影应用 ^{99m}Tc 进行体内红细胞标记，使心腔内血池显影，可测定左心室射血分数及显示室壁局部运动障碍。③正电子发射断层显像（PET）利用发射正电子的核素示踪剂如 ^{18}F、^{11}C、^{13}N 等进行心肌显像，具有更高的分辨率和探测效率，可准确定量评估心肌活力。

3．心肌梗死

（1）症状特点

1）疼痛：常为心肌梗死中最早出现和最突出的症状。疼痛部位和性质与心绞痛相似，但多无明显诱因，常发生于清晨、安静时，程度更剧烈，持续时间较长，可达数小时或数天。

2）全身症状：主要是发热，伴有心动过速、白细胞计数增高和红细胞沉降率增快等，由坏死物质吸收所致。

3）胃肠道症状：约 1/3 有疼痛的患者，在发病早期伴有恶心、呕吐和上腹胀痛，与迷走神经受坏死心肌刺激和心排血量降低致组织灌注不足等有关。

4）心律失常：见于 75%～95% 以上的患者，多发生于起病后 1～2 周内，尤其 24 小时内，以室性心律失常最多，其中心室颤动是急性期引起死亡的主要原因之一。

5）低血压和休克。

6）心力衰竭：主要是急性左心衰，可在起病最初几天内发生或疼痛、休克好转阶段出现。

（2）辅助检查

1）白细胞与红细胞沉降率：起病 24～48 小时后，白细胞计数可增至（10.0～20.0）×10^9/L 以上，中性粒细胞计数大多增至（0.75～0.9）×10^9/L，嗜酸性粒细胞的绝对计数减少或消失；红细胞沉降率增快，均可持续 1～3 周。

2）血清心肌坏死标志物：常检测的标志物有肌红蛋白、肌钙蛋白 I（cTnI）或 T（cTnT）、肌酸激酶同工酶（CK-MB）、肌酸激酶（CK）、天冬氨酸转氨酶（AST）、乳酸脱氢酶（LDH）等。肌红蛋白出现最早，也十分敏感，持续时间短，若其水平再次升高可用于梗死延展或再梗死的判定，缺点是特异性不很强。cTnT 和 cTnI 特异性很高，但出现稍迟，若症状出现后 6 小时内测定为阴性者，6 小时后应再次复查，其另一缺点是持续时间长，对判断是否有新的再梗死不利。CK-MB 虽不如 cTnT、cTnI 敏感，但对早期（<4 小时）心肌梗死的诊断有较重要的价值，其升高程度能较准确地反映梗死的范围，其高峰时间是否提前有助于判断溶栓是否再通。

3）心电图检查

特征性变化：①宽而深的 Q 波（病理性 Q 波）或 QS 波，反映心肌坏死；② ST 段抬高，反映心肌损伤；③ T 波倒置，反映心肌缺血。

动态变化：①超急期：起病数小时内，可无异常，或出现异常高大两肢不对称的 T 波。②急性期：数小时后，ST 段弓背向上型抬高，与直立的 T 波连接，形成单相曲线。数小时至 2 日内出现病理性 Q 波，同时 R 波减低，Q 波在 3～4 天内稳定不变。③亚急性期：ST 段抬高持续数日至 2 周左右，逐渐回到基线水平。T 波则变为平坦或逐渐倒置。Q 波留存。④慢性期：数周至数月后，T 波倒置呈两肢对称型，可永久存在，也可在数月至数年内逐渐恢复。多数患者 Q 波永久存在。

心肌梗死定位诊断见表 10-4。

4）超声心动图检查：二维、M 型和多普勒超声心动图可检出梗死部位、室壁厚度变薄和运动异常，对室壁瘤的诊断尤有价值。

5）放射性核素检查：静脉注射锝（^{99m}Tc）焦磷酸盐，因其可与坏死心肌细胞中的钙离子结合，可进行"热点"成像，有助于急性期的定位诊断。用 ^{201}Tl 或 ^{99m}Tc-MIBI 可进行"冷点"扫描，适用于慢性期陈旧性心肌梗死的诊断。用放射性核素心腔造影可观察心室壁的运动和左心室的射血分数，有助于判断心室功能、诊断室壁运动失调和心室壁瘤。用 PET 可观察心肌的代谢变化，判断存活心肌。

6）冠脉造影：可发现梗死相关血管并进行血管再通、血运重建治疗。

表10-4 心肌梗死定位诊断

	前间壁	前壁	前侧壁	广泛前壁	下壁
V₁	+			+	
V₂	+			+	
V₃	+	+		+	
V₄		+		+	
V₅		+	+		
V₆		+	+		
AVL			+	+	
AVF					+
I			+	+	
II					+
III					+

（二）冠心病的预防与常用药物治疗

1. 冠心病的危险因素 年龄和性别（45岁以上的男性，55岁以上或者绝经后的女性）、家族史（父兄在55岁以前，母亲/姐妹在65岁前死于心脏病）、血脂异常[低密度脂蛋白胆固醇（LDL-C）过高，高密度脂蛋白胆固醇（HDL-C）过低]、高血压、糖尿病、吸烟、超重、肥胖、痛风、不运动等。

2. 冠心病的预防

（1）一级预防：对冠心病危险因素的早期发现和早期干预，是降低其发病的关键。血压水平＜140/90mmHg时，可明显减少冠心病的发生；有糖尿病和肾病的高血压患者，降压目标以＜130/80mmHg为宜；血糖控制在接近正常的水平，糖化血红蛋白应＜6.5%；调脂以降低LDL-C为治疗的首要目标，目标值为＜2.59mmol/L（100mg/dl），具有多种危险因素的极高危患者应＜1.81mmol/L（70mg/dl）；戒烟限酒，合理膳食，控制体重，适当增加体育活动等。

（2）二级预防：已有冠心病及心肌梗死病史者，应预防再次梗死及其他心血管事件，为冠心病二级预防。二级预防应全面综合考虑，为便于记忆可归纳为A、B、C、D、E五个方面：

1）A antiplatelet 抗血小板聚集

anti-anginals 抗心绞痛，硝酸类制剂

ACEI/ARB 抑制心室重塑，血管紧张素转化酶抑制剂，血管紧张素Ⅱ受体阻滞剂

2）B beta-blocker β受体阻滞剂

blood pressure control 控制血压

3）C cholesterol lowering 控制血脂水平

cigarettes quiting 戒烟

4）D diet control 控制饮食

diabetes treatment 治疗糖尿病

5）E education 普及有关冠心病的教育，包括患者及家属

Exercise 鼓励有计划的、适当的运动锻炼

（3）三级预防：针对心肌梗死患者的治疗。急性期1周以内应卧床休息，并心电、血压监护，保持心情平静，开始一般应进流质食物，保持大便通畅；病情平稳后，可引导患者循序渐进地进行运动；病后应戒烟酒，调节饮食，避免膏粱厚味。

（4）心脏康复：近年提倡急性心肌梗死恢复后，进行康复治疗，逐步做适当的体育锻炼。为心肌梗死／冠心病患者进行药物、饮食、运动、心理、生活习惯、社会能力等方面的系统评估，制订相应处方，促进患者身体、心理和社会能力的恢复，改善预后。

3. 冠心病的常用药物　冠心病常用药物包括改善症状药物及改善预后药物。预防和缓解心绞痛症状的药物包括硝酸酯类、β受体阻滞剂、非二氢吡啶类钙通道阻滞剂。改善冠心病预后的药物包括抗血小板药物、血管紧张素转化酶抑制剂（ACEI）、血管紧张素Ⅱ受体阻滞剂（ARB）、β受体阻滞剂、他汀类降脂药物。其他药物还包括针对控制血压、血糖等危险因素药物，以及治疗相关并发症的药物等。

（三）社区冠心病的中医照顾

1. 冠心病的中医保健　冠心病归属于中医"胸痹心痛""厥心痛"（心绞痛）和"真心痛"（心肌梗死）的范畴。中医认为，冠心病的病因有年老体虚、饮食不当、情志失调、寒邪内侵等。主要病机为心脉痹阻，病位以心为主，属本虚标实证。本虚以脏腑气血阴阳亏虚、功能失调为主，主要包括气、血、阴、阳之虚；标实则以血瘀、痰浊、气滞、寒凝等痹遏胸阳、阻滞心脉为主。心脉不通或心脉失荣，则胸部疼痛不适。

冠心病患者可采取以下保健措施：慎起居、节饮食、避风寒、调情志等。饮食宜清淡，多食瓜果蔬菜，保持大便通畅，避免过食肥甘厚味及嗜烟酗酒；生活应规律，注意劳逸适度，坚持适量体育锻炼，如打太极拳、散步、慢跑、游泳等；保持心情舒畅，情绪稳定，避免情志过极。

2. 冠心病的辨证论治　冠心病是急、危、重症，故其发作首先要救急，中医当急则治标、缓则治本，治标时分秒必争，缓则治本，根据辨证分型的不同，辨证论治。标要分清阴寒、痰浊、血瘀、气滞；本要分清气、血、阴、阳亏虚。祛邪治标常以芳香温通，通阳，活血化瘀，宣痹涤痰为主；扶正固本常以益气养阴，温阳补气，养血滋阴，补益肝肾等为法。总的不外"补、通"二义。临床根据症状表现分清虚实、标本、缓急，辨证遣方用药。

参考2008年中华中医药学会发布的《中医内科常见病诊疗指南》及2002年《中药新药临床研究指导原则（试行）》，冠心病心绞痛辨证可分为6型论治。

【气虚血瘀证】

证候：心胸隐痛，心悸气短，动则益甚，伴倦怠乏力，声息低微，或心胸刺痛，痛有定处，甚则心痛彻背，背痛彻心，或痛引肩背，伴有胸闷。舌体胖，有齿痕，舌质紫暗，或有瘀斑，苔薄，脉弦涩或细弱。

治法：益气活血，通络止痛。

代表方：补阳还五汤。

【气滞血瘀证】

证候：心胸满闷，隐痛阵发，痛有定处，时欲太息，遇情志不遂时容易诱发或加重，或兼有脘腹胀闷，得嗳气或矢气则舒，苔薄或薄腻，脉细弦。

治法：行气通脉，活血止痛。

代表方：逍遥散合用失笑散或丹参饮。

【痰阻心脉证】

证候：胸部闷窒而痛，痞满不舒，肢体沉重，体胖多痰，气短喘促，咳吐痰涎，纳差，舌胖嫩，苔黏腻，脉濡滑。

治法：通阳散结，宽胸豁痰。

代表方：瓜蒌薤白白酒汤、瓜蒌薤白半夏汤、枳实薤白桂枝汤。

【阴寒凝滞证】

证候：猝然心痛如绞，心痛彻背，喘不得卧，多因气候骤冷或骤感风寒而发病或加重，伴形寒，甚则手足不温，冷汗自出，胸闷气短，心悸，面色苍白，苔薄白，脉沉紧或沉细。

治法：辛温散寒，宣通心阳。

代表方：当归四逆汤。

【气阴两虚证】

证候：心胸隐痛，时作时休，心悸气短，动则益甚，伴倦怠乏力，声息低微，面色㿠白，易汗出，舌质淡红，舌体胖且边有齿痕，苔薄白，脉虚细缓或结代。

治法：益气养阴，活血通脉。

代表方：天王补心丹。

【阳气虚衰证】

证候：心悸而痛，胸闷气短，动则更甚，自汗，面色㿠白，神倦怯寒，四肢欠温或肿胀，舌质淡胖，边有齿痕，苔白或腻，脉沉细迟。

治法：温补阳气，振奋心阳。

代表方：真武汤合瓜蒌薤白半夏汤。

急性心肌梗死病势凶险，遵循中医急则治标的原则，目前常分为气虚血瘀、痰浊闭阻、寒凝心脉、正虚阳脱等几个证型，辨证论治。对社区医务工作者而言，要力争快速诊断，迅速转诊。

目前，冠脉血运重建治疗是急性心肌梗死和部分不稳定型心绞痛的主要治疗方案，其中经皮冠状动脉介入治疗（percutaneous coronary intervention，PCI）因其创伤小、恢复快的特点，已经成为冠心病首选治疗方案之一。近年来，介入术后心绞痛（卒心痛）已经成为困扰部分患者和医师的难题。介入术后心绞痛（卒心痛）可参照冠心病心绞痛辨证论治。研究认为，介入治疗导致血管内膜损伤是再狭窄形成的启动因素，众多医家通过中药进行防治再狭窄的防治，具有良好的改善预后的作用。

3. 冠心病的其他治法

（1）体针：心俞、厥阴俞为主穴，配穴为内关、膻中、通里、间使、足三里等。心血瘀阻，加膈俞、阴郄；痰瘀痹阻，加膻中、丰隆；心阴虚，加三阴交、神门、太溪；心阳虚，加关元、气海。

（2）灸法：适用于心阳不振，寒凝心脉者。可选关元、气海、心俞、厥阴俞。

（3）耳针：主穴为心、皮质下、神门、交感。配穴选用内分泌、肾、胃。埋针或埋王不留行。发作时按压刺激以缓解疼痛。

（4）穴位注射：选用具有活血化瘀作用的注射液进行穴位注射，取双侧内关穴。

（5）平衡针针刺胸痛穴

胸痛穴定位：前臂背侧尺、桡骨之间，腕关节与肘关节连线的下1/3处。

手法：上下提插针刺手法，快速进针、出针，3 秒内完成。方向：斜刺，进针约 1.5～2 寸。针感：局部酸麻胀。主治胸痹心痛、心悸者。

（6）腹针：选用薄氏腹针，隔日 1 次，留针 20 分钟，连续 3 次。处方：

君穴：引气归元（中脘、下脘、气海、关元），深刺。

臣穴：水分、商曲（左），中刺；

佐穴：气旁（左）、气穴（双），中刺。

加减：肾虚者，加气旁（双）、关元下。火热偏盛、血压高者，加水道（双）。痰湿偏盛及心悸易惊、心脾两虚者，加大横（双）。

（7）外治法：以黄芪、苏合香、冰片、丹参等制成贴膏，贴敷于心俞、膻中、气海、足三里等穴位。

（8）推拿按摩：以拇指或手掌按揉心俞、膈俞、厥阴俞、内关、间使、三阴交、心前区阿是穴。

（四）社区冠心病患者的双向转诊

1. 转出　全科医师对急、危、重症冠心病进行急救后，应根据病情不同而合理地转往最近、适合的上级医院，以便进一步检查及治疗。社区冠心病患者的转诊分为紧急转诊和一般转诊。

（1）紧急转诊：对急、危、重症冠心病患者，要在吸氧、监护和具备除颤等必要处理的前提下，以救护车转至就近有救治能力的心脏中心进一步诊治。转诊指征：①疑为或确诊为急性心肌梗死；②疑为或确诊为不稳定型心绞痛（包括自发性心绞痛、初发型心绞痛、恶化型心绞痛、劳力性心绞痛、混合型心绞痛）。

（2）一般转诊指征：①初始心电图即显示既往有心肌梗死；②查体心脏听到杂音，可疑主动脉狭窄；③需做运动试验检查；④初次发现患有重大共存疾病，如糖尿病；⑤心肌梗死或不稳定型心绞痛患者出院后的定期随访；⑥治疗无效或效果不佳；⑦进行患者个体管理时出现困难，特别是具有较多危险因素者；⑧患者不服从全科医师的治疗；⑨患者或家属要求转诊。

2. 转入　经上级医院诊治，患者诊断明确、治疗方案确定、病情平稳。转诊标准：

急性心肌梗死：①心肌坏死标志物正常，无并发症者，治疗 10～14 天后；②心肌坏死标志物正常，有并发症，并发症得到控制，治疗 10～14 天后；③心肌坏死标志物正常，介入治疗 10～14 天后。

不稳定型心绞痛：①肌钙蛋白正常，治疗有效，症状消失；②肌钙蛋白正常，治疗有效，症状消失 3～5 天后。

稳定型心绞痛：明确诊断，治疗有效，症状消失，总体评估完成。

转入社区卫生服务机构进一步治疗。转入后，由社区医师对患者进行评估，分类管理。

（五）社区冠心病管理流程

1. 评估与分类　全科医师通过建立并完善健康档案、定期体检、门诊、随访等方式收集相关信息，对社区有冠心病危险因素的人群进行筛查和评估，将已确诊的冠心病患者纳入病例管理。

2. 冠心病的管理　根据评估结果，将社区人群划分为一般人群、高危人群和冠心病患者。对所有人群进行健康教育和生活方式指导。

（1）一般人群：开展社区健康教育，帮助其建立、保持良好的生活方式。全科中医师可在"治未病"的指导思想下，开展相应的中医养生教育。

（2）高危人群：指导并督促其采取合理膳食、戒烟限酒、规律运动等非药物治疗措施；对高血压、糖尿病、脂代谢异常等不同危险因素实行分类管理，规范化治疗；观察患者病情变化，及时调整用药，发现异常情况及时向患者提出预警。全科中医师可提供中医体质辨识服务，采用食疗、药膳、中药、针灸等方法帮助患者养生防病；对眩晕、消渴等病症及时辨证治疗。

（3）冠心病患者

1）对社区新发病例：能快速识别冠心病症状，正确处理并及时转诊。

2）对心肌梗死出院后患者：①第 1 周：2～3 天做一次家访（总体评估、心电图、行为干预、患者教育）；②第 2 天～第 3 周：每周做一次家访，第 2 周专科复查；③第 4 周：到专科复查，全科医师追访复查情况；④第 5～8 周：每 2 周到社区诊所复查 1 次；⑤第 8 周：到专科复查；⑥第 4～6 个月：每月到专科复查 1 次；⑦出现特殊情况，应及时与专科医师联系，按专科医师意见执行。

3）对不稳定型心绞痛出院后患者：①第 1 周：家访 1 次，以后每周到社区诊所随诊 1 次；②第 1 个月：每 2 周到社区诊所随访 1 次，每月到专科随访 1 次；③3 个月以后：每半年到专科随访 1 次；④按专科医师意见，进行二级预防的药物治疗。

四、糖尿病

糖尿病（diabetes mellitus，DM）是基于多基因遗传和环境因素相互作用，导致内源性胰岛素分泌缺陷和 / 或胰岛素作用障碍的一组以慢性高血糖为特征的代谢性疾病。血糖过高时可出现典型的"三多一少"症状，即多饮、多食、多尿及消瘦，严重者可有脂肪、蛋白质、水和电解质等代谢障碍，导致眼、肾、神经、心脑血管等多脏器和组织的进行性病变，引起功能障碍及衰竭。

（一）糖尿病的识别

糖尿病的诊断以血糖升高作为诊断依据。单纯空腹血糖正常不能排除糖尿病者，应检查餐后血糖，必要时做口服葡萄糖耐量试验（OGTT）。目前国际通用的糖尿病诊断标准是 WHO（1999 年）标准。中华医学会糖尿病学分会发布的《中国 2 型糖尿病防治指南（2017 年版）》采纳的诊断标准如表 10-5 所示。

表 10-5 糖尿病诊断标准

1. 典型糖尿病症状（烦渴多饮、多尿、多食、不明原因的体重下降）+ 随机血浆葡萄糖水平≥11.1mmol/L（200mg/dl） 或加上
2. 空腹血浆葡萄糖（FPG）≥7.0mmol/L（126mg/dl） 或加上
3. OGTT 中，2hPG 水平≥11.1mmol/L（200mg/dl） 无典型糖尿病症状者，需改日复查确认

空腹指 8～10 小时内无任何热量摄入。任意时间指一日内任何时间，无论上一次进餐时间及食物摄入量。OGTT 采用 75g 无水葡萄糖负荷。糖尿病症状指多食、多尿、烦渴多饮和难以解释的体重减轻。空腹血糖受损（IFG）指血糖高于正常，但低于糖尿病的诊断标准，即 6.1～6.9mmol/L（110～125mg/dl）。糖耐量减低（IGT）是

葡萄糖不耐受的一种类型，现普遍将其视为糖尿病前期，OGTT 中，餐后 2 小时血糖（2hPG）＜7.7mmol/L（139mg/dl）为正常；7.8～11.1mmol/L（140～199mg/dl）为 IGT。

（二）糖尿病的预防与常用药物治疗

1. 糖尿病的危险因素　糖尿病的危险因素有两类，分为可改变因素和不可改变因素。

（1）不可改变因素：①年龄：一般 45 岁左右就有患病风险，65 岁以上的风险更大一些；②家族史或遗传倾向：有糖尿病家族史者患糖尿病的风险明显增高；③种族：有研究显示，白人患病率约为 2.2%，西班牙人约为 6.2%，亚洲人约为 4.5%；④妊娠期糖尿病史：妊娠糖尿病产后转变为糖尿病者的累积发病率显著增高；⑤多囊卵巢综合征：多囊卵巢综合征患者容易出现糖尿病及心脑血管疾病；⑥宫内发育迟缓或早产：宫内发育迟缓或早产儿，成年后患 2 型糖尿病的风险较高。

（2）可改变因素：① IGT 或合并 IFG（极高危）；②代谢综合征或合并 IFG（高危人群）；③超重肥胖与体力活动减少；④饮食因素与抑郁；⑤致糖尿病药物；⑥致肥胖或糖尿病环境。以上因素都容易导致糖尿病的发生。

2. 糖尿病的预防　糖尿病及其并发症已经成为严重威胁人类健康的世界性公共卫生问题。应积极开展糖尿病的预防工作，延缓糖尿病进程，以改善患者生活质量，减轻个人和社会医疗资源消费。糖尿病的预防工作可分为三级。

（1）一级预防：一级预防是避免糖尿病的发生，旨在开展健康宣教，纠正危险因素，提高检出率，尽早明确诊断，在糖尿病防治措施中占重要地位。预防措施包括糖尿病知识的宣传教育、健康生活方式的指导和重点人群的筛查。

1）健康教育：糖尿病的人群预防是病因预防。提高认识最重要的措施是健康教育。教育对象不仅限于糖尿病患者本人及家属，还应该着眼于以预防为目的的公共教育，使整个社会对糖尿病危害的认识提高，自觉地改变不良的生活方式。每年 11 月 14 日为"联合国糖尿病日"。

2）提倡健康的生活方式：自我调节情志，提高心理应对能力，避免因紧张、焦虑、忧郁、恐惧、悲伤等情绪反应；预防和控制肥胖，尤其是伴高血压的肥胖者，减轻体重能明显降低糖尿病的发生率，严格限制摄入高糖、高脂肪等高热量的食物，多吃富含纤维素和维生素的蔬菜和水果，防止热量的过分摄取；加强运动，提高肌肉细胞胰岛素受体的数量，提高胰岛素的效用；提倡膳食平衡，避免能量的过多摄入，可用复杂的碳水化合物取代容易吸收的碳水化合物。富含纤维素的天然食品如谷类、水果、蔬菜等有益于调节血糖，改善脂蛋白构成。减少饱和脂肪酸的摄入，碳水化合物可占总热量的 50%～60%，脂肪摄入量占总热量的 30% 以下，其中饱和脂肪酸、多不饱和脂肪酸和不饱和脂肪酸的比例为 1∶1∶1。同时强调戒烟、限酒。

高危人群是指：年龄在 45 岁以上；有糖尿病阳性家族史；超重和肥胖者；曾患妊娠糖尿病的妇女；娩出过巨大胎儿的妇女；高血压和高血脂者；糖调节异常（糖耐量减低和空腹血糖调节异常）。对高危人群给予干预治疗，以降低糖尿病的发生率。

1 型糖尿病迄今尚无公认的有效预防措施。2 型糖尿病的预防应从青少年开始，普及健康教育，提倡健康的生活方式。大量事实证明，生活方式干预可预防或延缓 2 型糖尿病的发生。普查妊娠期糖尿病可以预防巨大胎儿娩出，减少妊娠并发症的危险性。

（2）二级预防：二级预防是及早检出并有效治疗糖尿病，预防并发症的发生。针对可干预因素（如血糖、血压、血脂、超重和肥胖等）积极有效地干预。对 2 型糖尿病患者定期进行糖尿病并发症的筛查，了解有无并发症及并发症的损害程度。

二级预防中强调并发症教育和提倡健康的生活方式，如并发症的危害及危险因素，告知非药物治疗的重要性，强调生活方式的改善，根据患者个体情况给予适合的饮食指导和运动建议。推广血糖的自我监测；对于已经进行胰岛素治疗的患者，应学会调整胰岛素剂量，防止低血糖发生。1 型糖尿病患者需胰岛素终身替代治疗，使血糖、血脂、血压和体重控制在正常范围，以减少并发症发生。

筛查时发现糖尿病并发症应及早治疗，防止并发症进展。如无并发症，2 型糖尿病患者应 1 年筛查 1 次。1 型糖尿病患者如首次筛查正常，3～5 年后应 1 年筛查 1 次。

（3）三级预防：糖尿病三级预防的目的是减少糖尿病的致残率和致死率，提高患者的生存质量。预防发生糖尿病酮症酸中毒、高血糖高渗状态、低血糖昏迷及严重感染，积极治疗慢性并发症，保护糖尿病患者的劳动能力，提高生活质量，延长寿命。

3. 糖尿病的常用药物　口服降糖药物根据作用效果的不同，可以分为促胰岛素分泌剂［磺脲类、格列奈类、二肽基肽酶（DPP-Ⅵ）抑制剂］和非促胰岛素分泌剂（双胍类、噻唑烷二酮类、α- 糖苷酶抑制剂）。磺脲类药物、格列奈类药物直接刺激胰岛素分泌；DPP-Ⅵ抑制剂通过减少体内胰高血糖素样肽 -1（GLP-1）的分解而起到增加胰岛素分泌的作用；噻唑烷二酮类药物可改善胰岛素抵抗；双胍类药物主要减少肝脏葡萄糖的输出，改善外周组织对胰岛素的敏感性，增加葡萄糖的摄取和利用；α- 糖苷酶抑制剂主要延缓碳水化合物在肠道内的吸收。

（三）社区糖尿病的中医药照顾

1. 糖尿病的中医保健　糖尿病与中医学"消渴病"类似，其并发症可归属于"虚劳""胸痹""中风""脱疽"等范畴。消渴病的病因复杂，但总与禀赋不足、饮食失节、情志失调、劳欲过度或外感热邪有关。根据中华中医药学会《糖尿病中医防治指南》对糖尿病的病机及演变规律的总结，认为糖尿病为食、郁、痰、湿、热、瘀交织为患，其病位以脾（胃）、肝、肾为主，涉及心肺，病性为本虚标实，阴虚或气虚为本，痰浊血瘀为标，多虚实夹杂。其病机演变基本按郁、热、虚、损 4 个阶段发展：发病初期以六郁为主，病位多在肝、在脾（胃）；继则郁久化热，以肝热、胃热为主，亦可兼肺热、肠热；燥热既久，燥热伤阴，阴损及阳，终至气血阴阳俱虚；脏腑受损，病邪入络，络损脉损，则变证百出。

糖尿病患者可采取以下保健措施：

（1）饮食保健：中医学认为，消渴病多因嗜酒厚味，损伤脾胃，故饮食宜定时定量、合理膳食、控制热量摄入。糖尿病患者应该注意少食多餐，注意低盐、低脂、低糖饮食，少吃高能量、高淀粉食物。在平衡膳食的基础上，根据患者体质的寒热虚实选择相应的食物：火热者，选用清凉类食物，如苦瓜、蒲公英、苦菜、苦杏仁等；虚寒者，选用温补类食物，如生姜、干姜、肉桂、花椒做调味品炖羊肉、牛肉等；阴虚者，选用养阴类食物，如黄瓜、西葫芦、丝瓜、百合、生菜等；大便干结者，选黑芝麻、菠菜、茄子、胡萝卜汁、白萝卜汁；胃脘满闷者，选凉拌苏叶、荷叶、陈皮丝；小便频数者，选核桃肉、山药、莲子；合并脂代谢紊乱者，可用菊花、决明子、枸杞子、山楂等药物泡水代茶饮。

（2）运动保健：运动疗法是有效治疗糖尿病的一个重要组成部分，尤其老年患者、肥胖患者更为重要。中医学很早就认识到运动对糖尿病康复的重要性，隋代的《诸病源候论》、唐代的《外台秘要》都记载了消渴病的体育运动疗法。运动的具体方式因人而异，如游泳、慢跑、散步、打太极拳等。

糖尿病患者运动时应注意：时间应安排在餐后 1 小时；运动不能太剧烈；运动鞋袜要舒适；运动前最好自测血糖与心率；中年人以中等运动量为宜，老年人最适宜小运动量和中等偏小的运动量。

（3）并发症的保健：低血糖是糖尿病最常见的并发症，患者可携带饼干、糖块等，在出现低血糖症状时进食。糖尿病患者易发生皮肤感染、肺结核和尿路感染等，预防皮肤感染的措施是讲究个人卫生，勤洗澡，保持皮肤洁净。如皮肤出现疔、疖等，要及时消毒处理，必要时可口服抗生素。女性患者还要注意清洗外阴，预防阴道炎和尿路感染等。预防糖尿病足的有效方法除积极控制血糖外，可适度运动、热水泡脚（水温要适宜），增加下肢血液的回流和改善微循环。

2．糖尿病的辨证论治　中医辨证论治可控制糖尿病的并发症、改善临床症状、提高糖尿病患者的生存质量，部分中药能改善胰岛素抵抗，增加胰岛素分泌和组织对胰岛素的敏感性。根据中华中医药学会《糖尿病中医防治指南》，糖尿病的辨证治疗分为以下 5 型。

（1）糖尿病期

【痰（湿）热互结证】

证候：形体肥胖，腹部胀大，口干口渴，喜冷饮，饮水量多，脘腹胀满，易饥多食，心烦口苦，大便干结，小便色黄，舌质淡红，苔黄腻，脉弦滑。或见五心烦热，盗汗，腰膝酸软，倦怠乏力，舌质红，苔少，脉弦细数。

治法：清热化痰。

代表方：小陷胸汤加减。

【热盛伤津证】

证候：口干咽燥，渴喜冷饮，易饥多食，尿频量多，心烦易怒，口苦，溲赤便秘，舌干红，苔黄燥，脉细数。

治法：清热生津止渴。

代表方：消渴方或白虎加人参汤加减。

【气阴两虚证】

证候：咽干口燥，口渴多饮，神疲乏力，气短懒言，形体消瘦，腰膝酸软，自汗盗汗，五心烦热，心悸失眠，舌红少津，苔薄白干或少苔，脉弦细数。

治法：益气养阴。

代表方：玉泉丸或玉液汤加减。

（2）并发症期

【肝肾阴虚证】

证候：小便频数，混浊如膏，视物模糊，腰膝酸软，眩晕耳鸣，五心烦热，低热颧红，口干咽燥，多梦遗精，皮肤干燥，雀目，或有飞蚊征，或失明，皮肤瘙痒，舌红少苔，脉细数。

治法：滋补肝肾。

代表方：杞菊地黄丸或麦味地黄汤加减。

【阴阳两虚证】

证候：小便频数，夜尿增多，混浊如脂如膏，甚至饮一溲一，五心烦热，口干咽燥，神疲，耳轮干枯，面色黧黑；腰膝酸软无力，畏寒肢凉，四肢欠温，阳痿，下肢浮肿，甚则全身皆肿，舌质淡，苔白而干，脉沉细无力。

治法：滋阴补阳。

代表方：金匮肾气丸加减；水肿者用济生肾气丸加减。

3. 糖尿病的其他治法

（1）中成药：中成药的选用亦必须进行中医辨证。

六味地黄丸，用于肾阴亏损，头晕耳鸣，腰膝酸软等。

麦味地黄丸，用于肺肾阴亏，潮热盗汗等。

杞菊地黄丸，用于肝肾阴亏，眩晕耳鸣，羞明畏光等。

金匮肾气丸，用于肾虚水肿，腰酸腿软等。

中西复方制剂：消渴丸，具有滋肾养阴、益气生津的作用，每10粒含格列本脲（优降糖）2.5mg。使用方法类似优降糖，适用于气阴两虚而血糖升高的2型糖尿病患者。

（2）针刺疗法：针灸对糖尿病有一定疗效。主穴取肺俞、脾俞、膈俞、足三里。阴虚热盛者，加鱼际、太渊、心俞、金津、玉液；气阴两虚者，加内庭、三阴交、胃俞；阴阳两虚者，加太溪、太冲、肝俞、肾俞。

（3）心理调节：强烈的情感如紧张、愤怒、心神不宁或沮丧等会导致血糖升高，因此糖尿病患者应有良好的心态，多参加一些社会活动以转移注意力。应多了解糖尿病的相关知识，提高对糖尿病的认识，正视自己的病情，学会做情绪的主人，正确对待生活，从而缓解心理障碍。

（四）社区糖尿病患者的双向转诊

1. 转出 全科医师对危重症糖尿病患者进行急救后，应根据病情不同而合理地转往最近、适合的上级医院，以便进一步检查及治疗。社区糖尿病患者的转诊分为紧急转诊和一般转诊。

（1）紧急转诊：患者就诊时病情较重，超过了全科医师处理能力或社区卫生机构医疗资源，无法保证其安全，全科医师应向患者及家属说明病情，解释转诊的必要性，取得患者和家属的配合。

1）转诊指征：患者病情较重。出现：①意识障碍、深大呼吸、呼出气有烂苹果味，考虑酮症酸中毒；②意识障碍、脱水、低血压，考虑糖尿病非酮症性高渗综合征；③意识障碍、有饥饿感、四肢湿冷、心率增快、低血压，考虑低血糖症。

2）糖尿病危重症的处理：对糖尿病危重症患者，要在吸氧、监护和必要处理的前提下，以救护车转至上级医院的急诊科进一步诊治。糖尿病高渗综合征者积极降糖，低血糖患者应及时提高血糖水平。

（2）一般转诊：社区卫生机构需上级医院对患者病情重新作出诊断及治疗建议。转诊指征：①糖尿病症状及并发症症状明显或加重。②规律用药，随访2次，血糖控制不理想者；或以往血糖控制满意，本次出现难以控制的高血糖。③血糖控制差，或低血糖或高血糖，需严密监测血糖及调整用药。④在随访过程中，发现患者出现新的靶器官损害。⑤随访时发现患者虽规律用药，但出现难以解释的不良反应，调整用药

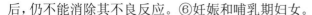

后，仍不能消除其不良反应。⑥妊娠和哺乳期妇女。

2．转入 糖尿病患者经上级医院诊治后，诊断明确、治疗方案确定、病情平稳，可转入社区卫生服务机构进一步治疗。转入后由社区医师对患者进行评估，分类管理。

（五）社区糖尿病管理流程

依据《中国糖尿病防治指南》，社区医师在接诊社区居民时应进行较全面的检查，包括空腹血糖、血压、血脂等，评估有无危险情况以明确是否需要转诊，不需转诊的患者则进一步分类管理。

1．评估与分类

（1）既往未被确诊为糖尿病的患者

1）本次测定血糖值在正常范围。

2）本次测定血糖值高于正常，在6.1～6.9mmol/L。

（2）既往曾被其他医院确诊为糖尿病的患者

1）血糖控制理想：即空腹血糖＜6.1mmol/L，非空腹血糖4.4～8.0mmol/L，且血压＜130/80mmHg，总胆固醇＜4.5mmol/L。患者病情平稳，无药物不良反应；原有并发症没有进一步发展，无新的并发症出现。

2）血糖控制差：空腹血糖＞7.0mmol/L，非空腹血糖＞10.0mmol/L，且血压＞140/90mmHg，总胆固醇≥6.0mmol/L，无药物不良反应，原有并发症控制平稳，无新的并发症出现。

3）存在无法耐受的不良反应：不论患者血糖情况如何，出现了与目前降糖药相关的无法耐受的不良反应。

4）出现新的并发症或原有并发症加重。

（3）随访：1型糖尿病患者；2型糖尿病伴并发症或使用胰岛素治疗的患者。

2．糖尿病的管理 未患糖尿病的居民定期测量血糖；糖尿病高危人群应及时复查，必要时建议其到上级医院就诊以明确诊断；已确诊的糖尿病患者，纳入社区糖尿病分类管理。

（1）既往未被确诊为糖尿病的患者，本次血糖测定正常者，1年监测1次血糖，进行生活行为方式指导；本次血糖测定高于正常，但未达到糖尿病诊断标准者，改进生活方式，3个月后随访。空腹血糖≥7.0mmol/L，排除可能引起血糖升高的原因，3天后复查，仍高者转诊。

（2）既往被其他医院确诊为糖尿病的患者

1）血糖控制理想，无其他异常者：继续原方案治疗，同时监测血糖。

2）血糖控制不满意，无其他异常者：患者规律服药但无效果，调换不同类型的降糖药，2周时随访；患者规律服药，有一定疗效，但不满意者，调整剂量或加用其他类型的降糖药，2周时复查；患者未规律服药者，应分析原因，并督促患者及家属按医嘱执行，2周时随访。

3）存在无法耐受的不良反应者：调换不同类型的降糖药，2周时随访。

4）出现新的并发症或原有并发症加重者：转诊治疗，并在2周内随访。诊断明确，治疗后病情稳定者，转回社区卫生机构，归入糖尿病病例管理。

（3）随访和复查：糖尿病患者要定期进行全面体检，并学会血糖的自我监测。全科医师应对所辖社区的糖尿病患者进行定期随访、复查。一般1型糖尿病每3个月随访 1 次；2 型糖尿病伴有 1～2 个并发症时定期复查血糖控制情况和脏器功能程度，如果病情稳定、血糖控制满意，每 6 个月随访 1 次。

随访和复查的内容包括空腹和餐后血糖、肝肾功能、血脂、尿常规、尿微量白蛋白、电解质、胸片、心电图等。糖化血红蛋白能较稳定地反映采血前 2～3 个月内平均血糖控制水平，推荐每 3 个月复查 1 次；尿微量白蛋白是早期糖尿病肾病的筛查指标，1 型糖尿病在明确诊断后 5 年开始监测（每年 1 次），2 型糖尿病诊断后应每年监测 1 次。

妊娠期糖尿病或糖尿病并妊娠的妇女应更加严格监测，并定期随访产科医师，每周 1 次。直至分娩。

儿童糖尿病患者多为 1 型糖尿病，随访时除了解胰岛素治疗、饮食和运动治疗情况外，应指导患者或家属做好身高、体重、血压及生长发育情况的记录，病情稳定时 2～3 个月随访 1 次。

五、脑血管病

临床常见的脑血管病主要包括缺血性脑卒中和出血性脑卒中。缺血性脑卒中又称脑梗死，是指由于各种原因所致脑部血液供应障碍，导致脑组织缺血、缺氧性坏死，出现相应的神经功能缺损。依据脑梗死的发病机制和临床表现，通常将其分为脑血栓形成、脑栓塞和腔隙性脑梗死。出血性脑卒中是指非外伤性脑实质内出血，根据血液侵害部位的不同，又可分为脑出血和蛛网膜下腔出血。

（一）脑血管病的识别

1. 脑梗死

（1）临床特点

1）多数在静态下急性起病，动态起病者以心源性脑梗死多见，部分病例在发病前可有短暂性脑缺血发作。

2）病情多在几小时或几天内达到高峰，部分患者症状可进行性加重或波动。

3）临床表现取决于脑梗死灶的大小和部位，主要为局灶性神经功能缺损的症状和体征，如偏瘫、偏身感觉障碍、失语、共济失调等，部分可有头痛、呕吐、昏迷等全脑症状。

（2）辅助检查

1）血液化验和心电图检查：包括血常规、血流变、血生化（血脂、血糖、肾功能、离子）。这些检查有利于发现脑梗死的危险因素，对鉴别诊断也有价值。

2）神经影像学检查：①头颅 CT、头颅 MRI 等检查方法，可以直观地显示梗死灶的范围、部位、血管分布、有无出血、陈旧和新鲜梗死灶等。②经颅多普勒超声（TCD）有助于判断颅内外血管狭窄或闭塞、血管痉挛、侧支循环建立程度。

3）其他：超声心动图检查，可发现心脏附壁血栓、心房黏液瘤和二尖瓣脱垂，对脑梗死不同类型间的鉴别诊断有意义。腰穿检查，仅在无条件进行 CT 等影像学检查，临床又难以区别脑梗死与脑出血时进行。

2. 脑出血

（1）临床特点

1）多在动态下急性起病。

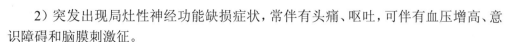

2）突发出现局灶性神经功能缺损症状，常伴有头痛、呕吐，可伴有血压增高、意识障碍和脑膜刺激征。

（2）辅助检查

1）血液检查：包括血常规、血液生化、凝血功能，外周白细胞计数可暂时升高，血糖和血尿素氮水平也可暂时升高，凝血活酶时间和活化部分凝血活酶时间异常提示有凝血功能障碍。

2）神经影像学检查：①头颅 CT 扫描是诊断脑出血首选的重要方法，可清楚显示出血部位、出血量、血肿形态、占位效应、是否破入脑室或蛛网膜下腔以及血肿周围脑组织受损的情况。② MRI 和 MRA 检查对发现结构异常，明确脑出血的病因很有帮助；对检出脑干和小脑的出血灶、检测脑出血的演进过程优于 CT 扫描。

3）脑血管造影：中青年非高血压性脑出血，或 CT、MRI 检查怀疑有血管异常时，行数字减影血管造影（DSA）检查，可清楚地显示异常血管及显示出造影剂外漏的破裂血管和部位。

3．蛛网膜下腔出血

（1）临床特点：蛛网膜下腔出血的临床表现主要取决于出血量、出血部位、脑脊液循环受损程度等。

1）多在情绪激动或用力等情况下急骤起病。

2）突发剧烈头痛，持续不能缓解或进行性加重；多伴有恶心、呕吐；可有短暂的意识障碍及烦躁、谵妄等精神症状，少数出现癫痫发作。

3）脑膜刺激征明显，眼底可见玻璃膜下出血，少数可有局灶性神经功能缺损的征象，如轻偏瘫、失语、动眼神经麻痹等。

（2）辅助检查

1）头颅 CT 检查：是诊断蛛网膜下腔出血的首选方法。CT 显示蛛网膜下腔内高密度影可以确诊。

2）脑脊液检查：通常 CT 检查已确诊者，腰穿不作为临床常规检查。如果出血量少或发病超过 12 小时，CT 检查可无阳性发现，而临床可疑蛛网膜下腔出血者，需要行腰穿检查脑脊液。检查时需注意防止脑疝。

3）脑血管影像学检查：有助于发现颅内的异常血管。① DSA 是诊断颅内动脉瘤最有价值的方法，条件具备、病情许可时应争取尽早行全脑 DSA 检查，以确定出血原因和决定治疗方法、判断预后。② MRI 和 MRA 主要用于有动脉瘤家族史或破裂先兆者的筛查，此法不能取代 DSA。③ TCD 动态监测颅内主要动脉流速是及时发现脑血管痉挛倾向和痉挛程度的最灵敏的方法，可用于继发脑血管痉挛、脑缺血的监测。

（二）脑血管病的预防与治疗原则

1．脑血管病的危险因素 脑血管病的危险因素分为不可干预和可干预两种：不可干预的危险因素包括性别、年龄、种族和遗传；可干预的危险因素又分为生理学危险因素（如高血压、糖尿病、高脂血症、心脏病、高同型半胱氨酸血症等）和行为学危险因素（如吸烟、酗酒、肥胖、抑郁等）。

（1）高血压：高血压是脑出血和脑梗死最重要的危险因素；高血压的危险性是其导致脑血管发生脂质透明变性的结果，高盐饮食亦是通过高血压而发生作用。因此，有效控制血压升高可减少脑中风的发生。

（2）糖尿病：糖尿病患者有内分泌、免疫以及糖、脂、蛋白质代谢紊乱；高血糖可引起微血管弥漫或局限性基底膜增厚，进而阻塞管腔。

（3）高脂血症：高血脂可加重大动脉存在的硬化病变，使全身大、中、小血管均受累，导致远端小血管营养障碍、管壁变性、坏死及纤溶系统功能障碍，最终导致多部位脑梗死。

（4）心脏病：心房颤动是脑卒中的一个非常重要的危险因素，需积极采取合理的抗凝措施。其他类型心脏病如扩张型心肌病、瓣膜性心脏病、卵圆孔未闭等均增加了缺血性卒中的风险，应针对病因积极处理原发病。

（5）高同型半胱氨酸血症：高同型半胱氨酸血症是脑梗死独立的危险因素。同型半胱氨酸在体内蓄积，从而促进血管平滑肌细胞增殖和引起血管内皮损伤，最终导致动脉硬化，出现血管性疾病。

（6）口服避孕药：口服避孕药者患缺血性脑血管病的概率比未服者高5～8倍，因为口服避孕药可破坏凝血系统血小板。因此，应尽量采用其他方法避孕。

（7）吸烟、酗酒：吸烟可使血流缓慢，并引起血管痉挛，而导致脑血管病。酗酒所致急性脑血管病的发病率为65.3%。

（8）肥胖：肥胖是以上各因素（高血压、心脏病、糖尿病）的危险因素，自然可间接引起脑血管病。

2．脑血管病的预防　对脑血管病危险因素的早期发现和早期干预，是降低其发病的关键。血压<140/90mmHg时，可明显减少脑卒中的发生；有糖尿病和肾病的高血压患者，降压目标以<130/80mmHg为宜；血糖控制在接近正常的水平，糖化血红蛋白应<6.5%，以减少微血管并发症及可能的大血管并发症；调脂以降低LDL-C为治疗的首要目标，目标值为<2.59mmol/L（100mg/dl），具有多种危险因素的极高危患者应<1.81mmol/L（70mg/dl）；高同型半胱氨酸血症者，可联合应用叶酸与维生素B_6和维生素B_{12}治疗；戒烟限酒，合理膳食，控制体重，减少或停止口服避孕药物、适当增加体育活动等。

3．脑血管病的治疗原则　脑血管病的治疗原则为挽救生命、降低残疾、预防复发和提高生活质量。在一般内科支持治疗、防治并发症的基础上，采用溶栓治疗、抗血小板聚集治疗、细胞保护治疗、改善微循环、血管内介入治疗、外科手术治疗和康复治疗等具体措施。脑血管病急性期一般病情较重，应在有条件的上级医院进行治疗，病情稳定后可转入社区进行康复训练等治疗。

（三）社区脑血管病的中医药照顾

在社区常见的脑血管病中，脑梗死和脑出血多属于中医学"中风"范畴。中医学认为，脏腑功能失调、气血虚弱是其发病基础；情志过极、劳倦内伤、饮食不节、用力过度或气候骤变等多为发病诱因；在此基础上，痰浊、瘀血内生，气血逆乱，直冲犯脑，导致脑脉痹阻或血溢脑脉之外为其基本病机。

1．脑血管病的中医保健　中医药预防中风的原则是未病先防和既病防变。在一般性预防措施的基础上，重视中风先兆症状，并采用中药、针灸等预防性治疗措施，因人制宜，整体调节。此外，对于素有心悸、消渴、头痛等病症者，应积极治疗，预防中风的发生。

（1）一般性预防措施：慎起居、节饮食、避风寒、调情志等。饮食宜清淡，多食瓜果蔬菜,保持大便通畅,避免过食肥甘厚味及嗜烟酗酒;生活应规律,注意劳逸适度,坚持适量体育锻炼,如打太极拳、散步、慢跑、游泳等;保持心情舒畅,情绪稳定,避免情志过极。

(2)中药及针灸预防:对于出现中风先兆的患者,应尽早采用中药、针灸等措施进行预防性治疗。当患者出现阵发性眩晕、发作性偏身麻木、短暂性言语謇涩、一过性偏身瘫软、瞬时性视歧昏瞀等主症时,考虑为中风先兆,应及时诊治,避免发展为中风。

2.脑血管病的辨证论治　参考2008年中华中医药学会发布的《中医内科常见病诊疗指南》,中风辨证治疗时首当辨中经络和中脏腑,神清者为中经络,病位浅,病情相对较轻;神志不清者为中脏腑,病位深,病情较重。

本病的病程又可分为急性期、恢复期、后遗症期3个阶段。急性期指发病2周以内,神昏者可至1个月;恢复期指发病2周后或1个月至半年以内;后遗症期指发病半年以上。各期具有不同的病理特点,应按病期、分阶段进行辨证论治。社区治疗的重点为恢复期和后遗症期。

(1)急性期:中风急性期为危急重症,应立即采取综合方法进行抢救。对社区医务工作者而言,一方面要力争快速诊断,迅速转诊;另一方面,在用西医抢救方法的同时,也可根据证型采用醒脑开窍、回阳救逆等方法以加强救治力度。如辨证为阳闭者可予安宫牛黄丸,阴闭者可予苏合香丸,脱证者予参附汤合生脉散。

(2)恢复期

1)中药治疗:本阶段患者以虚实夹杂为主,常见以下证型。

【气虚血瘀证】

证候:半身不遂,口舌歪斜,言语謇涩或不语,偏身麻木,气短乏力,自汗出,心悸便溏,手足肿胀,舌质暗淡、有齿痕,舌苔白腻,脉沉细。

治法:益气活血。

代表方:补阳还五汤。

【阴虚风动证】

证候:半身不遂,口舌歪斜,言语謇涩或不语,偏身麻木,眩晕耳鸣,手足心热,咽干口燥,舌质红而体瘦,少苔或无苔,脉弦细数。

治法:育阴息风,活血通络。

代表方:镇肝熄风汤。

【风痰阻络证】

证候:半身不遂,口舌歪斜,言语謇涩或不语,偏身麻木,头晕目眩,痰多而黏,舌质暗淡,苔薄白或白腻,脉弦滑。

治法:化痰通络。

代表方:化痰通络方。

2)针灸治疗:在中医经络理论的基础上,结合现代康复医学理论进行针灸治疗,可促进患者神经功能恢复,提高其生活质量。

治法:滋补肝肾,疏通经络。以手厥阴、督脉、足太阴经穴为主。

主穴:内关、三阴交、极泉、尺泽、委中。

配穴:风痰阻络者,加丰隆、合谷;气虚血瘀者,加足三里、气海、膈俞;阴虚风动者，加太溪、风池。上肢不遂者，加肩髃、曲池、手三里、合谷；下肢不遂者，加环跳、阳陵泉、阴陵泉、风市；口角歪斜或口舌歪斜者，加颊车、地仓；便秘者，加水道、归来、丰隆、支沟。

操作：内关用泻法；三阴交用提插补法；刺极泉时，避开动脉，直刺进针，用提插泻法，以患者上肢有麻胀和抽动感为度；尺泽、委中直刺，用提插泻法使肢体有抽动感。

3）推拿按摩：恢复期患者肢体多由弛缓状态转为痉挛状态，在康复训练的同时辅以推拿按摩治疗，对于增加全关节活动度、缓解疼痛、抑制痉挛，可起到很好的作用。

取穴：肩井、臂臑、曲池、外关、合谷、阳陵泉、风市、膝眼、解溪、丘墟、太冲。

手法：以点按、一指禅、指振法为主，宜轻柔、和缓，避免强刺激，同时对关节进行缓慢、有节律的被动活动；对其拮抗肌采用揉法、点按、弹拨、拿法等，以促进肌力恢复。

注意事项：避免对痉挛肌肉群进行强刺激；对各关节进行被动活动时，避免损伤关节及周围组织。

4）中药熏洗：具有温经活血、通络逐瘀的作用，直接作用在局部，可消除肿胀。

代表方：复元通络液，药用红花 10g、川乌 10g、草乌 10g、当归 10g、川芎 10g、桑枝 30g。

用法：以上药物煎汤取 1 000～2 000ml，煎煮后趁热以其蒸气熏蒸病侧手部，待药液略温后，洗、敷肿胀的手部及病侧肢体。

（3）后遗症期：此期多数患者表现为气虚血瘀、阴虚风动或阴虚血瘀的证候，中药治疗可参考中风恢复期，辨证选用补阳还五汤、镇肝熄风汤、育阴通络方等加减。病久肝肾亏虚、肾阴不足者，治以滋补肝肾，选用六味地黄丸、金匮肾气丸或地黄饮子加减治疗。

此外，中医药对部分后遗症的治疗具有一定优势，如言语不利者，可辨证服用中药并配合针灸治疗。风痰阻络者，治以化痰通络，可予解语丹；肾精亏虚者，治以补肾填精，可予地黄饮子合解语丹。针灸治疗以祛风豁痰、通窍活络为法，常用穴位有内关、通里、廉泉、三阴交、哑门、风府、金津、玉液等。

总之，卒中后遗症期应加强康复训练，采取中药、针灸、推拿等综合治疗方法，促进语言和肢体功能的恢复，并注意改善患者认知功能、情感障碍和生活质量等，同时积极预防复发。

（四）社区脑血管病患者的双向转诊

1. 转出　可分为紧急转诊和一般转诊。

（1）紧急转诊：对怀疑急性脑血管病的患者或疑难病患者应及时转入上级医院进一步治疗，为患者赢得抢救治疗时机，最大限度地提高治愈率，减少致残和死亡。

1）转诊指征：①突然出现的面、上肢、下肢麻木或无力，特别是位于肢体一侧。可以是整个身体一侧（偏瘫），或单个上肢或下肢（单瘫）。②突然出现的说话或理解困难，如表达理解困难（失语）或言语含糊不清（构音障碍）。③突然出现的单或双眼视觉障碍。④突然或持续存在的眩晕（单纯眩晕也是许多非血管性疾病的常见症状，故应至少存在其他任一卒中症状）。⑤突然行走困难、步态笨拙、平衡或协调困难。如站立或行走时不稳，上肢或下肢不协调。⑥突然严重的不明原因的头痛，突然意识水平的下降。

2）转诊方法：采取必要的紧急处理措施，包括保持呼吸道通畅，防止窒息发生，呼吸困难者面罩或鼻导管吸氧，维持循环稳定。对发病在 6 小时以内高度怀疑缺血性脑卒中的病例，应尽可能快速、安全地转运到最近的有资质提供卒中治疗的医院，最好将患者转至能在到达后 1 小时内进行溶栓治疗的医院，除非此医院的急救车路程大于 30 分钟。

（2）一般转诊：①具有高血压、糖尿病、高脂血症等脑卒中危险因素，经社区多次治疗血压、血糖、血脂等仍不能控制达标者；②脑卒中后出现冠心病、心功能不全、肾功能不全等并发症的患者；③需要康复科进行专门康复治疗的患者；④与专科医师约定的其他转诊情况，如颈动脉狭窄需要外科手术或介入治疗者。

2. 转入　经由上级医院诊治，患者诊断明确、病情稳定后，转入社区医院或家庭病床进一步康复治疗。

（五）社区脑血管病管理流程

社区医务工作者通过建立及完善居民健康档案，掌握本社区人群脑血管病相关危险因素的分布情况，制订并组织实施本社区的脑血管病中西医结合防治计划，对社区人群进行评估、分类和管理。

1. 评估与分类　全科医师通过建立并完善健康档案、定期体检、门诊、随访等方式收集相关信息，对社区人群进行筛查和评估，及时发现脑血管病高危人群，将已确诊的脑血管病患者纳入病例管理。

2. 脑血管病的管理　根据筛查和评估结果，将社区人群划分为一般人群、高危人群和脑卒中患者。对所有人群进行健康教育和生活方式指导，对高危人群和脑卒中患者，根据不同风险层次分别采取相应的防治策略和干预措施。

（1）一般人群：开展社区健康教育，为其提供脑血管病防治的基本知识和技能，帮助其建立、保持良好的生活方式。全科中医师可在"治未病"的指导思想下，开展相应的中医养生教育。

（2）高危人群：指导并督促其采取合理膳食、戒烟限酒、规律运动等非药物治疗措施；对高血压、糖尿病、脂代谢异常等不同危险因素实行分类管理，规范化治疗；观察患者病情变化，及时调整用药，发现异常情况及时向患者提出预警。全科中医师可提供中医体质辨识服务，采用食疗、药膳、中药、针灸等方法帮助患者养生防病；对眩晕、消渴等病症及时辨证治疗。

（3）脑卒中患者

1）对社区新发病例，能快速识别早期卒中症状，正确处理并及时转诊。

2）对既往脑卒中病史患者，了解和记录患者专科诊治情况，督促患者完成医嘱要求，监测药物副反应及疾病合并症，严密观察病情变化，必要时及时再次转专科治疗。

3）对脑卒中后功能障碍进行评估，协助患者及家属制订个体化康复目标，综合运用中西医适宜技术进行康复训练，以巩固已取得的康复效果，进一步提高运动、交流功能及日常生活能力。全科中医师可采用针灸、按摩、拔罐、药浴等方法进行中医康复。

4）对脑卒中患者进行心理评估，引导其正确认识疾病，树立信心，必要时进行心理康复治疗。此外，家庭对患者的恢复起着非常重要的作用，应重视患者家属的健康教育及培训。

第四节　分级诊疗

　　根据《国务院办公厅关于推进分级诊疗制度建设的指导意见》，建立分级诊疗制度，是合理配置医疗资源、促进基本医疗卫生服务均等化的重要举措，是深化医药卫生体制改革、建立中国特色基本医疗卫生制度的重要内容，对于促进医药卫生事业长远健康发展、提高人民健康水平、保障和改善民生具有重要意义。

一、目标任务

　　分级诊疗政策体系逐步完善，医疗卫生机构分工协作机制基本形成，优质医疗资源有序有效下沉，以全科医生为重点的基层医疗卫生人才队伍建设得到加强，医疗资源利用效率和整体效益进一步提高，基层医疗卫生机构诊疗量占总诊疗量比例明显提升，就医秩序更加合理规范。在此基础上，分级诊疗服务能力全面提升，保障机制逐步健全，布局合理、规模适当、层级优化、职责明晰、功能完善、富有效率的医疗服务体系基本构建，基层首诊、双向转诊、急慢分治、上下联动的分级诊疗模式逐步形成，基本建立符合国情的分级诊疗制度。

　　1. 基层首诊　坚持群众自愿、政策引导，鼓励并逐步规范常见病、多发病患者首先到基层医疗卫生机构就诊，对于超出基层医疗卫生机构功能定位和服务能力的疾病，由基层医疗卫生机构为患者提供转诊服务。

　　2. 双向转诊　坚持科学就医、方便群众、提高效率，完善双向转诊程序，建立健全转诊指导目录，重点畅通慢性期、恢复期患者向下转诊渠道，逐步实现不同级别、不同类别医疗机构之间的有序转诊。

　　3. 急慢分治　明确和落实各级各类医疗机构急慢病诊疗服务功能，完善治疗—康复—长期护理服务链，为患者提供科学、适宜、连续性的诊疗服务。急危重症患者可以直接到二级以上医院就诊。

　　4. 上下联动　引导不同级别、不同类别医疗机构建立目标明确、权责清晰的分工协作机制，以促进优质医疗资源下沉为重点，推动医疗资源合理配置和纵向流动。

二、服务体系

（一）明确各级各类医疗机构诊疗服务功能定位

　　城市三级医院主要提供急危重症和疑难复杂疾病的诊疗服务。城市三级中医医院充分利用中医药（含民族医药，下同）技术方法和现代科学技术，提供急危重症和疑难复杂疾病的中医诊疗服务和中医优势病种的中医门诊诊疗服务。城市二级医院主要接收三级医院转诊的急性病恢复期患者、术后恢复期患者及危重症稳定期患者。县级医院主要提供县域内常见病、多发病诊疗，以及急危重症患者抢救和疑难复杂疾病向上转诊服务。基层医疗卫生机构和康复医院、护理院等（以下统称慢性病医疗机构）为诊断明确、病情稳定的慢性病患者、康复期患者、老年病患者、晚期肿瘤患者等提供治疗、康复、护理服务。

（二）加强基层医疗卫生人才队伍建设

　　通过基层在岗医师转岗培训、全科医生定向培养、提升基层在岗医师学历层次等方式,多渠道培养全科医生,逐步向全科医生规范化培养过渡,实现城乡每万名居民有 2～3 名合格的全科医生。加强全科医生规范化培养基地建设和管理,规范培养内容和方法,提高全科医生的基本医疗和公共卫生服务能力,发挥全科医生的居民健康"守门人"作用。建立全科医生激励机制,在绩效工资分配、岗位设置、教育培训等方面向全科医生倾斜。加强康复治疗师、护理人员等专业人员培养,满足人民群众多层次、多样化健康服务需求。

(三)大力提高基层医疗卫生服务能力

通过政府举办或购买服务等方式,科学布局基层医疗卫生机构,合理划分服务区域,加强标准化建设,实现城乡居民全覆盖。通过组建医疗联合体、对口支援、医师多点执业等方式,鼓励城市二级以上医院医师到基层医疗卫生机构多点执业,或者定期出诊、巡诊,提高基层服务能力。合理确定基层医疗卫生机构配备使用药品品种和数量,加强二级以上医院与基层医疗卫生机构用药衔接,满足患者需求。强化乡镇卫生院基本医疗服务功能,提升急诊抢救、二级以下常规手术、正常分娩、高危孕产妇筛查、儿科等医疗服务能力。大力推进社会办医,简化个体行医准入审批程序,鼓励符合条件的医师开办个体诊所,就地就近为基层群众服务。提升基层医疗卫生机构中医药服务能力和医疗康复服务能力,加强中医药特色诊疗区建设,推广中医药综合服务模式,充分发挥中医药在常见病、多发病和慢性病防治中的作用。在民族地区要充分发挥少数民族医药在服务各族群众中的特殊作用。

(四)全面提升县级公立医院综合能力

根据服务人口、疾病谱、诊疗需求等因素,合理确定县级公立医院数量和规模。按照"填平补齐"原则,加强县级公立医院临床专科建设,重点加强县域内常见病、多发病相关专业,以及传染病、精神病、急诊急救、重症医学、肾脏内科(血液透析)、妇产科、儿科、中医、康复等临床专科建设,提升县级公立医院综合服务能力。在具备能力和保障安全的前提下,适当放开县级公立医院医疗技术临床应用限制。县级中医医院同时重点加强内科、外科、妇科、儿科、针灸、推拿、骨伤、肿瘤等中医特色专科和临床薄弱专科、医技科室建设,提高中医优势病种诊疗能力和综合服务能力。通过上述措施,将县域内就诊率提高到 90% 左右,基本实现大病不出县。

(五)整合推进区域医疗资源共享

整合二级以上医院现有的检查检验、消毒供应中心等资源,向基层医疗卫生机构和慢性病医疗机构开放。探索设置独立的区域医学检验机构、病理诊断机构、医学影像检查机构、消毒供应机构和血液净化机构,实现区域资源共享。加强医疗质量控制,推进同级医疗机构间以及医疗机构与独立检查检验机构间检查检验结果互认。

(六)加快推进医疗卫生信息化建设

加快全民健康保障信息化工程建设,建立区域性医疗卫生信息平台,实现电子健康档案和电子病历的连续记录以及不同级别、不同类别医疗机构之间的信息共享,确保转诊信息畅通。提升远程医疗服务能力,利用信息化手段促进医疗资源纵向流动,提高优质医疗资源可及性和医疗服务整体效率,鼓励二、三级医院向基层医疗卫生机构提供远程会诊、远程病理诊断、远程影像诊断、远程心电图诊断、远程培训等服务,鼓励有条件的地方探索"基层检查、上级诊断"的有效模式。促进跨地域、跨机构就诊

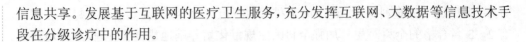

信息共享。发展基于互联网的医疗卫生服务，充分发挥互联网、大数据等信息技术手段在分级诊疗中的作用。

三、保障机制

（一）完善医疗资源合理配置机制

强化区域卫生规划和医疗机构设置规划在医疗资源配置方面的引导和约束作用。制定不同级别、不同类别医疗机构服务能力标准，通过行政管理、财政投入、绩效考核、医保支付等激励约束措施，引导各级各类医疗机构落实功能定位。重点控制三级综合医院数量和规模，建立以病种结构、服务辐射范围、功能任务完成情况、人才培养、工作效率为核心的公立医院床位调控机制，严控医院床位规模不合理扩张。三级医院重点发挥在医学科学、技术创新和人才培养等方面的引领作用，逐步减少常见病、多发病复诊和诊断明确、病情稳定的慢性病等普通门诊，分流慢性病患者，缩短平均住院日，提高运行效率。对基层中医药服务能力不足及薄弱地区的中医医院应区别对待。支持慢性病医疗机构发展，鼓励医疗资源丰富地区的部分二级医院转型为慢性病医疗机构。

（二）建立基层签约服务制度

通过政策引导，推进居民或家庭自愿与签约医生团队签订服务协议。签约医生团队由二级以上医院医师与基层医疗卫生机构的医务人员组成，探索个体诊所开展签约服务。签约服务以老年人、慢性病和严重精神障碍患者、孕产妇、儿童、残疾人等为重点人群，逐步扩展到普通人群。明确签约服务内容和签约条件，确定双方责任、权利、义务及其他有关事项。根据服务半径和服务人口，合理划分签约医生团队责任区域，实行网格化管理。签约医生团队负责提供约定的基本医疗、公共卫生和健康管理服务。规范签约服务收费，完善签约服务激励约束机制。签约服务费用主要由医保基金、签约居民付费和基本公共卫生服务经费等渠道解决。签约医生或签约医生团队向签约居民提供约定的基本医疗卫生服务，除按规定收取签约服务费外，不得另行收取其他费用。探索提供差异性服务、分类签约、有偿签约等多种签约服务形式，满足居民多层次服务需求。慢性病患者可以由签约医生开具慢性病长期药品处方，探索多种形式满足患者用药需求。

（三）推进医保支付制度改革

按照分级诊疗工作要求，及时调整完善医保政策。发挥各类医疗保险对医疗服务供需双方的引导作用和对医疗费用的控制作用。推进医保支付方式改革，强化医保基金收支预算，建立以按病种付费为主，按人头付费、按服务单元付费等复合型付费方式，探索基层医疗卫生机构慢性病患者按人头打包付费。继续完善居民医保门诊统筹等相关政策。完善不同级别医疗机构的医保差异化支付政策，适当提高基层医疗卫生机构医保支付比例，对符合规定的转诊住院患者可以连续计算起付线，促进患者有序流动。将符合条件的基层医疗卫生机构和慢性病医疗机构按规定纳入基本医疗保险定点范围。

（四）健全医疗服务价格形成机制

合理制定和调整医疗服务价格，对医疗机构落实功能定位、患者合理选择就医机构形成有效的激励引导。根据价格总体水平调控情况，按照总量控制、结构调整、有升有降、逐步到位的原则,在降低药品和医用耗材费用、大型医用设备检查治疗价格的基础上,提高体现医务人员技术劳务价值的项目价格。理顺医疗服务比价关系,建立医疗服务价格动态调整机制。

(五)建立完善利益分配机制

通过改革医保支付方式、加强费用控制等手段,引导二级以上医院向下转诊诊断明确、病情稳定的慢性病患者,主动承担疑难复杂疾病患者诊疗服务。完善基层医疗卫生机构绩效工资分配机制,向签约服务的医务人员倾斜。

(六)构建医疗卫生机构分工协作机制

以提升基层医疗卫生服务能力为导向,以业务、技术、管理、资产等为纽带,探索建立包括医疗联合体、对口支援在内的多种分工协作模式,完善管理运行机制。上级医院对转诊患者提供优先接诊、优先检查、优先住院等服务。鼓励上级医院出具药物治疗方案,在下级医院或者基层医疗卫生机构实施治疗。对需要住院治疗的急危重症患者、手术患者,通过制定和落实入、出院标准和双向转诊原则,实现各级医疗机构之间的顺畅转诊。基层医疗卫生机构可以与二级以上医院、慢性病医疗机构等协同,为慢性病、老年病等患者提供老年护理、家庭护理、社区护理、互助护理、家庭病床、医疗康复等服务。充分发挥不同举办主体医疗机构在分工协作机制中的作用。

四、考核评价标准

1. 基层医疗卫生机构建设达标率≥95%,基层医疗卫生机构诊疗量占总诊疗量比例≥65%。

2. 试点地区30万以上人口的县至少拥有一所二级甲等综合医院和一所二级甲等中医医院,县域内就诊率提高到90%左右,基本实现大病不出县。

3. 每万名城市居民拥有2名以上全科医生,每个乡镇卫生院拥有1名以上全科医生,城市全科医生签约服务覆盖率≥30%。

4. 居民2周患病首选基层医疗卫生机构的比例≥70%。

5. 远程医疗服务覆盖试点地区50%以上的县(市、区)。

6. 整合现有医疗卫生信息系统,完善分级诊疗信息管理功能,基本覆盖全部二、三级医院和80%以上的乡镇卫生院和社区卫生服务中心。

7. 由二、三级医院向基层医疗卫生机构、慢性病医疗机构转诊的人数年增长率在10%以上。

8. 全部社区卫生服务中心、乡镇卫生院与二、三级医院建立稳定的技术帮扶和分工协作关系。

9. 试点地区城市高血压、糖尿病患者规范化诊疗和管理率达到40%以上。

10. 提供中医药服务的社区卫生服务中心、乡镇卫生院、社区卫生服务站、村卫生室占同类机构之比分别达到100%、100%、85%、70%,基层医疗卫生机构中医诊疗量占同类机构诊疗总量比例≥30%。

学习小结

1. 学习内容

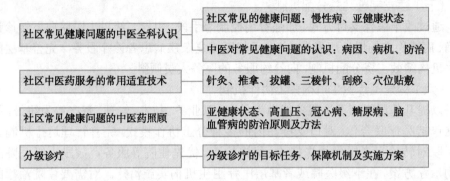

社区常见健康问题的中医全科认识 ── 社区常见的健康问题：慢性病、亚健康状态

社区常见健康问题的中医全科认识 ── 中医对常见健康问题的认识：病因、病机、防治

社区中医药服务的常用适宜技术 ── 针灸、推拿、拔罐、三棱针、刮痧、穴位贴敷

社区常见健康问题的中医药照顾 ── 亚健康状态、高血压、冠心病、糖尿病、脑血管病的防治原则及方法

分级诊疗 ── 分级诊疗的目标任务、保障机制及实施方案

2. 学习方法　本章应结合临床实习，初步了解社区常见健康问题的种类及社区常用中医药适宜技术。通过对亚健康、高血压、糖尿病以及脑血管病的学习，掌握全科医学的理念、社区常见健康问题的管理流程及方法；了解分级诊疗的目标任务、保障机制及实施方案；并结合案例分析，加深对社区全科医疗实践的认识。

（林　谦　孙　冰　李　岩　张　丽）

复习思考题

1. 中医对社区常见健康问题的认识是什么？
2. 社区常用的中医适宜技术有哪些？
3. 高血压如何诊断和分级？
4. 脑血管病的常见危险因素有哪些？
5. 社区医师应如何进行糖尿病的管理？
6. 分级诊疗的目标是什么？有哪些机制保障？

主要参考书目

1. 杨秉辉,祝墡珠. 全科医学概论 [M]. 4 版. 北京:人民卫生出版社,2013.

2. 杨秉辉,祝墡珠. 全科医学导论 [M]. 上海:复旦大学出版社,2006.

3. 王耀吉. 循证医学与临床实践 [M]. 3 版. 北京:科学出版社,2012.

4. 祝墡珠. 中医全科医学概论 [M]. 北京:人民卫生出版社,2016.

5. 姜建国. 中西医全科医学导论 [M]. 北京:人民卫生出版社,2012.

6. 王家骥. 全科医学基础 [M]. 北京:科学出版社,2010.

7. 陈锦治,曹文侠. 全科医学基础 [M]. 西安:第四军医大学出版社,2012.

8. 顾湲. 全科医学概论 [M]. 北京:人民卫生出版社,2000.

9. 梁万年. 全科医学导论 [M]. 北京:中国协和医科大学出版社,2005.

10. 任光园. 全科医学 [M]. 北京:高等教育出版社,2007.

11. 覃雪,何高见. 全科医学概论 [M]. 镇江:江苏大学出版社,2016.

12. 中华中医药学会. 中医体质分类与判定 [M]. 北京:中国中医药出版社,2009.

13. 中华中医药学会. 糖尿病中医防治指南 [M]. 北京:中国中医药出版社,2007.

全国中医药高等教育教学辅导用书推荐书目

一、中医经典白话解系列

黄帝内经素问白话解(第2版)	王洪图 贺娟
黄帝内经灵枢白话解(第2版)	王洪图 贺娟
汤头歌诀白话解(第6版)	李庆业 高琳等
药性歌括四百味白话解(第7版)	高学敏等
药性赋白话解(第4版)	高学敏等
长沙方歌括白话解(第3版)	聂惠民 傅延龄等
医学三字经白话解(第4版)	高学敏等
濒湖脉学白话解(第5版)	刘文龙等
金匮方括白话解(第3版)	尉中民等
针灸经络腧穴歌诀白话解(第3版)	谷世喆等
温病条辨白话解	浙江中医药大学
医宗金鉴·外科心法要诀白话解	陈培丰
医宗金鉴·杂病心法要诀白话解	史亦谦
医宗金鉴·妇科心法要诀白话解	钱俊华
医宗金鉴·四诊心法要诀白话解	何任等
医宗金鉴·幼科心法要诀白话解	刘弼臣
医宗金鉴·伤寒心法要诀白话解	郝万山

二、中医基础临床学科图表解丛书

中医基础理论图表解(第3版)	周学胜
中医诊断学图表解(第2版)	陈家旭
中药学图表解(第2版)	钟赣生
方剂学图表解(第2版)	李庆业等
针灸学图表解(第2版)	赵吉平
伤寒论图表解(第2版)	李心机
温病学图表解(第2版)	杨进
内经选读图表解(第2版)	孙桐等
中医儿科学图表解	郁晓微
中医伤科学图表解	周临东
中医妇科学图表解	谈勇
中医内科学图表解	汪悦

三、中医名家名师讲稿系列

张伯讷中医学基础讲稿	李其忠
印会河中医学基础讲稿	印会河
李德新中医基础理论讲稿	李德新
程士德中医基础学讲稿	郭霞珍
刘燕池中医基础理论讲稿	刘燕池
任应秋《内经》研习拓导讲稿	任廷革
王洪图内经讲稿	王洪图
凌耀星内经讲稿	凌耀星
孟景春内经讲稿	吴颢昕
王庆其内经讲稿	王庆其
刘渡舟伤寒论讲稿	王庆国
陈亦人伤寒论讲稿	王兴华等
李培生伤寒论讲稿	李家庚
郝万山伤寒论讲稿	郝万山
张家礼金匮要略讲稿	张家礼
连建伟金匮要略方论讲稿	连建伟
李今庸金匮要略讲稿	李今庸
金寿山温病学讲稿	李其忠
孟澍江温病学讲稿	杨进
张之文温病学讲稿	张之文
王灿晖温病学讲稿	王灿晖
刘景源温病学讲稿	刘景源
颜正华中药学讲稿	颜正华 张济中
张廷模临床中药学讲稿	张廷模
常章富临床中药学讲稿	常章富
邓中甲方剂学讲稿	邓中甲
费兆馥中医诊断学讲稿	费兆馥
杨长森针灸学讲稿	杨长森
罗元恺妇科学讲稿	罗颂平
任应秋中医各家学说讲稿	任廷革

四、中医药学高级丛书

中医药学高级丛书——中药学(上下)(第2版)	高学敏 钟赣生
中医药学高级丛书——中医急诊学	姜良铎
中医药学高级丛书——金匮要略(第2版)	陈纪藩
中医药学高级丛书——医古文(第2版)	段逸山
中医药学高级丛书——针灸治疗学(第2版)	石学敏
中医药学高级丛书——温病学(第2版)	彭胜权等
中医药学高级丛书——中医妇产科学(上下)(第2版)	刘敏如等
中医药学高级丛书——伤寒论(第2版)	熊曼琪
中医药学高级丛书——针灸学(第2版)	孙国杰
中医药学高级丛书——中医外科学(第2版)	谭新华
中医药学高级丛书——内经(第2版)	王洪图
中医药学高级丛书——方剂学(上下)(第2版)	李飞
中医药学高级丛书——中医基础理论(第2版)	李德新 刘燕池
中医药学高级丛书——中医眼科学(第2版)	李传课
中医药学高级丛书——中医诊断学(第2版)	朱文锋等
中医药学高级丛书——中医儿科学(第2版)	汪受传
中医药学高级丛书——中药炮制学(第2版)	叶定江等
中医药学高级丛书——中药药理学(第2版)	沈映君
中医药学高级丛书——中医耳鼻咽喉口腔科学(第2版)	王永钦
中医药学高级丛书——中医内科学(第2版)	王永炎等